Dieter Palitzsch
226 neue, noch unveröffentlichte
Fragen und Antworten
aus der pädiatrischen Praxis

Band 5

226 neue, noch unveröffentliche Fragen und Antworten aus der pädiatrischen Praxis

Herausgegeben
von Dieter Palitzsch

Band 5

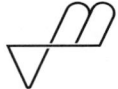

Hans Marseille Verlag GmbH München

Prof. Dr. Dieter Palitzsch
Kinderabteilung
Kreiskrankenhaus
Herzbachweg 14
63571 Gelnhausen

Einzeln nicht erhältlich

© 1998 by Hans Marseille Verlag GmbH München
Druck (auf chlorfrei gebleichtem Papier) und Bindung: Holzmann Druck, Bad Wörishofen

Inhaltsübersicht

Impfungen, Prophylaxe

Auffrischimpfungen in der Stillperiode	1
Impftechnik bzw. Impfstelle im Säuglingsalter	3
Impftermine	4
Abstände zwischen Impfungen und Operationen	5
Änderung eines empfohlenen Impfschemas	7
Desinfektion bei der Anwendung von Lebendimpfstoffen	7
Impfschadensregelung	8
»Streßproteine« als Folge von Impfungen?	9
Impfverhalten in der DDR bzw. UdSSR	10
Einfluß von Narkosen auf den Impfverlauf und die Immunantwort	11
Impfung gegen Masern bei Kindern in den neuen Bundesländern	12
Impfschutz für den Vater eines an Mumps erkrankten Kindes	13
Masern-Mumps-Impfung	14
MMR-Impfung	15
Wo bleibt die Impfung gegen Gruppe A-Streptokokken?	17
Intervalle bei Polioschluckimpfung	18
Kontraindikationen für die orale Polioschutzimpfung	19
Varizellen-, Typhus- und Hepatitis B-Impfung	20
Tetanusschutz	23

Hib-Impfung	26
Sweet-Syndrom nach Impfungen	27
Ito-Syndrom und Impfungen	28
Allergische Reaktion auf Impfstoffbestandteile	30
Pertussis-Schutzimpfung: Ganzkeimimpfstoffe obsolet?	31
Mischen von Impfstoffen	32
Impfung mit Ganzkeimimpfstoffen obsolet?	33
Spritzenabszeß nach Impfung	34
BCG-Impfpustel	35
FSME-Impfung in Endemiegebieten bereits ab vollendetem 1. Lebensjahr	36

Peri- und Neonatologie

Sauerstofftherapie bei intrauteriner Retardierung	37
Prophylaxe zur Lungenreife bei Risikoschwangerschaften	40
Indikation zur Albuminsubstitution in der Schwangerschaft	42
Behandlung der EPH-Gestose	44
HELLP-Syndrom post partum	45
Sonnenbaden, Solarium und Sauna in der Schwangerschaft	46
Überwachung während einer Fototherapie	47
Ikterusprophylaxe oder -behandlung von Neugeborenen mit Phenobarbital	48
Aufbau eines Vakuums mit der Vakuumpumpe	49
Versorgung und Entsorgung der Plazenta	50
Rumpfentwicklung unter der Geburt	51
Zinn-Mesoporphyrin zur Verhinderung der postpartalen Hyperbilirubinämie	52
Beeinflussen Verhütungsmethoden die Anzahl von Aborten oder Mißbildungen?	53
Dürfen Kinder bei der Geburt anwesend sein?	54
Perinatale Varizellen	57
Transfusion Rh- und Kell-kompatibler Erythrozytenkonzentrate bei Mädchen und Frauen im gebärfähigen Alter?	58
Neugeborenes und Kontakt mit einem Zwergkaninchen	59
Klavikulafrakturen bei Neugeborenen	60
Probleme mit Geburtshäusern – Zulassung, Überwachung, haftungsrechtliche Situation	60
Schmerzmittel bei stillenden Müttern	62
Screening auf Glukose-6-Phosphat-Dehydrogenasemangel	63
Beckenverwringung – Diagnostik und Therapie	65
Vitamin D-Prophylaxe beim Frühgeborenen	65
Der enterohepatische Kreislauf beim Feten und Neugeborenen	66
Physiologie des Mekoniums	68
Schluckauf bei Neugeborenen und Säuglingen	69
Stillen eines Neugeborenen einer HBsAG-positiven Mutter	70

Schwangerschaft und Tuberkulose	71	Joddepotpräparate – Strumaprophylaxe	96
Vitamin K-Supplementierung bei Neugeborenen	72	Fetopathia diabetica	97
Mischmizellenpräparation	73	Zufuhr von Jodpräparaten – täglich? wöchentlich?	98
B-Streptokokkenprophylaxe	75	Behandlung der Schilddrüsenfunktionsstörungen	99
Neugeborenes einer Hepatitis A- bzw. Hepatitis C-infizierten Mutter	76	Schilddrüsensonographie: altersabhängiges Volumen, ab wann Jodgabe?	99
Prophylaxe für Neugeborene bei Müttern mit Hepatitis C	77	»Verminderte Wachstumsgeschwindigkeit«	100
Varizellen – Neugeborene – Varicella-Zoster – Immunglobuline	77	Laktoseintoleranz	101

Endokrinologie, Stoffwechsel

Magen-Darmtrakt, Ernährung

Isomalt in der Ernährungstherapie von Diabetikern	79	Milchkefir – Wasserkefir	103
Sonographie und Szintigraphie der Schilddrüse in der präoperativen Diagnostik	80	Nitratgehalt des Trinkwassers	105
		Selenaufnahme mit der Nahrung	107
Problem des zentralen M. Cushing	82	Therapie bei rezidivierendem Erbrechen oder Trinkverweigerung mit Fieber	108
Candida im Stuhl	83		
Latente Hypothyreose	84	Beschaffenheit von Trinkwasser und Mineralwässern – Überwachung, Verkeimung	109
Sterilität bei Männern mit Down-Syndrom	86		
α_1-Antitrypsinmangel beim Kind	87	Ernährungsbedingter Vitamin B_{12}-Mangel	111
Fertilität von Patienten mit Down-Syndrom	88	Kalzium- und Phosphatgabe bei Frühgeborenen	112
Bedeutung einer Galaktose 1-Phosphat-Uridyltransferase	90	»Schmelzflocken« als Folgenahrung empfehlenswert?	113
Hyperphosphatasie	91	Rhabarbermehl bei Obstipation im Säuglingsalter	115
Orale Kontrazeptiva und migräneartige Kopfschmerzen	92		
HbA_{1c}-Bestimmung	93	Medikamentöse Therapie bei Kindern mit familiärer Hypercholesterinämie	116
Wachstumshormonbehandlung bei Ullrich-Turner-Syndrom	95	Zubereitung von Säuglingsnahrung mit Trink- bzw. Mineralwasser	117

Risiken durch kupferhaltiges Wasser	118
Trimenonkoliken	119
Eiweißbedarf von Kindern und Jugendlichen im Sport	120

Harntrakt

Resistenztestung von uropathogenen Keimen	121
Verschiedene Formen der Enuresis und ihre Behandlung	122
Vorgehen bei zu kurzem Harnleiter	123
Hämolytisch-urämisches Syndrom	124
Kryptorchismus – Hypospadie	125
Ureterozele	126
Intermittierender Harnstau	127
Hydrocele testis im Säuglingsalter	129
Vorgehen bei Retentio testis eines behinderten Kindes	130
Kein Zusammenhang zwischen HCG-Therapie bei Hodenhochstand und späterer maligner Entartung	130
Purpura Schoenlein-Henoch im Kindesalter	131
In welchem Alter ist die Implantation einer Hodenprothese indiziert?	132

Infektionen

Pilze im Darm	135
Pilzinfektionen des Harntraktes	137
Diagnostik von Dermatomykosen	138
Nehmen Chlamydieninfekte zu?	139
Spielen Tuberkulose- und Mykobakterienkeimträger eine bedeutsame Rolle als Infektionsquelle?	140
Behandlung der Toxoplasmose	142
Ulkus und Helicobacter pylori – kausale Therapie?	143
Helicobacter pylori: Verbreitung und Behandlung	145
Lokale Behandlungsmaßnahmen bei Erysipel	147
Antibiotikatherapie bei Salmonelleninfektionen	148
Topische Antibiotikaprophylaxe	149
Hepatitis B	150
Cimetidin bei Mollusca contagiosa	151
Rezidivierende Herpeserkrankungen	153
»Behandlung« des rezidivierenden Herpes labialis?	154
Ab welchem Alter können Kinder an Scharlach erkranken?	155
Muß ein Kind mit Ringelröteln isoliert werden?	156
Infektiosität bei Ringelröteln	157
GT10-Test zur seriellen Überwachung?	157
Behandlung einer Lyme-Borreliose, Stadium 3, Acrodermatitis chronica atrophicans	158
Behandlung der Condylomata acuminata	160
Aphthen der Mundschleimhaut – Ursachen und Behandlung	160
Übertragung des Diphtherieerregers auf Kontaktpersonen	161
Gemeinsame Benützung eines Mundstückes (Trompete) – Infektionsrisiko?	162
Behandlung der kindlichen Vaginitis	162

Infektionsprophylaxe
nach Katheterharnentnahme 163

Zähneputzen und Bakteriämie 163

»Augustpocken« – »Sendlinger Beiß« 164

Stuhluntersuchungen auf pathogene
Keime 164

Behandlung der Oxyuriasis 165

HBsAg-Trägerstatus und
Interferonbehandlung bei Kindern 166

Skabiesbehandlung bei Kindern 167

Frequenz der Infektepisoden
im Kleinkind- und Schulalter 167

Schutzkittel auf Kinderintensivstationen 168

Muß bei einem erhöhten
Antistreptolysinwert immer
antibiotisch behandelt werden? 169

Kontrollmaßnahmen nach
Streptokokkeninfekt 169

Adstringenzien zur Wundbehandlung 170

Allergien

Konjunktivale Allergietestung 173

Kortikoidwahl bei Asthma bronchiale 174

Allergien auf Roggenpollen 176

Häufung von Krupp in Gebirgshöhe –
weitere diagnostische Klärung 177

Behandlung des akuten
Pseudokrupps 178

Adrenalin Medihaler vom deutschen
Markt genommen 179

Ist bei Kindern mit Kuhmilchallergie
oder bei alternativer Ernährung
eine ausreichende Kalziumzufuhr
gewährleistet? 180

Desinfekton des Spirometer-
Meßrohrs 181

Insektenallergieverlauf
im Kindesalter 182

»Wasserallergie« – aquagene
Urtikaria, Kälteurtikaria 183

Hauttestung bei Kindern 183

Pollenallergie – Krankheitsverlauf
und Therapie 184

Atopie und Stillen 185

Expositionsprophylaxe
bei Hundeallergie 186

Vorgehen bei Hausstaubmilbenallergie 187

Neurologie, Psychiatrie

Edu-Kinestetik und kranio-sakrale
Therapie 189

Was versteht man unter
Edu-Kinestetik? 190

Multiple Sklerose: Ist Stillen
erlaubt? – Ist eine Schwangerschaft
vertretbar? 191

Narkolepsie 192

Psychogen bedingte
Infektanfälligkeit? 193

Auditive Wahrnehmungsstörung als
Folge einer zentralen Fehlhörigkeit 194

Problematik der Residualsymptomatik einer konnatalen Armplexus-
läsion 195

Indikationen für eine Röntgenaufnahme des Schädels 196

Der kongenitale Schiefhals 197

Schlaftraining für Säuglinge 199

Therapie mit Fenetyllin (Captagon) bei hyperkinetischem Syndrom – Nebenwirkungen und Dauereinsatz 200

Botulinumtoxin bei Zerebralparese 201

Zehengang bei Kindern 202

Therapie bei Fazialisparese durch Borrelieninfektion 204

Hyperamylasämie unter Valproattherapie 205

Hochdosierte Verordnung von Methylphenidat 206

Lumbalpunktion bei Kindern 207

Kein Zusammenhang zwischen rektaler Applikation eines Fieberzäpfchens und Auslösung eines Fieberkrampfes 208

Diagnostik beim Schädelhirntrauma 208

Zerebrale Anfälle 209

Differentialdiagnostik und Therapie ataktischer Bewegungsstörungen – Friedreich-Ataxie 210

Hals-Nasen-Ohren-, Augenkrankheiten

Behandlung des Tinnitus 211

Deutschunterricht bzw. Sprachtherapie für Kinder ausländischer Familien – gefordert sind auch Politiker 212

Tympanometrie im Kindesalter 213

Diagnostik bei Artikulationsstörungen im Kindesalter 214

Behandlung von Adenoiden 215

Verständigungsmöglichkeiten bei aphasischen Kindern 216

Nasenmuschelhyperplasie 217

Hyperämiebedingte Rötung des Trommelfelles 217

Kurzsichtigkeit durch Lesen? 218

Chirurgie, Orthopädie

Haben knackende Gelenke im Kindesalter einen Krankheitswert? 221

Familiäre adenomatöse Polyposis 222

Stellenwert von Mirfulan Salbe in der Dekubitusprophylaxe 223

Blumenerde bzw. Hydrokultur in chirurgischen Stationen 227

Operationsvorbereitung nach Standard 228

Physiotherapie bei entzündlichen Schultergelenkserkrankungen 229

Metallentfernung nach Plattenosteosynthesen des Oberschenkels und der Unterarmknochen bei Kindern 230

Abdominaldrain: ja oder nein? 231

Perioperative Antibiotikatherapie in der Kindertraumatologie 232

Perioperative Antibiotikatherapie in der Kinderurologie 233

Verschiedenes

Hypohidrosis – Anhidrosis 235

Homöopathika – unbedenklich in bezug auf allergische Reaktionen und karzinogene Risiken 236

Aminoglykoside und deren Dosierung in verschiedenen Altersstufen 237

Eisensubstitution 238

Methotrexat bei juveniler rheumatoider Polyarthritis 238

Immuntherapien	240	Kinderrückhaltesysteme (Kindersitze)	253
Ärztliche Therapiefreiheit und Wirtschaftlichkeitsgebot	241	Vorgehen nach Hundebiß aus rechtlicher Sicht	254
Therapeutische Wirksamkeit von Ultraschall	242	Gefrierverpackungen	255
Ambulante Thromboseprophylaxe bei Kindern	243	Reisen mit Säuglingen	256
		Anforderungen an die ärztliche Dokumentation	257
Diagnostik bei vermehrtem Haarausfall im Kindesalter	245	Interdisziplinäre Bettenbelegung im Krankenhaus	259
Bestimmung der Blutungszeit	245		
Serumbakterizidie-Test	247	Besuchspflicht im Bereitschaftsdienst	260
Wann ist mit einer abwehrmindernden Wirkung von Sport zu rechnen?	249	Epidemiologische Ursache bei gleichzeitiger Erkrankung zweier benachbart lebender Kleinkinder an akuter Leukämie?	263
Könnte die Laktatbestimmung die Mikroblutuntersuchung ersetzen?	250		
Kann die CRP-Bestimmung die BSG ersetzen?	252	Verwesungsdauer von Leichen	264
		Autorenverzeichnis	265
Myokardszintigraphie als Methode zur Suche nach koronaren Durchblutungsstörungen	252	**Sachverzeichnis**	275

Impfungen, Prophylaxe

Auffrischimpfungen in der Stillperiode

Als niedergelassener Kinderarzt impfe ich in der Regel erstmals die Säuglinge bei der Vorsorgeuntersuchung U4. Dabei werde ich auch immer wieder mit den Impfbüchern der Eltern und mit der Frage konfrontiert, wann welche Impfung aufzufrischen sei.

1. Frage: Die Mutter wurde als Kleinkind regelrecht geimpft. Letzte Impfung 1975. Die Mutter stillt ihr Baby.

Kann bedenkenlos gegen Diphtherie und Tetanus geimpft werden? Genügt eine Auffrischung (nach über 20 Jahren!) oder muß der Impfschutz neu aufgebaut werden (3 Injektionen im empfohlenen Abstand)? Kann die Polioimpfung während der Stillzeit aufgefrischt werden? Wenn nein, warum nicht? Wo liegen die Risiken für Mutter und Kind? Wie groß ist das Infektionsrisiko für die Mutter, wenn das Kind geimpft wird, die Mutter jedoch nicht?

Eine Td-Auffrischimpfung kann während der Stillperiode bedenkenlos gegeben werden. Auch nach über 20 Jahren der Grundimmunisierung genügt eine einmalige Auffrischimpfung, besonders bei jüngeren Erwachsenen.

Unsicherheit hat die Mitteilung einer Diphtherieerkrankung bei einer Laborantin gebracht. Hier handelte es sich jedoch um eine Laborinfektion, bei der eine größere Menge eines hochtoxischen Laborstammes aspiriert worden war. Die Patientin hatte zwar 1 Jahr vorher eine »Auffrischimpfung« erhalten, jedoch war eine vorausgegangene Grundimmunisierung nicht dokumentiert (Diphtherie-Laborinfektion. Epidemiol. Bulletin, Robert Koch-Institut, 9. April 1996, Heft 14/1996).

In der letzten Zeit wurde gelegentlich über eine fehlende Boosterung nach länger zurückliegender Grundimmunisierung berichtet. Zum Nachweis der Antitoxintiter verwendete man jedoch vielfach ELISA-Teste mit einer ungenügenden Sensitivität.

Auch kann während der Stillzeit ohne Bedenken eine Polioschluckimpfung verabreicht werden. Das Risiko einer Kontaktpoliomyelitis für eine ungeimpfte Mutter bei der Impfung ihres Säuglings kann nur in Zahlen ausgedrückt werden. Es beträgt mindestens 1:3 Millionen. Hat die Mutter jedoch innerhalb der letzten 10 Jahren eine Grundimmunisierung oder eine Wiederimpfung erhalten, braucht sie nicht geimpft zu werden.

2. Frage: Bei der Erstimpfung des Kindes ist auch der Vater anwesend. Auch er möchte geimpft werden. Letzte Tetanusimpfung bei der Bundeswehr 1986. Letzte Polio- und Diphtherieimpfung 1974.

Wie viele Auffrischimpfungen sind erforderlich? Wie groß ist das Infektionsrisiko für die stillende Mutter, wenn der Vater und das Kind gegen Polio geimpft werden, die Mutter aber nicht?

Wäre es nicht sinnvoll, alle 3 Familienmitglieder gleichzeitig gegen Polio zu impfen, damit alle 3 das gleiche Risiko haben?

Eine Auffrischimpfung bei einem Vater, der seine letzte Diphtherieimpfung 1974 erhalten hat, braucht auch nur einmal gegeben zu werden. Voraussetzung ist die dokumentierte Grundimmunisierung. Auch für den Vater genügt eine einmalige Wiederimpfung gegen Poliomyelitis. In der Regel führt die dreimalige Polioschluckimpfung zu einem lebenslangen Schutz. Die Impfung wird im Kindesalter mehrfach und bei Erwachsenen dreimal empfohlen, um einen Schutz gegen alle 3 Typen zu erreichen. Die Wiederimpfung nach 10 Jahren soll bei einer Kontaktmöglichkeit mit dem Wild- oder Impfvirus lediglich einen unzureichenden Impfschutz vervollständigen.

Da die Mutter einen besonders engen Kontakt zu ihrem frisch geimpften Kind hat, ist die Gefahr einer Kontaktpoliomyelitis bei ihr besonders groß. Deshalb sollte auch sie, wenn sie länger als 10 Jahre nicht an einer Polioimpfung teilgenommen hat, eine Wiederimpfung erhalten.

B. STÜCK, Berlin

Impftechnik bzw. Impfstelle im Säuglingsalter

1. Frage: Von Fachleuten wird behauptet, daß die Impfstelle für den Impferfolg von entscheidender Bedeutung sei. So soll eine Impfung von Hepatitis A und B sowie Hib in den M. deltoideus mit einer besseren Immunogenität einhergehen als bei Impfung in den M. glutaeus. Gilt das auch für kleine Säuglinge? Es widerstrebt mir, ein 2 Monate altes, womöglich noch frühgeborenes Kind in den M. deltoideus zu impfen.

Verschiedene Totimpfstoffe enthalten Adjuvanzien zur Verbesserung der Immunogenität. So auch die HA-, HB- und einige Hib-Impfstoffe. Diese müssen zur Entfaltung ihrer Wirkung und zur Vermeidung stärkerer Lokalreaktionen streng i.m. verabreicht werden. Das gilt besonders für Impfstoffe, die als Adsorbens Al-hydroxid oder Al-phosphat enthalten (2).

Für i.m. zu verabreichende Impfstoffe ist im Säuglings- und im Kleinkindalter der anterolaterale Oberschenkel (M. vastus lateralis) der geeignetste Injektionsort. Hier besteht die geringste Gefahr einer Verletzung von Nerven oder Gefäßen. Später ist es der M. deltoideus am Oberarm. In der Regel ist in der 2. Hälfte des 2. Lebensjahres die Muskulatur entsprechend entwickelt. Frühgeborene, deren Mütter HBsAg-positiv sind, müssen innerhalb der ersten 12 Lebensstunden passiv und aktiv gegen Hepatitis B geimpft werden. Auch für sie ist der geignete Injektionsort der anterolaterale Oberschenkel.

2. Frage: Spricht etwas gegen die MMR-Impfung s.c. am Vorderarm? Beim Auftreten einer allergischen Schocksymptomatik hätte man noch die Möglichkeit zum Abbinden.

Gegen eine subkutane MMR-Impfung am Vorderarm ist grundsätzlich nichts einzuwenden, auch wenn es für diesen Injektionsort keine Untersuchungen zur Immunantwort gibt. Grundsätzlich besteht aber keine Notwendigkeit, die MMR-Impfung in den Vorderarm zu geben, um »beim Auftreten einer allergischen Schocksymptomatik eine bessere Möglichkeit zum Abbinden des Injektionsortes zu haben«. Das Auftreten von anaphylaktischen Reaktionen bei einer MMR-Impfung ist extrem selten, nicht häufiger als bei anderen Impfstoffen für Routineimpfungen im Kindesalter und unabhängig vom Vorliegen einer Hühnereiweißallergie (1). Im übrigen läßt sich bei Kindern auch der Oberarm schnell abbinden.

Literatur

1. American Academy of Pediatrics. Report of the Committee on Infectious Diseases. 1994 Red Book. 23. Aufl. American Academy of Pediatrics, Elk Grove Village 1994.
2. STÜCK, B.: Abszesse nach Impfungen. pädiat. prax. **50**, 575–576 (1995/96).

B. STÜCK, Berlin

Impftermine

Frage: Ist folgende Durchführung der Impfungen möglich?

3. Mon.	– U 4 –	1. Polio	1. Hib-DT – 1. Pac
4. Mon.			1. Hep.B – 2. Pac
5. Mon.	– U 5 –	2. Polio	2. Hib-DT – 3. Pac
6. Mon.			2. Hep.B
15. Mon.		3. Polio	3. Hib-DT – 4. Pac
17. Mon.		MMR	3. Hep.B

Die Ständige Impfkommission (STIKO) hat in ihren jüngsten Empfehlungen (Oktober 1995) das Ziel der Impfstrategie formuliert und die Verantwortung des Impfarztes unter Berücksichtigung der Variation seines Verantwortungsbereiches betont. Es heißt dort »Abweichungen von den vorgeschlagenen Terminen sind möglich und u. U. notwendig. Ziel muß es sein, unter Beachtung der Mindestabstände zwischen den Impfungen (Beipackzettel beachten) möglichst frühzeitig einen vollständigen Impfschutz zu erreichen«.

Die zur Diskussion gestellten Impftermine sind vertretbar. Sie berücksichtigen einerseits die zeitliche Koordinierung von Vorsorgeuntersuchungen und Impfungen und achten andererseits darauf, daß der Impfling synchron nie mehr als 2 Injektionen erhält. Auch formal ist gegen die zeitliche Verschiebung von Impfterminen nichts einzuwenden, wenn sie von der STIKO mit »... ab ...« empfohlen werden.

Kritisch könnte allerdings angemerkt werden, daß ein Kind nach diesem Schema einige Impfungen relativ spät erhält. Gegen Hepatitis B wird ein Impfschutz so früh wie möglich angestrebt (in den USA liegt der empfohlene Impftermin im Neugeborenenalter). Auch gegen Masern, Mumps und Röteln könnte sich eine Immunitätslücke ergeben, besonders dann, wenn die Mutter nicht selbst Masern durchgemacht hat und keine langdauernde Leihimmunität hinterläßt. Mütter, die »nur« eine Impfmasernimmunität besitzen, bieten vermutlich einen um mehrere Monate kürzeren Schutz für ihren Säugling, so daß in Ländern mit hoher Durchimpfungsrate sogar die generelle Vorverlegung des MMR-Impftermins erwogen wird (1).

Das in der Frage angeregte Vorgehen wird sich sofort ändern, wenn neue Kombinationsimpfstoffe, beispielsweise DPaT Hib oder DPaT Hib HB, zugelassen worden sind.

Literatur

1. KLINGE, J. u. Mitarb.: Prävakzinale Antikörpertiter gegen Masern-, Mumps- und Rötelnviren im Säuglings- und frühen Kindesalter. Mschr. Kinderheilk. **144**, 825–829 (1996).

B. SCHNEEWEISS, Berlin

Abstände zwischen Impfungen und Operationen

1. Frage: Welche Abstände müssen zwischen Impfungen und Operationen eingehalten werden?

1. Bei dringender Indikation kann jederzeit operiert werden, gleichgültig, ob vorher Tot- oder Lebendimpfstoffe verabreicht wurden. Auch wenn mit einer Virämie zu rechnen ist (z. B. nach Polioschluckimpfung oder Masern-Mumps-Röteln-Impfung), sind besondere prophylaktische Maßnahmen, wie die Gabe von speziellen Immunglobulinen, nicht erforderlich.

Es sind weltweit bisher keine impfbedingten Komplikationen beobachtet worden, weil unmittelbar vor einem operativen Eingriff geimpft wurde.

2. Bei Wahleingriffen sollte der zeitliche Abstand für Totimpfstoffe mindestens 3 Tage und für Lebendimpfstoffe mindestens 14 Tage betragen. Die häufigste Impfreaktion ist ein leichtes bis mäßiges Fieber. Fieber tritt nach Impfung mit Totimpfstoffen relativ rasch auf, manchmal bereits nach wenigen Stunden, gewöhnlich aber innerhalb von 2–3 Tagen. Nach Verabreichung von Lebendimpfstoffen, wie z. B. MMR, zumeist zwischen dem 10. und 12. Tag.

Die Abstände sind in erster Linie als Hilfe für Anästhesist und Operateur zu verstehen, da ein Impffieber in der unmittelbaren prä- und postoperativen Phase größere differentialdiagnostische Schwierigkeiten machen könnte.

3. Narkose und besonders Operationstrauma können eine Minderung des Impferfolgs bewirken. Deshalb sind Impfungen in der unmittelbar postoperativen Phase – ausgenommen die Tetanus- und Tollwutschutzimpfung – zu vermeiden.

Es wird außerdem empfohlen, spezielle Indikationsimpfungen, wie z. B. die Pneumokokkenimpfung nach notfallmäßiger Splenektomie, erst 4 Wochen nach dem Eingriff zu verabreichen. (Bei elektiver Splenektomie sollte die Impfung spätestens 4 Wochen vor dem Eingriff erfolgen.)

Diese Empfehlungen gelten für immungesunde Kinder und Erwachsene.

Literatur

1. KRETH, H. W.: Impfung, Narkose und Operation. In: KRETZ, F. J. u. F. SCHIER (Hrsg.): Das Kind im Spannungsfeld zwischen Anästhesie und Chirurgie, S. 3–9. Springer, Berlin 1991.
2. NICOLL, A. u. P. RUDD (Hrsg.): Manual on Infections and Immunizations in Children, S. 254. Oxford Medical Publications, Oxford 1989.
3. SITZMANN, F. C.: Operative Eingriffe, Narkose und Impfungen. Zentbl. Kinderchir. 3, 172–176 (1994).
4. SPIESS, H. (Hrsg.): Impfkompendium, S. 56–57. Thieme, Stuttgart 1994.

H. W. KRETH, Würzburg

2. Frage: Wird eine Impfung (hier Hepatitis B-Erstimpfung) durch eine 5 Tage später folgende Operation (Herniotomie bei einem 8 Jahre alten Jungen) unwirksam? Muß die Impfserie neu begonnen werden?

Eindeutig: **Nein!**

Klinische Beobachtungen, die auf Wechselwirkungen zwischen Impfung oder Impferfolg und einer nachfolgenden Anästhesie oder operativem Eingriff hinweisen, sind nicht bekannt.

Es wird davon abgeraten, innerhalb der letzten 3 Tage vor elektiven Eingriffen Impfungen mit sog. Totimpfstoffen (z. B.

Impfungen gegen Diphtherie, Tetanus, Pertussis oder Hepatitis B) zu verabreichen. Die häufigste Nebenwirkung dieser Impfstoffe sind kurzfristige Temperaturerhöhungen, die in der Regel kurz nach der Impfung auftreten können und die sich spätestens 3 Tage nach der Impfung auflösen.

Zur Vermeidung differentialdiagnostischer Probleme sollte deshalb in den letzten 3 Tagen vor dem Eingriff nicht mit diesen Impfstoffen geimpft werden. Der Impferfolg wird durch den Eingriff nicht tangiert.

M. A. Koch, Berlin

3. Frage: Manche Anästhesisten und Chirurgen sind der Meinung, zwischen Narkosen bzw. Operationen sind bestimmte Mindestzeitabstände vor bzw. nach Impfungen einzuhalten. Ist dies notwendig und worin liegt die Meinung begründet?

Akute oder planbare Operation – das ist die Frage.

Seit Jahrzehnten werden nahezu alle Menschen geimpft; die Wahrscheinlichkeit einer Koinzidenz zwischen Impfung und akutem operativem Eingriff ist daher sehr groß. Es gibt jedoch keinen Anhalt dafür, daß Impfungen die Ursache von Narkosezwischenfällen oder schweren postoperativen Verläufen sein können. Hinweise gibt es auch nicht in den Beipackmaterialien der Impfstoffhersteller, in denen das Spektrum möglicher Nebenwirkungen und »Wechselwirkungen mit anderen Mitteln« im allgemeinen recht umfangreich beschrieben wird.

Die unverzügliche Impfung kann sich sogar direkt im Zusammenhang mit chirurgischen Maßnahmen als vitale Indikation ergeben (Tollwut-, Tetanusgefahr). Auch nach Impfungen mit Lebendvirusimpfstoffen, selbst bei dem möglichen Zusammentreffen zwischen operativem Eingriff und postvakzinaler virämischer Phase, sind keine Komplikationen bekannt geworden; die Anwendung von Immunglobulinen zur Neutralisierung sog. Impfviren ist nicht sinnvoll. Für die Narkose- und Operationsteams ist es jedoch nicht unwichtig, über vorausgegangene Impfungen eines Patienten informiert zu sein, um postoperativ mögliche impfbedingte Reaktionen, wie z. B. Fieber, in die differentialdiagnostischen Erwägungen einzubeziehen.

Wenn genügend Zeit vorhanden ist, den Termin für einen operativen Eingriff zu planen, dann sollte das Zusammentreffen mit einer Impfreaktion vermieden werden. Es wird empfohlen, nach einer Impfung wenigstens ein Intervall von 14 Tagen bis zur Operation einzuhalten und ausstehende, nicht dringend indizierte Impfungen frühestens 14 Tage nach der Genesung durchzuführen; das Operationstrauma sollte überwunden sein.

Gründe für diese Mindestabstände: Die postvakzinale Immunreaktion wird nicht mehr durch das Operationsgeschehen belastet; einem möglichen Zusammentreffen von Impfreaktion und Operationstrauma wird vorgebeugt.

Waltraud Thilo, Berlin

Änderung eines empfohlenen Impfschemas

Frage: Bei der DTP + Hämophilusimpfung mit dem Impfstoff ACT-Hib plus soll im 3., 4. und 5. Monat laut Beipacktext der Firma Sero geimpft werden. Beim einfachen ACT-Hib-Impfstoff genügen 2 Impfungen. Genügt es, beim 1. und 3. Mal mit einem 4fach-Impfstoff zu impfen und bei der 2. Impfung einen 3fach-Impfstoff (DTP) zu verwenden?

Nein. Das zur Frage stehende Impfschema ($2 \times$ DTP-Hib, $1 \times$ DTP) kann, muß aber nicht zu einer ausreichenden Immunisierung führen, die dreimalige Kombinationsimpfung ist daher unbedingt zu empfehlen. Abgesehen von dieser medizinischen Stellungnahme gibt es auch einen juristischen Gesichtspunkt: rechtlich verpflichtend ist nur der Inhalt des Beipackzettels. Werden dessen Anweisungen nicht eingehalten, haftet bei allfälligen Schäden jeglicher Art, auch für nicht ausreichende Immunisierung, weder der Staat (nach dem Impfschadengesetz für empfohlene Impfungen) noch der Impfstoffproduzent, sondern ausschließlich der Impfarzt.

E. G. Huber, Salzburg

Desinfektion bei der Anwendung von Lebendimpfstoffen

Frage: Für Lebendimpfstoffe wird empfohlen, als Desinfektionsmittel nicht alkoholische Lösungen, sondern z. B. Azeton zu verwenden. Ist das wirklich erforderlich?

Die Überlegung, Lebendimpfstoffe in keiner Weise zu schädigen, ist insofern richtig, weil sie sehr empfindlich sind. Sie können durch verschiedene Faktoren unwirksam gemacht werden durch

1. Wärme/Hitze;
2. Desinfektionsmittel, wie Formalin, Merthiolat und Alkohol;
3. die simultane Verabreichung von Immunglobulin und
4. bei der oralen Verabreichung durch Interferenz mit anderen Darmkeimen.

Alle diese Faktoren müssen ausgeschaltet werden, wenn man die volle Wirkung einer Lebendimpfung erzielen will. Die Frage betrifft aber die Hautdesinfektion vor der Injektion, ein eigenes und auch umstrittenes Problem.

Man will die Haut so desinfizieren, daß sie keimfrei ist und durch die Injektion keine Keime unter die Haut gebracht werden, die einen Spritzenabszeß verursachen könnten. Eine wirkliche Keimfreiheit aber würde man nur erzielen durch intensive Behandlung mit Alkohol aut simile während 8–10 Minuten. Alles andere, besonders ein kurzes Abwischen mit einem Alkoholtupfer, ist nur eine mechanische Reinigung von Schmutz, durch die allerdings die Keimzahl auf der Haut nachweisbar um Zehnerpotenzen vermindert wird.

Wie man durch Millionen von Injektionen zeigen konnte, ist dies eine recht zielführende Maßnahme, bei der man es durchaus bewenden lassen kann. Wichtig aber ist, daß vor dem Einstich der Injektionsnadel die Haut wieder trocken ist und keine flüssigen Reste von Alkohol oder des Hautdesinfiziens mehr sichtbar sind, die durch die Nadel subkutan gelangen, dort Gewebsreizungen verursachen und höchstwahrscheinlich auch noch als »lokale Impfreaktion« registriert (und beklagt) werden.

Wenn die Haut nach der Desinfektion wieder trocken ist, kann beim Einstich auch ein Lebendimpfstoff nicht inaktiviert werden, gleichgültig, welches Desinfektionsmittel verwendet wurde. Man kann daher dasjenige Desinfiziens verwenden, das einem am geeignetsten erscheint, und das ist ganz sicher **nicht Azeton**, weil es ebenso giftig wie hautunverträglich ist und sogar dem Impfarzt, wenn er es länger verwendet, durch Inhalation schädigen würde.

Kein Azeton, weil unnötig und nachteilhaft, wohl aber eine gründliche, nicht nur symbolische Hautreinigung mit Spiritus vini dilutus (70%) oder einem hautverträglichen Desinfiziens. Aber erst dann injizieren, wenn die Haut wieder trocken ist.

E. G. Huber, Salzburg

Impfschadensregelung

Frage: Für Impfschäden bei lege artis vorgenommenen Impfungen haftet das jeweilige Land. Wer kommt für die Kosten bei Schäden einer lege artis durchgeführten Impfung auf, die nicht öffentlich empfohlen worden ist (z. B. BCG-Impfung)?

Die »öffentliche Empfehlung« einer Impfung erfolgt durch Bekanntmachung in den amtlichen Mitteilungsblättern der zuständigen Gesundheitsbehörden. Diese öffentliche Empfehlung begründet für den Fall eines Impfschadens einen Versorgungsanspruch. Der Staat haftet also nach dem Bundesseuchengesetz generell, sofern es sich um eine amtlich empfohlene Impfung handelt.

Als **öffentlich empfohlene Impfungen** gelten die im Impfkalender der STIKO angeführten aktiven Immunisierungen. Diese werden ohne spezielle Indikation, sondern routinemäßig bei Säuglingen und Kleinkindern sowie auch bei Erwachsenen eingesetzt.

Aber auch sog. **Indikationsimpfungen** (z. B. BCG, Tollwut, Influenza, FSME u. a.) gelten als empfohlene Impfungen, z. B. bei besonderen epidemiologischen Situationen oder Gefährdungen für Kinder, Jugendliche und Erwachsene (wie früher die Hepatitis B-Impfung bei »medizinischem Personal« mit besonderers hohem Infektionsrisiko).

Die Gewährung einer evtl. Entschädigung bei Verdacht auf »Impfschaden« hängt auch davon ab, ob einer vom Paul-Ehrlich-Institut zugelassener Impfstoff verwendet wurde. Dies ist besonders zu beachten!

Die BCG-Impfung zählt zu den Indikationsimpfungen. Ist also eine Indikation gegeben (erhöhte regionale Tuberkuloseinzidenz gegenüber dem Landesdurchschnitt, Tbc im engeren Kontaktbereich der Familie, Wohn- oder Arbeitsgemeinschaft, bei bestimmten ethnischen Bevölkerungsgruppen mit hohem Tuberkulosevorkommen im Heimatland usw. – siehe hierzu auch die Empfehlungen der STIKO zur BCG-Impfung), so wäre die BCG-Impfung indiziert, und etwaige Folgen wären rechtlich gedeckt.

Ermittlungen im Verwaltungsverfahren richten sich stets nach den Erfordernissen der Einzelsituation. Es muß eine Indikation speziell zu dieser Impfung (die also nicht im Impfplan der STIKO aufgeführt ist) und in deren Gefolge eine Schadensfrage aufgetreten ist, bestanden haben.

Auf einem Symposium wurde vor Jahren berichtet, daß eine 1969 durchgeführte Masernlebendimpfung bei einem Mädchen zu einer Enzephalitis führte. Die Sozialgerichte bis hin zum Bundessozialgericht hatten sich mit dieser Komplikation beschäftigt, da 1969 die Masernlebendimpfung in diesem Bundesland noch nicht empfohlen war, sondern erst ab 1973. Es bestand demnach kein Rechtsanspruch auf Entschädigung.

An den Tatbestand der öffentlichen Empfehlung werden also strenge Maßstäbe angelegt. Dies war früher besonders verwirrend, da von Bundesland zu Bundesland Unterschiede in diesen öffentlichen Empfehlungen bestanden, heute erfreulicherweise nicht mehr.

Die Empfehlung einer Impfung nach § 14 BSG wird in Deutschland a u s s c h l i e ß l i c h von den obersten Landesgesundheitsbehörden der einzelnen Bundesländer ausgesprochen. Die Ausarbeitungen der Ständigen Impfkommission des Robert-Koch-Instituts haben für die oberste Gesundheitsbehörde der Länder einen nicht bindenden Empfehlungscharakter.

F. C. SITZMANN, Homburg/Saar

»Streßproteine« als Folge von Impfungen?

Frage: Können Impfungen sog. Heat Shock Proteine (HSP), auch Streßproteine genannt, erzeugen und damit evtl. Autoimmunkrankheiten auslösen? Dies wird besonders von Impfgegnern immer wieder behauptet.

Im Zusammenhang mit Impfungen werden gelegentlich immunologische Reaktionen als Ursache von Erkrankungen in Betracht gezogen. Anlaß für diese Annahme ist meist nur ein enger zeitlicher Zusammenhang mit einer vorausgegangenen Impfung. Die Begründung eines solchen Zusammenhangs kommt jedoch bisher nie über das Stadium der Vermutung hinaus – es fehlt der Nachweis einer impfspezifischen immunologischen Reaktion.

Bei typischen Autoimmunerkrankungen, wie z. B. Diabetes Typ I, Lupus erythematodes, rheumatische Arthritis, HASHIMOTO-Thyreoiditis wird gelegentlich die Frage nach einem Trigger oder gar einer Erstmanifestation als Folge der Impfung gestellt.

Auch hier konnten jedoch bisher weder experimentelle noch epidemiologische Befunde die Hypothese stützen. So hat auch die epidemiologische Analyse keinen Hinweis auf einen Kausalzusammenhang zwischen einer Mumpsimpfung und der Manifestation eines Diabetes Typ I ergeben.

WALTRAUD THILO, Berlin

Impfverhalten in der DDR bzw. UdSSR

Frage: Wurde 1960–1965 im Rahmen von Impfberatungen in Gesundheitsämtern nur Polio, also kein Tetanus geimpft? (Bücher haben keine Eintragungen.)

Wird in Gebieten der ehemaligen UdSSR (z. B. Sibirien/Altai) die Grundimmunisierung nur mit Polio DP gemacht, d. h. ohne Tetanus? (Impfbücher ohne Eintragungen.)

Zum Vorgehen 1960–1965 in der Bundesrepublik (alte Bundesländer) kann ich nicht Stellung nehmen.

Zum Vorgehen 1960–1965 in der Deutschen Demokratischen Republik (2–5): Obligate Schluckimpfungen bestehen seit 1960/61. Die Impftermine waren aus traditionellen epidemiologischen Gründen auf die Zeit vom 10. Januar bis 30. April eines jeden Jahres festgelegt. Mit jedem Poliomyelitisvirustyp wurde einzeln geimpft in der Reihenfolge Typ I, Typ III, Typ II im Säuglingsalter ab 2. Lebensmonat sowie trivalent ab 2. Lebensjahr. Mit diesen Impfterminen wollte man möglichen Interferenzen des Impfvirus mit anderen Viren, die in den Sommermonaten häufiger vorkommen, vorbeugen.

Tetanusimpfungen erfolgten unabhängig von diesen Poliomyelitisimpfterminen, jedoch ebenfalls obligat (2–5).

In den Gebieten der ehemaligen UdSSR war die Tetanusimpfung stets voll in den Impfplan von Kindern integriert (1). Ab 1963 wurde in der gesamten Sowjetunion mit einem DPT-Impfstoff geimpft. Konnten die empfohlenen Impfabstände nicht eingehalten werden, hat man in aller Regel wiederholt geimpft oder die Grundimmunisierung neu begonnen.

Die durchschnittliche Impffrequenz muß also in den 60er Jahren eher zu hoch als zu niedrig eingeschätzt werden.

Ab 1970 impfte man unter Anrechnung einer jeden Impfinjektion, wie es jetzt Lehrmeinung ist, nach dem in Tab. 1 wiedergebenen Schema (1).

Literatur

1. FEIST, M.: Persönliche Mitteilung 1996.
2. Gesetzblatt I (DDR) 1966, Nr. 3, S. 29. Gesetz zur Verhütung und Bekämpfung übertragbarer Krankheiten beim Menschen.
3. Gesetzblatt I (DDR) Nr. 21, S. 353. 2. Durchführungsbestimmung vom 27. 2. 1976 – Schutzimpfungen und andere Schutzanwendungen.
4. Gesetzblatt I (DDR) Nr. 26, S. 258. Anordnung vom 28. 7. 1980 über Schutzimpfungen im Kindes- und Jugendalter.
5. Gesetzblatt I (DDR) Nr. 25, S. 296. Anordnung vom 3. 8. 1984 über Schutzimpfungen im Kindes- und Jugendalter.

B. SCHNEEWEISS, Berlin

Alter	Impfungen	
ab 3. Monat	DTP	Polioschluckimpfung-Typ I
4. Monat	DTP	Polioschluckimpfung Typ III
5. Monat	DTP	Polioschluckimpfung Typ II
12. Monat		Polioschluckimpfung-Wiederholung
2. Lebensjahr	DTP	Polioschluckimpfung-Wiederholung
zwischen 6. und 7. Lebensjahr	Td	Tetanus-Diphtherie-Wiederholung

Tab. 1 Impfschema ab 1970 in der ehemaligen UdSSR

Einfluß von Narkosen auf den Impfverlauf und die Immunantwort

Frage: Wie wirken sich Narkosen auf Impfungen aus? Gibt es Gründe, nach Impfungen Narkosen zu verweigern? Gibt es empfohlene (evtl. begründete) Intervalle zwischen Impfungen und Narkosen?

Untersuchungen zum Einfluß von Narkosen auf den Impfverlauf und die Immunantwort sind mir beim Menschen nur im Zusammenhang mit Operationen bekannt. Nach größeren Operationen und längerer Narkosedauer kann sowohl die humorale als auch die zelluläre spezifische und natürliche Immunität gestört sein (6, 8). Dabei scheint der chirurgische Eingriff das Immunsystem stärker zu beeinflussen als das Narkoseverfahren. Andererseits kann durch eine Anästhesie eine Streßsituation gemindert werden, die auch als Ursache einer Immunsuppression diskutiert wird (3).

Nach einer Literaturzusammenstellung von Hönig (5) führen die verschiedensten Anästhetika bei in vivo- und in vitro-Untersuchungen zu einer vorübergehenden Beeinflussung verschiedener Immunparameter, vorwiegend der zellulären Immunabwehr. Diese ist aber nicht länger als 7–10 Tage nachweisbar (5, 6).

Wirkung und Effekt der einzelnen Anästhetika werden sehr unterschiedlich beurteilt, bedingt u. a. durch die methodenabhängigen Versuchsbedingungen. Halothan wird z. B. ein verstärkter Einfluß auf die Immunabwehr nachgesagt (6). Ketamin hatte in in vitro-Studien keinen Einfluß auf zelluläre Immunparameter, führte bei in vivo-Untersuchungen an Rhesusaffen jedoch zu einer deutlichen Depression des zytotoxischen Effektes (9) und bei Mäusen zu einer Verminderung der T-Helferzellpopulation zugunsten der T-Suppressorzellpopulation (4).

Fescharek u. Mitarb. (2) berichten über 2 indische Brüder im Alter von 6 und 8 Jahren. Nach Bißverletzungen durch einen tollwütigen Hund waren beide sofort nach den WHO-Empfehlungen aktiv immunisiert worden. Die passive Immunisierung verzögerte sich um 24 Stunden. Der jüngere Bruder wurde anschließend wegen erheblicher Gesichtsverletzungen operiert. 16 Tage nach der Bißverletzung starb er.

Auch unter Berücksichtigung des hohen Risikos bei dem jüngeren Bruder – verspätete Gabe eines Hyperimmunserums, Gesichtsverletzung, Operation – diskutieren die Autoren den möglichen zusätzlichen Einfluß der Ketaminnarkose auf die zelluläre Immunabwehr und empfehlen, einem solchen Patienten möglichst nur eine Lokalanästhesie zu geben (2).

Dokumentierte Impfverläufe bei Operationen mit Narkosen sind äußerst rar. In einer Studie untersuchte Alieff (1) die Immunantwort nach Tetanusschutzimpfungen. Danach zeigen Erwachsene, die kurz vor der Operation eine Auffrischimpfung erhalten haben, im Vergleich zu Kontrollpersonen einen verzögerten und geringeren Anstieg der spezifischen Antikörper.

Daß der Impferfolg allein durch eine Narkose in Frage gestellt werden kann, dafür sprechen Untersuchungen an Hundewelpen (7). Nach einer Impfung mit einer inaktivierten Vakzine gegen Tollwut zeigten Welpen, die lediglich anästhesiert worden waren, einen deutlich geringeren und verzögerten Antikörperanstieg als die unbehandelten Kontrolltiere, nach der Injektion einer Lebendvakzine gegen Parvoviren blieben sogar 7 von 20 anästhesierten Welpen ohne Immunantwort. Demnach scheint vor allem die zelluläre Immunantwort gestört zu werden.

Hinweise auf ein erhöhtes Narkose- oder Impfrisiko finden sich in der Literatur nicht.

In Anlehnung an die »Empfehlungen der Ständigen Impfkommission« bei Operationen scheint es sinnvoll zu sein, zwischen Impfungen und nachfolgenden Wahleingriffen ein Mindestintervall von 4–7 Tagen bei Totimpfstoffen und von 14 Tagen bei Lebendimpfstoffen einzuhalten. Versäumte Impfungen können 2 Wochen nach dem Narkoseeingriff nachgeholt werden. Im Zweifel sollte, besonders nach einer Impfung mit einem Lebendimpfstoff, eine Kontrolle des Antikörpertiters stattfinden.

Literatur

1. ALIEFF, A.: Der Einfluß von Operationen auf die Bildung des Tetanusantitoxintiters. Chirurg **46**, 132–134 (1975).
2. FESCHAREK, R., V. FRANKE u. M. R. SAMUEL: Do anaesthetics and surgical stress increase the risk of post-exposure rabies treatment failure? Vaccine **12**, 12–13 (1994).
3. GLASER, R. u. Mitarb.: Stress-related immune-suppression: health implication. Brain Behav. Immun. **1**, 7–20 (1989).
4. HANSBROUGH, J. F. u. Mitarb.: Alterations in splenic lymphocyte subpopulations and increased mortality from sepsis following anaesthesia in mice. Anaesthesiology **63**, 367–372 (1985).
5. HÖNIG, A.: Untersuchungen über die Bildung von Antikörpern nach Schutzimpfung, die während einer Narkose beim Hund durchgeführt wurden. Inaug. Dis. Vet. Med., München 1988.
6. KRETH, H. W.: Impfung und Operation. In: STÜCK, B. u. B. SCHNEEWEISS (Hrsg.): Impfroutine – Impfprobleme. Universitätsverlag, Jena 1993.
7. MAYR, B. u. Mitarb.: Untersuchungen über die Wirksamkeit und Unschädlichkeit einer Schutzimpfung gegen Parvovirus bzw. Tollwut bei narkotisierten Hundewelpen. Tierärztl. Prax. **18**, 165–169 (1990).
8. SCHMÜCKER, P. u. Mitarb.: Postoperative Veränderungen des Immunsystems. Münch. med. Wschr. **124**, 948–950 (1982).
9. THOMAS, J. u. Mitarb.: Differential effects of intravenous anaesthetic agents on cell-mediated immunity in the Rhesus monkey. Clin. Exp. Immunol. **47**, 457–466 (1982).

B. STÜCK, Berlin

Impfung gegen Masern bei Kindern in den neuen Bundesländern

Frage: Viele Kinder aus den neuen Bundesländern wurden mit 15 Monaten einmal gegen Masern geimpft (1988–1990). Wie ist bei den jetzt 6jährigen und älteren Kindern zu verfahren? Einmal MMR im 6. Lebensjahr und ein zweites Mal MMR mit 12 Jahren oder nur einmal MMR im 6. Lebensjahr?

Kinder in den neuen Bundesländern erhielten bereits seit 1986 generell die Zweitimpfung gegen Masern (1. Impfung im 13. Lebensmonat, 2. Impfung 6–12 Monate danach); gegen Mumps und Röteln wurden sie nicht geimpft.

Unabhängig von seinerzeit vorausgegangenen Masernimpfungen sollten in den neuen Bundesländern alle Kinder trotzdem die kombinierte Masern-Mumps-Rötelnimpfung zweimal erhalten. Inzwischen wird das auch nach dem empfohlenen Impfschema in der Regel praktiziert (1. Impfung: Beginn 15. Lebensmonat; 2. Impfung: Beginn 6. Lebensjahr).

Bei Kindern, die diese Impfungen noch nicht erhalten haben, sollte die erste MMR-Impfung unverzüglich – möglichst jedoch vor Schuleintritt – nachgeholt werden. Die zweite MMR-Impfung könnte z. B. im 11.–15. Lebensjahr sowohl für Mädchen als auch für Jungen anstelle der monovalenten Rötelnimpfung allein für Mädchen erfolgen.

WALTRAUD THILO, Berlin

Impfschutz für den Vater eines an Mumps erkrankten Kindes

Frage: Ein Vater (30 Jahre) sucht mit seinem Sohn (3½ Jahre) die Sprechstunde auf. Der Junge hat seit dem Vortag Fieber, seit heute eine geschwollene Backe rechts. Keine Mumpsimpfung. Im Kindergarten sei Mumps aufgetreten. Der Vater weiß nicht, ob er Mumps hatte, seine Eltern sind nicht zu erreichen. Wie ist das korrekte Vorgehen?

Fast jede 2. Mumpsinfektion verläuft klinisch inapparent oder subklinisch (2). So können bei fast 90% der Erwachsenen, die sich an keine Mumpserkrankung erinnern können, serologisch Antikörper nachgewiesen werden (3). Eine routinemäßige Mumpsimpfung von Erwachsenen ohne Mumpsanamnese ist daher nicht angebracht (3). Sie sollte erst nach serologischer Testung durchgeführt werden.

Anders beim begleitenden Vater eines an Mumps erkrankten Kindes. Bei einer Erkrankung besteht hier die erhöhte Gefahr des Auftretens neurologischer Komplikationen und vor allem einer sehr schmerzhaften Orchitis. Die Gabe von Immunglobulinen ist ohne Einfluß auf den Krankheitsverlauf (1, 2, 4). Auch eine Inkubationsimpfung ist in der Regel ohne Erfolg (2, 4, 5), da das Virus bereits 3–5 Tage vor Auftreten der Parotitis ausgeschieden wird (2). Trotzdem ist in dieser Situation eine sofortige Mumpsschutzimpfung zu empfehlen, um spätere Infektionen zu verhüten (4).

Die Nebenwirkungsrate bei einer Inkubationsimpfung ist nicht höher. Besteht bereits eine Immunität, wird das Impfvirus sofort vernichtet. Der Vater sollte jedoch über die unsichere Schutzwirkung einer Impfung in der Inkubation unterrichtet werden.

Diese Überlegungen gelten nicht für die Masern. Hier kann eine Inkubationsimpfung in den ersten 72 Stunden Schutz vor der Erkrankung geben. Sicherer noch ist die Gabe von Immunglobulinen, insbesondere bei abwehrgeschwächten Patienten (3). Da der Manifestationsindex sehr hoch ist, kann bei der Masern-Schutzimpfung von Erwachsenen ohne Masernanamnese auf die serologische Vorkontrolle verzichtet werden.

Literatur

1. American Academy of Pediatrics: Report of the Committee on Infectious Diseases: 1994 Red Book. 23. Aufl. American Academy of Pediatrics, Elk Grove Village 1994.
2. BRUNELL, P. A.: Mumps. In: FEIGIN, R. D. u. J. D. CHERRY (Hrsg.): Textbook of Pediatric Infectious Diseases, S. 1610–1613. 3. Aufl. Saunders, Philadelphia-London-Toronto-Montreal-Sydney-Tokyo 1992.
3. Deutsche Gesellschaft für pädiatrische Infektiologie: Handbuch 1995. Infektionen bei Kindern und Jugendlichen. Futuramed, München 1995.
4. STÜCK, B.: Mumpsinkubationsimpfung. In: PALITZSCH, D. (Hrsg.): Fragen und Antworten aus der pädiatrischen Praxis, Bd. 4, S. 26–27. Marseille, München 1994.
5. QUAST, U.: 100 und mehr knifflige Impffragen. 3. Aufl. Hippokrates, Stuttgart 1990.

B. STÜCK, Berlin

Masern-Mumps-Impfung

Frage: Im 1. Halbjahr 1996 haben wir eine Häufung von Masernerkrankungen in unserer Praxis beobachtet. Auffällig war, daß viele Kinder erkrankt waren, die bereits die Masernimpfung erhalten hatten.

Die von der STIKO empfohlene Zweitimpfung im 5./6. Lebensjahr gilt nun explizit nicht als Auffrischimpfung, sondern soll die 2–8%(?) Impfversager nach der Erstimpfung im 2. Lebensjahr erfassen. Nach unserer aktuellen Erfahrung scheint es aber deutlich mehr »Impfversager« zu geben. Kennen Sie hierzu aktuelle Zahlen?

Darüber hinaus ist bisher ein Argument für die Masernimpfung, daß in den Ländern mit hoher Durchimpfungsrate die Häufigkeit der subsklerosierenden Panenzephalitis deutlich rückläufig war. Wenn es nun doch eine hohe Rate von Impfversagern gäbe, so wäre dieser Zusammenhang nicht mehr schlüssig.

Bei den von uns beobachteten sehr blanden Masernverläufen wäre es eine Überlegung, die Masern-Mumps-Impfung erst ab dem 10./11. Lebensjahr durchzuführen, da jenseits dieses Alters die Komplikationsrate bei Masern und Mumps deutlich zunehmen soll. Gibt es hierzu Zahlen? Halten Sie diese Überlegungen, auch in Abwägung zum Risiko der Masern-Mumps-Impfung, für zulässig oder für abwegig?

Im 1. Halbjahr 1996 gab es in der Bundesrepublik Deutschland zahlreiche Masernerkrankungen. Die etwa 25 in unserer Klinik wegen einer Masernerkrankung behandelten Kinder zeigten jedoch keine blanden Verläufe, sondern hatten masterntypische Komplikationen wie Pneumonie und Enzephalitis. Sämtliche Kinder waren ausnahmslos n i c h t geimpft!

Die Wirksamkeit der Masernimpfung ist gut und seit ihrer Einführung durch zahlreiche Studien mit Serokonversionsraten je nach Impfstoff und Impfalter zwischen 90 und 100% bewiesen. Auch in einer eigenen Studie mit über 500 geimpften Kindern im Alter von 5–12 Jahren fand sich nur ein geringer Anteil von lediglich 2,75% ohne nachweisbare IgG-Antikörpertiter. Ebenso ist der Rückgang der subakuten sklerosierenden Panenzephalitis in gut durchgeimpften Populationen unstrittig.

Bei den in der Frage erwähnten »Impfversagern« ist zu klären, ob die Kinder wirklich gegen Masern geimpft wurden (Dokumentation im Impfpaß?) und auch, ob ein adäquater Umgang mit Impfstoff (Kühlkette!) und Berücksichtigung der Kontraindikationen (frische Infekte, vorausgegangene Gabe von Immunglobulinen oder Blut) gegeben war. Geht man davon aus, daß es sich um ältere Kinder oder Jugendliche gehandelt hat, könnte in seltenen Fällen bei sehr stark abgefallenen, niedrigen Antikörpertitern eine sonst subklinisch verlaufende Reinfektion als blande Masernerkrankung imponieren.

Die Masernimpfung ins 10. oder 11. Lebensjahr zu verlegen, würde einen Rückschritt in die Vorimpfära bedeuten. Innerhalb weniger Jahre wären genügend masernempfängliche Kinder herangewachsen, und es gäbe alle 2–3 Jahre bei den 4–5jährigen eine Masernepidemie. Vor allem wären aber bei einer Umstellung des Impfregimes in Zukunft die Säuglinge und Kleinkinder durch Maserninfektionen und deren Komplikationen gefährdet, deren Mütter eine Masernimpfung erhalten hatten und deren Nestschutz geringer und kürzer ist.

Solange die Durchimpfungsrate in der Bundesrepublik Deutschland Infektionsketten nicht verhindert, d. h. nicht über 90% liegt, werden immer wieder solche Häufungen von Masernerkrankungen vorkommen, auch in vormals gut durchgeimpften Populationen wie in den neuen Bundesländern, in denen es dieses Jahr ebenfalls einen Anstieg an Masernerkrankungen gab.

Zur Elimination der Masern ist daher eine konsequente Umsetzung der STIKO-Empfehlungen notwendig, vor allem der Erstimpfung im 2. Lebensjahr. Die Wiederimpfung ab dem 6. Lebensjahr soll nicht nur die wenigen Impfversager nach der Erstimpfung im 2. Lebensjahr erfassen, sondern auch als Aufforderung verstanden werden, bis dahin nicht geimpfte Kinder und Jugendliche zu immunisieren.

N. BIER, Gelnhausen

MMR-Impfung

Frage: Der Termin scheint vollkommen willkürlich festgesetzt, logischer erscheint mir eine Zweitimpfung bereits vor Eintritt in den Kindergarten oder sogar schon mit 18 Monaten, zusammen mit der geplanten Auffrischimpfung.

Ist ein Mindestabstand zwischen 1. und 2. MMR-Impfung zu wahren? Besteht ein rechtlicher Schutz des Impfarztes bei vorgezogener 2. Impfung?

In Deutschland werden 70–75% der Kinder einmal gegen Masern, Mumps oder Röteln geimpft. Eine 2. Impfung erhalten nur etwa 20% (2, 3). In den nordischen Ländern und in England, in denen die Übertragung des Masern-, Mumps- und Rötelnvirus unterbrochen werden konnte und in denen einheimische Erkrankungen praktisch nicht mehr vorkommen, wurde das erst durch die Strategie »Doppelt impfen« erreicht (5).

Nach den Empfehlungen der WHO-Europa sollten bei den 2jährigen die Durchimpfungsraten mindestens 95% betragen.

Bei 5–7% tritt jedoch nach der 1. Impfung keine oder nur eine sehr schwache Immunantwort gegen mindestens eine der 3 Viruskomponenten auf. Ursachen eines solchen primären Impfversagens ist die Reduzierung der vermehrungsfähigen Impfviren, überwiegend durch eine Unterbrechung der Kühlkette, seltener durch noch vorhandene mütterliche Antikörper oder vorangegangene Immunglobulingaben und noch seltener durch eine Interferenz bei hochfieberhaften Viruserkrankungen (2, 7).

»Impfdurchbrüche« sind zu 85–90% durch primäres Impfversagen bedingt (4).

Das sekundäre Impfversagen tritt dagegen in weniger als 2% auf und wird meist durch eine schwache oder verminderte Immunität bedingt, die bei einem »hohen« Infektionsdruck durchbrochen wird (1, 3).

Die Strategie »Doppelt impfen« dient

1. vor allem zur Reduzierung der primären Impfversager,

2. aber auch zur Auffrischung möglicher niedriger Antikörperkonzentrationen.

Der von der »Ständigen Impfkommission am Robert Koch-Institut« empfohlene 2. Impftermin »ab dem 6. Lebensjahr« ist gewählt worden, da zu diesem Zeitpunkt noch einmal eine Vorsorgeuntersuchung sowie ein Impftermin angesetzt sind und Kinder im Schulalter seltener einem Kinderarzt vorgestellt werden. Schließlich ist es epidemiologisch sinnvoll, die Zweitimpfung noch vor Schuleintritt zu geben. Auch soll dadurch die Gruppe der primären Impfversager nicht zu stark anwachsen.

Die 2. MMR-Impfung kann aber nach den Empfehlungen der STIKO bereits 2 Monate nach der 1. Impfung verabreicht werden (6). Der Impfarzt ist also auch rechtlich bei einer vorgezogenen Impfung abgesichert. Eine 2. MMR-Impfung mit 18 Monaten wird u. U. wegen der »vielen Impftermine« in den ersten 2 Lebensjahren bei Eltern auf Schwierigkeiten stoßen. Sie ist jedoch angezeigt, wenn wegen einer frühen Aufnahme in einer Kindergemeinschaftseinrichtung die 1. MMR-Impfung vor dem 12. Lebensmonat gegeben wurde (6).

Das im Impfkalender angegebene Impfalter ist nicht bindend: »Abweichungen von den vorgeschlagenen Terminen sind möglich und unter Umständen notwendig« (6). Zu beachten sind jedoch die für die einzelnen Impfstoffe in der Fachinformation angegebenen Impfabstände und die Altersbegrenzungen.

Literatur

1. BIER, N. u. Mitarb.: Wie lange sind wirksame Antikörpertiter nach einmaliger Masernschutzimpfung nachweisbar? Mschr. Kinderheilk. **143,** 281–286 (1995).
2. GERIKE, E.: Epidemiologie – Masern, Mumps, Röteln. In: LEY, S. u. B. STÜCK (Hrsg.): Masern-Mumps-Röteln, S. 15–21. Kilian, Marburg 1995.
3. HÜLSSE, Ch.: Masern, Mumps, Röteln: Verschiebung in das höhere Alter. Gelbe Hefte **37,** 26–36 (1997).
4. MAASS, G.: Argumente für die Masern-Mumps-Röteln-Wiederimpfung – Impfbeteiligung und deren Problematik. In: LEY, S. u. B. STÜCK (Hrsg.): Masern-Mumps-Röteln, S. 23–34. Kilian, Marburg 1995.
5. PELTOLA, H.: Masern, Mumps, Röteln: Eradikation in Finnland. Gelbe Hefte **36,** 8–14 (1996).
6. Ständige Impfkommission am Robert Koch-Institut: Impfempfehlungen. Stand: März 1997. Dt. Ärztebl. **94,** Suppl. 27. Juni 1997.
7. STÜCK, B.: Zweitimpfung Masern-Mumps-Röteln. In: PALITZSCH, D. (Hrsg.): Fragen und Antworten aus der pädiatrischen Praxis, Bd. 4, S. 9–10. Marseille, München 1994.

B. STÜCK, Berlin

Wo bleibt die Impfung gegen Gruppe A-Streptokokken?

Frage: Die Helicobacter pylori-Impfung ist (5 Jahre nach Entdeckung des Kausalzusammenhanges mit dem Magengeschwür) schon in Erprobung. Wir Kinderärzte behandeln einen Großteil der Kinder 3–8mal wegen Streptokokken A-Infekten. Die Infektion verläuft zunehmend milder; die Folgen einer nicht behandelten Infektion werden wieder häufiger (Glomerulonephritis, rheumatisches Fieber etc.). Wo bleibt die Impfung?

Die Entwicklung einer Impfung gegen Gruppe A-Streptokokken (Streptococcus pyogenes) ist aus mehreren Gründen bisher sehr schleppend vorangegangen.

Erschwerend wirkt, daß das Hauptantigen von Streptococcus pyogenes, das sog. M-Protein, das zur Entwicklung von protektiven Antikörpern führt, in mehr als 80 verschiedenen Antigenvariationen vorliegt. Das heißt, es kommen mindestens 80 verschiedene Serotypen von Streptococcus pyogenes vor.

Eine Vakzine, die das M-Protein als Antigen verwendet, müßte also ein Gemisch von etwa 80 verschiedenen M-Proteinen enthalten. Eine weitere Erschwernis in der Entwicklung einer M-Proteinvakzine war, daß sich auf den M-Proteinen auch einige kreuzreaktive Epitope befinden, welche die Bildung von mit verschiedenen Geweben, z. B. Herzmuskel, Nierengewebe, kreuzreagierenden Antikörpern hervorrufen.

In neuerer Zeit ist die Entwicklung von Impfstoffen gegen Streptococcus pyogenes jedoch wieder in Gang gekommen. Zur Zeit werden die folgenden 5 Forschungs- und Entwicklungsrichtungen verfolgt:

1. Die Entwicklung von synthetischen Peptiden, die jeweils einige (N-terminale) Aminosäuren der verschiedenen M-Proteine aneinandergereiht enthalten.

2. Die Klonierung von größeren M-Proteinfragmenten, die protektiv wirken und zwischen vielen Serotypen kreuzreagieren. Klonierung und Expression erfolgen in oralen (vergrünenden) Streptokokken.

3. Die Anwendung der Cysteinprotease (SpeB) von S. pyogenes als Vakzine.

4. Die Anwendung der gentechnisch hergestellten C5a-Peptidase von S. pyogenes als Vakzine.

5. Das Gruppenpolysaccharid von S. pyogenes wird neuerdings ebenfalls als Vakzinekandidat (wieder) diskutiert.

R. Lütticken, Aachen

Intervalle bei Polioschluckimpfung

1. Frage: Die leider unzuverlässigen Eltern stellten ihr Kind erst im Alter von 1 Jahr zur 1. Auffrischimpfung der Polioschluckimpfung vor. Die 1. Impfung war im Alter von 7 Monaten gegeben worden. Inzwischen ist ein weiteres, nun 4 Wochen altes Geschwisterchen geboren.

Kann man beide Kinder gleichzeitig impfen oder sollte der Impfplan eingehalten und das jüngere Kind im Alter von 3 Monaten geimpft werden? Wie ist das Risiko einer Übertragungsinfektion der SABIN-Impfung für den Säugling einzuschätzen?

Die 2. orale Poliomyelitisschutzimpfung (Schluckimpfung) des jetzt einjährigen Kindes kann durchaus zu einem späteren Termin als zu dem im Impfplan der STIKO vorgesehenen (ab Beginn des 5. Lebensmonats) vorgenommen werden. Der Impferfolg wird dadurch nicht gefährdet (jede Impfung zählt!).

Das jüngere, etwa 4 Wochen alte Geschwisterkind sollte jetzt noch keine Polioschluckimpfung erhalten, der Impferfolg ist in diesem Alter fraglich (z. B. Vorhandensein diaplanzentar übertragener Antikörper gegen Polioviren).

Ich schlage vor, beide Kinder gleichzeitig gegen Poliomyelitis zu impfen, sobald das jüngere Geschwisterkind 3 Monate alt ist. Eine Kontaktinfektion des jüngeren Kindes durch die vom Impfling ausgeschiedenen Polioviren ist grundsätzlich möglich; über die Häufigkeit derartiger Kontaktinfektionen in diesem Lebensalter können jedoch keine Angaben gemacht werden.

2. Frage: Ein 13 Monate altes Mädchen stand zur 3. Polioimpfung an. Sie hat ein 14 Tage altes Geschwisterkind. Kann das ältere Mädchen geimpft werden oder sollte man warten, bis das Geschwisterkind 3 Monate alt ist und selbst geimpft wird?

Die 3. orale Poliomyelitisschutzimpfung (Schluckimpfung) des jetzt 13 Monate alten Kindes kann durchaus zu einem späteren Termin als zu dem im Impfplan der STIKO vorgesehenen (ab Beginn des 13. Lebensmonats) vorgenommen werden. Der Impferfolg wird hierdurch nicht gefährdet. Auch hier gilt: jede Impfung zählt!

G. MAASS, Münster

Kontraindikationen für die orale Polioschutzimpfung

Frage: Gibt es Faktoren, welche eine Impfpoliomyelitis nach oraler Polioimpfung provozieren können und daher vom Arzt zu beachten sind?

Um eine Impfpoliomyelitis nach oraler Polioschutzimpfung zu verhindern, sind vor allem die bekannten Kontraindikationen dieser Impfung zu beachten.

An der oralen Polioimpfung sollen die im folgenden genannten Personengruppen nicht teilnehmen, da zumindest bei den 3 erstgenannten Gruppen die Häufigkeit der Impfpoliomyelitis deutlich höher ist als bei Gesunden (die weiteren Kontraindikationen wurden aufgrund theoretischer Überlegungen festgelegt).

1. Personen in jedem Alter, bei denen eine angeborene (humorale, zelluläre, kombinierte) Immundefizienz besteht oder bei denen eine therapiebedingte (immunsuppressive Therapie, Bestrahlung) Immundefizienz vorliegt.

2. HIV-infizierte Personen (symptomatisch, asymptomatisch) und Kinder HIV-infizierter Mütter.

3. Impfwillige, in deren Wohngemeinschaft Personen mit einer Immundefizienz – gleich welcher Ursache – leben.

4. Personen, die zur Zeit der vorgesehenen Impfung an einer behandlungsbedürftigen, akuten fieberhaften Erkrankung leiden oder in deren Wohngemeinschaft eine derartige Erkrankung aufgetreten ist.

5. Personen, bei denen eine Operation weniger als 2 Wochen zurückliegt bzw. eine Operation innerhalb der nächsten 2 Wochen geplant ist.

Schwangerschaft und Stillzeit sind k e i n e Kontraindikationen für die orale Polioschutzimpfung; bei entsprechenden Indikationen kann also geimpft werden. Ebenfalls kann die Impfung bei Allergikern, Stoffwechselkranken, bei Personen mit hirnorganischen Anfallsleiden und nichtprogredienten Erkrankungen des Zentralnervensystems gegeben werden.

Häufig wird gefragt, ob eine orale Polioschutzimpfung bei Personen unter Kortikosteroidbehandlung möglich ist.

Die topische Anwendung von Kortikosteroiden (Haut, Respirationstrakt, Augen, Injektionen in Gelenke oder Sehnenscheiden) ist bei Kindern und Erwachsenen k e i n e Kontraindikation. Das gleiche gilt für Kinder und Erwachsene, denen kurzdauernd (weniger als 2 Wochen) Kortikosteroide in niedriger Dosis systemisch verabreicht werden. Diese Angaben gelten natürlich nur, wenn das zu behandelnde Grundleiden nicht mit einem Immundefekt einhergeht.

Die orale Polioschutzimpfung ist jedoch – wie alle Lebendimpfungen – kontraindiziert bei Säuglingen, Kleinkindern und Erwachsenen unter langdauernder Kortikosteroidbehandlung mit mittleren oder hohen Dosen, da hierdurch die Immunreaktionen des Organismus eingeschränkt werden. Das gleiche gilt für Personen, bei denen Kortikosteroide langdauernd und großflächig auf die Haut aufgetragen werden.

Bei allen Personen, bei denen eine Kontraindikation für die orale Polioschutzimpfung besteht, ist die Polioimpfung mit inaktiviertem Polioimpfstoff zu verabreichen.

Außer durch die Suche nach Impflingen mit einer Immundefizienz und nach Kontaktpersonen des Impflings (Wohngemeinschaft usw.) mit einem entsprechenden Defekt gibt es keine andere Möglichkeit, diejenigen Personen vor der oralen Polioschutzimpfung zu identifizieren, bei denen sich – möglicherweise – eine Impfpoliomyelitis nach oraler Polioschutzimpfung entwickeln wird.

Die wiederholt geäußerte Empfehlung, daß Impflinge 1 Woche lang nach einer oralen Polioschutzimpfung keine ungewohnten körperlichen Anstrengungen (z. B. sportliche Hochleistungen) erbringen sollen, ist eine Vorsichtsmaßnahme aufgrund früherer Erfahrungen bei Poliomyelitiserkrankungen nach Infektion mit Poliowildviren; verständlicherweise fehlen Befunde nach oralen Polioschutzimpfungen.

G. Maass, Münster

Varizellen-, Typhus- und Hepatitis B-Impfung

1. Frage: Wie lange besteht der Impfschutz für Kinder und Erwachsene nach vorschriftsmäßiger Impfung mit Varilrix (Windpockenimpfstoff)? Es wurde empfohlen: einmal Impfung bei Kindern von 12 Monaten bis 12 Jahren, bei Erwachsenen einmal impfen, dann nach 1 Monat nochmal (zweimal impfen).

Beim Windpockenimpfstoff handelt es sich um eine Lebendvakzine, gezüchtet in Kulturen menschlicher diploider Zellen (MRC-5). Kinder im Alter von 1–12 Jahren erhalten 1mal 0,5 ml s.c., Adoleszente und Erwachsene (ab 13 Jahre und älter) 0,5 ml s.c. und eine 2. Dosis 4–8 Wochen später.

Es ist allerdings noch wenig über die Dauer der Schutzwirkung bekannt und ob evtl. später eine Boosterimpfung (wann?) bei entsprechender Indikation erforderlich ist. Ein Boostereffekt im Antikörperspiegel wurde im Gefolge einer Varizellenwildvirusinfektion nach einer Varizellenimpfung beobachtet, ebenso nach einer Boosterimpfung 4–6 Jahre nach der 1. Varizellenimpfung.

Die Immunisierung führt zu einer spezifischen T-Zell-vermittelten Immunantwort, die sowohl durch $CD4^+$-T-Helferzellen als auch $CD8^+$-zytotoxische T-Zellen vermittelt wird. Auch $CD45^+$-Memoryzellen werden induziert. Selbst Kinder mit malignen Erkrankungen können bei Indikation geimpft werden.

Haas u. Mitarb. (3) haben 26 Patienten mit akuter lymphatischer Leukämie oder anderen malignen Erkrankungen geimpft und konnten in 94% eine Serokonversion nachweisen. Auch in anderen Publikationen wird dies bestätigt (1, 2). Es ist allerdings noch nicht sicher bekannt, ob die Varizellenimpfung unmittelbar nach einer Exposition mit dem Windpockenerreger vor der Erkrankung schützt (»Inkubationsimpfung«).

Ist eine Bluttransfusion vorausgegangen, sollte man wenigstens 5 Monate mit der Impfung abwarten, ebenso bei vorhergegangenen Gaben von Immunglobulinen oder Varizella zoster-Immunglobulin. Nach der Varizellenlebendimpfung sollte jegliche Immunglobulingabe, einschließlich Varizella zoster-Immunglobulin, wenigstens 2 Monate vermieden werden, da sonst die Antikörperbildung erheblich beeinträchtigt wird.

In der amerikanischen Fachinformation zur Varizellenimpfung (Varivax) wird auch vor der Verabreichung von Salicylaten für 6 Wochen nach der Impfung gewarnt (wegen des möglicherweise auftretenden REYE-Syndroms nach der Verabreichung von Salicylaten im Gefolge einer Varizelleninfektion).

2. Frage: Welche Impfart hat eine bessere Wirksamkeit und besseren Schutz: Typhoral oder Typhim Vi Einmalinjektion?

Thyphoral L zur oralen Applikation enthält Salmonella typhi Stamm Ty 21a Berna (mindestens 1 Mrd. apathogene Lebendkeime und mindestens 5 Mrd. inaktivierter Keime pro Kapsel). Der Impfstoff ist erst bei Kindern nach dem 2. Lebensjahr zugelassen. Er wird gut vertragen; Nebenwirkungen werden nur ausnahmsweise beobachtet: mäßige Temperaturerhöhung, aber auch Schüttelfrost, Kopf- und Gliederschmerzen und extrem selten ein flüchtiges Exanthem.

Typhim Vi ist ein Typhuspolysaccharidimpfstoff, der gereinigtes Vi-Kapsel-Polysaccharid von Salmonella typhi Stamm Ty 2 enthält (Vi-Antigen = Kapselantigen, verantwortlich für die Virulenz). Der Impfschutz tritt innerhalb von 2–3 Wochen nach der Injektion auf. In der Fachinformation heißt es, daß Personen, die dem Risiko einer Typhusinfektion über längere Zeit ausgesetzt sind, die Impfung alle 3 Jahre erhalten sollten.

Der Impfstoff (0,5 ml) wird einmal i.m. oder s.c. bei Erwachsenen, die gleiche Dosis bei Kindern ab 2 Jahren injiziert. Eine Boosterinjektion ist bei der routinemäßigen Impfung (z. B. Reiseimpfung) nicht erforderlich. Impfschutz nach der oralen Immunisierung besteht etwa 1 Woche nach Einnahme der letzten Kapsel.

Die Ergebnisse von Untersuchungen über die Schutzrate sind unterschiedlich. Sie liegt zwischen 60–98%. Die Immunogenität von *Typhim Vi* ist gut. Gleiches gilt für *Typhoral* bzw. *Vivotif Berna* (ebenfalls oraler Impfstoff mit dem Stamm Ty 21a Berna).

Beachte: Die orale Typhusimpfung ist wirkungslos bei gleichzeitiger Verabreichung von Antibiotika. Da es sich um eine Lebendimpfung handelt, ist sie bei immunkompromittierten Patienten einschließlich Kindern mit gesicherter HIV kontraindiziert. Malariamittel sollten erst 3 Tage nach der letzten Impfdosis eingenommen werden. Ebenso soll eine orale Poliomyelitisimpfung frühestens 3 Tage nach Einnahme der letzten Kapsel folgen. Im umgekehrten Fall muß nach der Polioschluckimpfung 2 Wochen bis zur Typhusoralimpfung abgewartet werden.

3. Frage: Es hieß, man kann eine Boosterimpfung mit HB Vax II (rekombinante Vakzine) nach 5 Jahren weglassen, wenn eine vorschriftsmäßige Impfung (3 Impfungen in 6 Monaten) bereits gegeben worden ist. Gibt es inzwischen neue Erkenntnisse? Soll man bei Exposition doch eine Boosterdosis geben? Früher hieß es, nach 3 Impfungen habe man nur einen 5jährigen Schutz. Gilt das noch?

Die Impfung mit Gen HB-Vax wird folgendermaßen vorgenommen:

Anzahl der bisherigen HB-Impfungen	Anti-HBsAg-Wert*	Erforderlich ist die Gabe von	
		HB-Impfstoff	HB-Immunglobulin
Unbekannt, keine, 1 oder 2 (keine oder unvollständige Grundimmunisierung)	–	ja	ja**
3 oder mehr	mehr als 100 IE/l	nein	nein
3 oder mehr	weniger als 100 IE/l	ja	nein***

Tab. 2
Hepatitis B-Immunprophylaxe bei Exposition

* Kann der Anti-HBs-Wert nicht innerhalb von 24 Stunden bestimmt werden, ist die gleichzeitige Gabe von Impfstoff und Immunglobulin erforderlich
** Nein, bei einem Anti-HBsAg-Wert von mehr als 100 IE/l
*** Ja, bei einem Anti-HBsAg-Wert weniger als 10 IE/l

Nonresponder (kein meßbares Anti-HBsAg nach mindestens 6 Impfungen) erhalten unverzüglich HB-Impfstoff und HB-Immunglobulin. Fehlende Impfungen der Grundimmunisierung sind entsprechend den für die Grundimmunisierung gegebenen Empfehlungen nachzuholen

1. Je eine Dosis im Abstand von mindestens 4 Wochen und eine 3. Boosterdosis etwa 6 Monate nach der 1. Injektion

   oder:

2. Drei Dosen im Mindestabstand von 4 Wochen (»Beschleunigtes Impfschema«).

Die STIKO empfiehlt die Impfung zu Beginn des 3. Monats, dann die 2. Impfung zu Beginn des 5. Monats und die 3. im 12.–15. Monat bzw. für noch nicht geimpfte Jugendliche im 12.–15. Lebensjahr.

Die Schutzwirkung hält mindestens 5–7 Jahre an, sehr wahrscheinlich noch länger; jedoch bestehen individuelle Unterschiede. Bei Anti-HBs-Werten <100 IE/l wird besonders für Personen mit Infektionsrisiko eine Auffrischung nach 10 Jahren empfohlen.

Eine Studie von WEST u. CALANDRA (6) zeigte, daß nach der Hepatitisimpfung ein sehr gutes immunologisches Gedächtnis bei gesunden Impflingen über 5–12 Jahre erhalten bleibt. Sie schließen daraus auch, daß eine Routineboosterimpfung nicht erforderlich ist, um das immunologische Gedächtnis aufrechtzuerhalten.

In einer Publikation von WEST u. Mitarb. (5) wird die Persistenz des immunologischen Gedächtnisses nach einer Hepatitis B-Impfung im Kindesalter mit 12 Jahren und mehr angegeben.

Eine Auffrischimpfung nach 5 Jahren ist sicher nicht erforderlich, auch nicht bei einer Exposition. Im Zweifel sollte aber eine Titerbestimmung vorgenommen werden, deren Ergebnis rasch zur Verfügung steht; dann kann entsprechend den Anti-HBsAg-Werten gehandelt werden. Es ist bekannt, daß auch mit einer geringen Impfdosis ein deutlicher Boostereffekt zu erreichen ist.

Zur Hepatitis B-Immunprophylaxe bei Exposition siehe Mitteilung der STIKO (4).

Literatur

1. ANDRE, F. E.: Worldwide experience with the OKA-strain live varicella vaccine. Post-grad. med. J. **61**, 113–120 (1985).
2. ECEVIT, Z. u. Mitarb.: OKA strain live varicella vaccine in children with cancer. Pediatr. Infect. Dis. J. **15**, 169–170 (1996).
3. HAAS, R. J. u. Mitarb.: Active immunization against varicelle in children with acute leukaemia or other malignancies on maintenance chemotherapy. Postgrad. med. J. **61**, 69–72 (1985).
4. Ständige Impfkommission des Bundesgesundheitsamtes (STIKO): Impfempfehlungen der Ständigen Impfkommission am Robert-Koch-Institut (STIKO). Dt. Ärztebl. **94**, 16 (1997).
5. WEST, D. J. u. Mitarb.: Persistence of immunologic memory to twelve years in children given hepatitis B in infancy. Pediatr. Infect. Dis. J. **13**, 745–747 (1994).
6. WEST, D. J. u. G. B. CALANDRA: Vaccine induced immunologic memory for hepatitis B surface antigen: implications for policy on booster vaccination. Vaccine **14**, 1019–1027 (1996).

F. C. SITZMANN, Homburg/Saar

Tetanusschutz

Ich bitte um Beantwortung der Frage nach den erlaubten Abständen zwischen den einzelnen Impfungen. Bisher haben wir uns nach dem »Standardisierten Schema zur Simultanprophylaxe im Verletzungsfall – Tetagam & Tetanol« gerichtet. PLASSMANN läßt in seinem Beitrag »Der neue Impfkalender und die Impfabstände« (Der Allgemeinarzt 5/1994, S. 415) Abstände bis zu 10 Jahren zu.

1. Frage: Wie groß sind die erlaubten Abstände zwischen den einzelnen Impfungen?

Der Tetanusschutz stellt eine Impfung mit breiter Anwendung und erheblichem Wert für die Gesundheit der Bevölkerung dar. Die Empfehlung über Art und zeitliche Reihenfolge der Impfungen obliegt dem Arzt für jeden einzelnen Patienten unter Abwägung der Indikation und ggf. bestehender Kontraindikationen.

Als Richtlinie und Hilfestellung gelten die Impfempfehlungen der Ständigen Impfkommission am Robert Koch-Institut (STIKO). Danach heißt es, daß gegen Tetanus Nichtgeimpfte oder Personen mit fehlendem Impfnachweis 2 Impfungen im Abstand von 4–6 Wochen und eine 3. Impfung 6–12 Monate nach der 2. Impfung erhalten sollten. Diese Impfabstände sollten nicht unterschritten werden!

Für einen langdauernden Impfschutz ist es eher vorteilhaft, wenn bei der Grundimmunisierung der Zeitraum zwischen der 2. und 3. Impfung ausreichend groß ist.

Es gibt keine unzulässig großen Abstände zwischen den Impfungen. Jede Impfung gilt!

Demnach muß auch eine für mehrere Jahre unterbrochene Grundimmunisierung nicht neu begonnen werden. Eine

1. Impfung gegen Tetanus wird somit als Beginn einer Grundimmunisierung gezählt, eine 2. Impfung als deren Fortführung, auch wenn der Abstand mehrere Jahre/Jahrzehnte beträgt.

Jede durchgeführte Impfung muß im Impfausweis des Patienten und in der Dokumentation des impfenden Arztes unter Angabe der Chargennummer und der Bezeichnung des Impfstoffes mit Datum genau festgehalten werden.

Für den Tetanusschutz gilt ferner, daß bei der Impfung grundsätzlich statt des monovalenten Tetanusimpfstoffes bivalenter Diphtherie-Tetanus-Impfstoff benutzt werden sollte. Dies ist auch bei der Tetanusprophylaxe im Verletzungsfall zu berücksichtigen. Diese Empfehlung ist in der zunehmenden Diphtheriegefährdung und der andererseits schlechten Immunitätslage der erwachsenen Bevölkerung begründet.

Bei Kindern unter 6 Jahren kommt demnach der DT-Impfstoff, bei älteren Personen Td (d. h. Tetanus-Diphtherie-Impfstoff mit gegenüber dem DT-Impfstoff verringertem Diphtherietoxoidgehalt) zur Anwendung. Die Td-Impfstoffe enthalten hochgereinigtes Diphtherietoxoid in niedriger Antigendosierung und sind daher gut verträglich.

Tab. 3
Tetanusprophylaxe im Verletzungsfall

Vorausgegangene Impfungen (n)	Saubere, geringfügige Wunden		Alle anderen Wunden [1]	
	Td oder DT	Immunglobulin	Td oder DT	Immunglobulin
Unbekannt	ja	nein	ja	ja
0–1	ja	nein	ja	ja
2	ja	nein	ja	nein [2]
3 oder mehr	ja [3]	nein	ja [4]	nein

[1] tiefe und verschmutzte Wunden (z. B. Staub, Erde, Speichel, Stuhl) sowie bei Verletzungen mit Gewebszertrümmerung und reduzierter Sauerstoffversorgung und/oder Fremdkörpereindringung (Quetsch-, Riß-, Biß-, Stich-, Schußverletzungen), schwere Verbrennungen und Erfrierungen, Gewebsnekrosen und septische Aborte

[2] Ausnahme: Immunglobulin, wenn die Verletzung länger als 24 Stunden zurückliegt

[3] Ausnahme: nicht notwendig, wenn die letzte Impfung noch nicht länger als 10 Jahre zurückliegt

[4] Ausnahme: nicht notwendig, wenn die letzte Impfung noch nicht länger als 5 Jahre zurückliegt

In der Regel werden 250 IE Tetanus-Immunglobulin verabreicht, jedoch kann die Dosis auf 500 IE erhöht werden. Immunglobulin wird simultan zu Td/DT-Impfstoff injiziert

Da in den letzten Jahrzehnten beim Tetanus- bzw. Diphtherieschutz ein erhebliches Defizit zu Lasten des Diphtherieschutzes eingetreten ist, wird meistens nach Injektion von Td-Impfstoff ein ausreichender Tetanusschutz erzielt werden, eine Grundimmunisierung gegen Diphtherie aber noch durch weitere Impfungen mit monovalentem Diphtherieimpfstoff zu ergänzen sein.

2. Frage: Sind Abstände bis zu 10 Jahren zulässig? Muß eine Grundimmunisierung nie wiederholt werden?

Impfabstände bis zu 10 Jahren sind zulässig, sofern die vorherigen Impfungen dokumentiert sind und man sich nicht auf Vermutungen oder zweifelhafte Erklärungen über stattgefundene Impfungen aus der Erinnerung des Patienten verläßt. Eine ordentlich dokumentierte Grundimmunisierung braucht nie wiederholt zu werden, d. h., auch wenn zwischen der Grundimmunisierung und der Auffrischimpfung ein Abstand von mehreren Jahrzehnten liegt, reicht eine einmalige Auffrischung aus, um den Impfschutz für weitere 10 Jahre sicher zu gewährleisten. Dies gilt sowohl für den Tetanusschutz als auch für die Diphtherieimpfung.

3. Frage: Wie ist die rechtliche Grundlage, wenn man die Impfabstände großzügiger handhabt?

Es gelten die Empfehlungen der STIKO, die als rechtsverbindlich für den Zuständigkeitsbereich des Bundesseuchengesetzes angesehen werden können. Außerdem sind die STIKO-Empfehlungen zur Tetanusprophylaxe in Inhalt und Form den Empfehlungen des wissenschaftlichen Beirates der Bundesärztekammer angeglichen.

Abweichend von den Angaben der STIKO zur Tetanusprophylaxe im Verletzungsfall (Tab. 3) sind wir der Meinung, daß: ad [2]) die Gabe von Immunglobulin bei einer Verletzung der Kategorie »alle anderen Wunden« bei lediglich 2 vorbestehenden Impfungen sinnvoll erscheint und ad [4]) die Impfung bei 3 oder mehr vorausgegangenen Impfungen auch im Falle einer Verletzung der Kategorie »alle anderen Wunden« nicht notwendig ist, wenn die letzte Impfung noch nicht länger als 10 Jahre zurückliegt.

Literatur

1. Impfempfehlungen der Ständigen Impfkommission am Robert Koch-Institut (STIKO), Stand: Oktober 1995.

G. PETERS und R. GROSS, Münster

Hib-Impfung

Frage: Ein jetzt 7 Monate altes Mädchen wurde nach folgendem Schema geimpft:

Mit 2 Monaten E i n z e l i m p f s t o f f (PedvaxHIB) kontralateral zur DTPa-Impfung, mit 4 Monaten K o m b i n a t i o n s i m p f s t o f f DTPa-Hib (Infanrix-Hib), dazwischen lediglich DTPa. Die Immunogenität des Kombinationsimpfstoffs DTPa-Hib ist nur bei 3 m a l i g e r I m p f u n g zur Grundimmunisierung im 1. Lebensjahr bekannt.

Die Immunogenität für Hib ist im Vierfachkombiimpfstoff bekanntermaßen schlechter als bei Einzelimpfung mit z. B. Pedvax. Es ist zwar wahrscheinlich, daß die gemessenen niedrigeren Antikörpertiter nach Kombinationsimpfung im Vergleich zu den mit Einzelimpfung erzielten Titern klinisch nicht mit einer reduzierten Wirksamkeit einhergehen, da für diese die induzierte T-Zellimmunität verantwortlich ist. Bei den dazu vorliegenden Untersuchungen injizierte man den Kombinationsimpfstoff zur Grundimmunisierung im 1. Lebensjahr jedoch meines Wissens dreimalig.

Muß das Kind eine 3. H i b - I m p f u n g im 1. Lebensjahr erhalten, und wenn ja, womit? Sind Nebenwirkungen zu erwarten?

Der Impfschutz ist bei dem hier geschilderten Vorgehen zweifelhaft. Nur bei einer zweimaligen Impfung mit einem Hib-OMP-Konjugatimpfstoff *(PedvaxHIB)* ist ein ausreichender Schutz bereits im 1. Lebensjahr zu erwarten, der im 2. Lebensjahr aufgefrischt werden muß.

Die »Ständige Impfkommission« empfiehlt bei allen anderen monovalenten Impfstoffen und bei Kombinationsimpfstoffen grundsätzlich 3 Impfungen im 1. und eine 4. Impfung zu Beginn des 2. Lebensjahres (2). In Deutschland treten wegen der noch relativ geringen Durchimpfungsraten systemische Hib-Infektionen häufig noch im 2. Lebenshalbjahr auf (1).

Zu empfehlen ist bei dem in der Frage erwähnten Mädchen, den Impfschutz durch die Gabe einer monovalenten Hib-Vakzine zu sichern.

Literatur

1. von KRIES, R. u. Mitarb.: Kann die Rate systemischer Haemophilus influenzae-Erkrankungen in Deutschland weiter reduziert werden? Kinderarzt **27**, 632–636 (1996).
2. Ständige Impfkommission am Robert Koch-Institut: Impfempfehlungen der Ständigen Impfkommission (STIKO). Stand: März 1997. Epidemiol. Bulletin, Heft 15, 97–108, 11. April 1997.

B. STÜCK, Berlin

SWEET-Syndrom nach Impfungen

Frage: Anläßlich der Impfung ihres jüngsten Sohnes (DPT-Hib-Polio-HepB) habe ich den Eltern empfohlen, den eigenen Impfschutz, so nicht vollständig, ebenfalls auffrischen zu lassen. Der Vater ging nun zu seiner Hausärztin und ließ sich Td-Polio impfen. 3 Wochen nach der Impfung erkrankte er an einem SWEET-Syndrom und ist auch Monate nach Erkrankungsbeginn immer noch cortisonpflichtig und nur eingeschränkt arbeitsfähig.

Der behandelnde Dermatologe äußerte dem Vater gegenüber, daß man die Impfung als Ursache für das SWEET-Syndrom nicht ausschließen könne. Er empfahl ihm, auf jede weitere Impfung zu verzichten. Weiter solle bei den 4 Kindern der Familie sehr genau überlegt werden, ob Impfungen wirklich notwendig seien; sollte geimpft werden, dann fraktioniert.

1. Was ist heute bekannt über die Ursachen des SWEET-Syndroms?
2. Ist ein Zusammenhang mit der Impfung wahrscheinlich?
3. Welche Impfstrategie soll bei den Kindern weiterverfolgt werden?

Das SWEET-Syndrom ist eine hochfieberhafte, reaktiv-allergische Allgemeinerkrankung mit neutrophiler Leukozytose (Trend zur Eosinophilie). Etwa 1 Woche nach Beginn der Erkrankung treten vorwiegend im Gesicht, an den Extremitäten und im Nackenbereich schmerzhafte Papeln, Plaques, gelegentlich auch Pusteln und Bläschen auf (2, 5, 6).

Betroffen sind zu 80% Frauen im Alter von 30–60 Jahren. Über Erkrankungen im Kindesalter gibt es nur wenige Berichte (1, 5, 6). Im Erwachsenenalter geht dem SWEET-Syndrom häufig eine Infektion voraus. Bei etwa 10–15% der Patienten besteht eine Assoziation zu myeloproliferativen Erkrankungen, die nicht selten erst Wochen später diagnostiziert werden.

Über das Auftreten eines SWEET-Syndroms in zeitlichem Zusammenhang mit einer Impfung ist berichtet worden (2). Insofern muß ein Zusammenhang mit der Td-Impfung beim Vater diskutiert werden.

Bei Kindern trat das Syndrom u. a. im Verlauf von malignen Erkrankungen sowie chronischen plasmazellulären Osteomyelitiden auf (1, 3, 5, 6). Hierzu liegt eine Beobachtung bei Geschwistern vor (4).

Die P r o g n o s e im Kindesalter ist, abhängig von der begleitenden Erkrankung, gut. Eine Kortikoidtherapie ist erforderlich, Rezidive werden beschrieben (5).

Die U r s a c h e ist bis heute unbekannt. Diskutiert werden eine überschießende Reaktion auf bakterielle oder virale Infektionen bzw. Tumorantigene (6).

Das Risiko einer Erkrankung, gegen die im Kindesalter geimpft wird, ist jedoch um ein Vielfaches höher als das Risiko, durch eine Impfung im Kindesalter ein SWEET-Syndrom auszulösen. Bei Kindern ist deshalb die Durchführung der Impfungen nach dem altersentsprechenden Impfplan zu empfehlen.

In der »F r a k t i o n i e r u n g« der Impfungen sehe ich k e i n e n Vorteil. Einerseits ist eine Überlastung des Immunsystems durch Kombinationsimpfstoffe bei den wenigen, hochgereinigten Impfantigenen nicht zu erwarten, andererseits werden hierbei weniger Hilfsstoffe (Konservierungsmittel, Stabilisatoren und Adsorbenzien) gegeben.

Literatur

1. BOATMAN, B. u. Mitarb.: Sweet's syndrome in children. South. Afr. med. J. **87**, 193–199 (1994).
2. BRAUN-FALCO, O., G. PLEWIG u. H. H. WOLFF: Dermatologie und Venerologie. 4. Aufl. Springer, Berlin 1995.

3. EDWARDS, M. S. u. Mitarb.: Sweet's syndrome with multifocal sterile osteomyelitis. Am. J. Dis. Child. **140**, 817–818 (1986).
4. MAJEED, H. A. u. Mitarb.: Congenital dyserythropoietic anemia and chronic recurrent multifocal osteomyelitis in three related children and the association with Sweet syndrome in two siblings. J. Pediat. **115**, 730–734 (1989).
5. MALLORY, S. B.: Infiltrative Diseases. In: SCHACHNER, L. A. u. R. C. HANSEN (Hrsg.): Pediatric Dermatology. Bd. 2. 2. Aufl. Churchill Livingstone, New York 1995.
6. TREADWELL, P. A.: Selected Systemic Diseases With Skin Manifestations. In: SCHACHNER, L. A. u. R. C. HANSEN (Hrsg.): Pediatric Dermatology. Bd. 2. 2. Aufl. Churchill Livingstone, New York 1995.

B. STÜCK, Berlin

Ito-Syndrom und Impfungen

Frage: Meine 18jährige Patientin ist an einem Ito-Syndrom und einer Fibrodysplasia ossificans progressiva erkrankt. Sie hat nur einen unvollständigen Impfschutz.

Sind bei diesen Erkrankungen für die Impfungen Td, Polio, MMR Einschränkungen zu beachten?

Das Ito-Syndrom

Formenkreis: neurokutane Syndrome und Ektodermaldysplasiesyndrome

Synonyma: Incontinentia pigmenti achromians Ito; Naevus systemicus vitiligoides.

Klinisches Bild: Haut: Streifen- oder wirbelförmig verlaufende Hypopigmentierung, uni-, häufiger bilateral angeordnet am Stamm und/oder Extremitäten, meist bei oder kurz nach Geburt auffallend; keine entzündlichen Vorstadien; hypoplastische konkave Mammae; pilocarpinresistente Hypohidrosis in der hypopigmentierten Haut; herabgesetzte Kapillarresistenz.

ZNS: (fakultativ) Epilepsie, EEG-Abnormitäten, geistige Retardierung. Zähne und Mundhöhle: (fakultativ) Zahndysplasien, Wulstlippen, Zahnschmelzdefekte, gotischer Gaumen. Haare: (fakultativ) Alopezie, Hirsutismus. Knochen und Skelett: (fakultativ) Paresen der Extremitäten, Muskelhypotonie, Tortikollis, Überstreckbarkeit der Gelenke, Kyphoskoliose, Gesichts- und Extremitätenasymmetrien, Knochendysplasien, Steißbeinluxation, Spina bifida occulta. Augen: (fakultativ) Strabismus, Hypertelorismus, Epikanthus, Dyskorie, Chorioideaatrophie, Hornhauttrübung, retinale Pigmentanomalien

(Mosaikfundus). Ohren: (fakultativ) Leitungsschwerhörigkeit, Hypoplasie der Ohrmuschel und des äußeren Gehörganges. Nieren: (fakultativ) Hydronephrose. Leber: (fakultativ) Hepatomegalie.

Erbgang: Wahrscheinlich autosomal-dominant mit unvollständiger Penetranz, weibliche Prädominanz (2–4).

Fibrodysplasia ossificans progressiva

Synonyma: Myodysplasia ossificans generalisata MÜNCHMEYER; MÜNCHMEYER-Syndrom.

Klinisches Bild: Erkrankung des Bindegewebes (Aponeurosen, Faszien, Sehnen und des intramuskulären Bindegewebes; Muskelfasern werden sekundär in Mitleidenschaft gezogen).

Muskulatur und Gelenke: Progrediente Ossifikation zahlreicher Muskeln, Kontrakturen und Versteifungen, Tortikollis. Knochen: Mikrodaktylie. Zähne: Stellungsanomalien. Ohren: Fehlbildung, Taubheit. Genitale: Hypogenitalismus. Haare: Wachstumsstörung.

Erbgang: Autosomal-dominant mit wahrscheinlich kompletter Penetranz, aber variabler Expressivität (1, 2).

Impfberatung

Es handelt sich um eine sehr interessante Frage, da das ITO-Syndrom allein schon extrem selten auftritt und in der Weltliteratur nur vereinzelt beschrieben wird; um so ungewöhnlicher ist die Kombination mit einer Fibrodysplasia ossificans progressiva.

Die Patientin ist durch ihre Grunderkrankungen bei jeder Infektion überdurchschnittlich in Gefahr; deshalb sollte sie auch alle öffentlich empfohlenen Schutzimpfungen erhalten. Das gilt auch für die MMR-Impfung!

Vorgehen:

Neben der sorgfältigen internistischen ist eine aktuelle neurologische Untersuchung mit genauer Dokumentation der intellektuellen und motorischen Fähigkeiten sowie EEG und bildgebender Diagnostik (MRT oder CT) zu empfehlen. Selbst wenn ein Anfallsleiden besteht, dieses aber therapeutisch gut führbar ist, sind keine weiteren Untersuchungen nötig. Ist jedoch eine progressive organische ZNS-Erkrankung mit fortschreitendem Hirnabbau zu vermuten, wäre auch eine Liquoreiweißanalyse empfehlenswert.

Es ist bekannt, daß beide Erkrankungen mit oder ohne Impfungen fortschreiten können (darüber sollten auch die Patientin und ihre Angehörigen informiert sein). Um aber die nachfolgenden Fragen einer möglichen Impfschadensdiskussion einzudämmen, sollte der aktuelle Stand der Grundkrankheiten prävakzinal gut dokumentiert werden.

Die Impfung mit Toxoidimpfstoffen (Diphtherie/Tetanus) dürfte keine größeren Probleme bereiten. Möglich wäre an der Injektionsstelle eine anfänglich schmerzhafte Schwellung, welcher später eine Ossifizierung in diesem Bereich folgt. Dieser Verlauf ist bei der Fibrodysplasia ossificans progressiva bei lokalen Traumen (und als solche kann man eine i.m. Injektion durchaus ansehen) bekannt.

Der Td-Impfstoff kann im Ausnahmefall auch s.c. verabreicht werden. Dann ist jedoch verstärkt mit sterilen Zysten, sogenannten »Ölzysten« zu rechnen, und diese können natürlich wiederum das Muskelgewebe alterieren.

Beim ITO-Syndrom sind eine Vielzahl von Fehlbildungen und Symptomen am ZNS beschrieben, und es ist durchaus nicht geklärt, ob neurotrope Krankheitserreger eine Verschlechterung des Krankheitsverlaufes bewirken.

Da es sich bei Mumps-Masern, aber auch bei Röteln und natürlich bei Poliomyelitisviren um Erreger handelt, die als natürliche Erkrankung eine besondere Affinität zum ZNS besitzen, sollte die Patientin unbedingt vor den Infektionen mit diesen Wildviren geschützt werden. Jedoch können diese Impfstoffe mit attenuierten Viren eine »kleine« Krankheit mit Fieber, Exanthem usw. erzeugen.

Ob bei neurologischen Erkrankungen dadurch ein Schub ausgelöst werden kann, ist bis heute nicht sicher geklärt, aber eher unwahrscheinlich. Deshalb wäre für die Polioimpfung eine inaktivierte Vakzine (IPV) empfehlenswert. Leider gibt es für die MMR-Impfung diese elegante Ausweichmöglichkeit nicht, so daß mit Lebendvakzine geimpft werden muß.

Prophylaktisch wäre die Gabe eines Antipyretikums für 7–10 Tage post vaccinationem, gegebenenfalls auch die Dosissteigerung des Antikonvulsivums, zu empfehlen.

Über die immunologische Situation der Patientin (T- und B-Zellfunktion) ist nichts bekannt. Deshalb dürften etwa 4 Wochen nach vollständiger Immunisierung Bestimmungen der Impfantikörper erfolgen, um bei möglichen Impfversagern Nachimpfungen vornehmen zu können.

Literatur

1. BACHMANN, K.-D. u. Mitarb.: Pädiatrie. Praxis und Klinik. 4 Bände. Fischer/Thieme, Stuttgart-New York 1990.
2. LEIBER, B. u. G. OLBRICHT: Klinische Syndrome. 7. Aufl., 2 Bände. Urban & Schwarzenberg, München-Wien-Baltimore 1990.
3. VORMITTAG, W., C. ENSINGET u. M. RAFF: Cytogenetic and dermatoglyphic findings in a familial case of hypomelanosis of Ito (incontinentia pigmenti achromians). Clin. Genet. **41**, 309–314 (1990).
4. WIEDEMANN, H.-R. u. Mitarb.: Das charakteristische Syndrom. Schattauer, Stuttgart-New York 1982.

ROSWITHA BRUNS und S. WIERSBITZKY, Greifswald/Vorpommern

Allergische Reaktion auf Impfstoffbestandteile

Frage: Nach einer Impfung bei einem 18 Monate alten Kleinkind mit Pac Mérieux, HibDT-Vaccinol und Polio Sabin-S (Smith-Kline Beecham) traten etwa 1 Stunde später eine allergische Reaktion mit QUINCKE-Ödem des Ober- und Unterlides sowie eine generalisierte Urtikaria auf.

Wie soll ich mich jetzt bei Wiederimpfungen im Alter von 5–6 und 11 Jahren verhalten? Dies war die 3. DT-Hib-Polio-Impfung und die 4. Pertussisimpfung.

Die beschriebene Symptomatik kann Ausdruck einer allergischen Reaktion auf Impfstoffbestandteile sein, auch wenn solche systemischen Reaktionen sehr selten auftreten. Dabei kommen die hier erwähnten Impfantigene (D, T, aP, Hib, Polio) kaum in Betracht. Die verwendeten Totimpfstoffe enthalten beide Al-phosphat als Adsorbens sowie Thiomersal (Merthiolat) als Konservierungsmittel.

Adjuvanzien lösen keine Allergien aus. Dagegen ist bei Thiomersal (Merthiolat) von lokalen und sehr selten auch von systemischen Reaktionen berichtet worden. Eine Merthiolatallergie sollte durch eine Hauttestung ausgeschlossen werden, da Merthiolat als Konservierungsmittel auch in anderen Medikamenten enthalten ist, z. B. in Augentropfen.

Die in *HibDT-Vaccinol* enthaltene Menge an Formaldehyd ist nicht größer als die bei der Verstoffwechslung auftretende Menge im menschlichen Gewebe.

Das in der Poliolebendvakzine enthaltene Polysorbat (Tween 80) kann lediglich bei lokaler Anwendung eine Kontaktdermatitis auslösen.

Zu diskutieren ist schließlich noch eine Antibiotikaallergie durch das hier enthaltene Framycinsulfat, die ebenfalls durch eine Hauttestung ausgeschlossen werden kann. Wichtig ist vor allem der Ausschluß einer Thiomersalüberempfindlichkeit. Eine intrakutane Testung mit den Totimpfstoffen ist nicht möglich, da es aufgrund der Adsorbenzien zu starken Fremdkörperreaktionen kommt.

Literatur

1. Institute of Medicine: Adverse Events Associated with Childhood Vaccines. National Academy Press, Washington D.C. 1994.
2. MAASS, G. (Hrsg.): Impfreaktionen und Impfkomplikationen. Kilian, Marburg 1995.
3. QUAST, U., W. THILO u. R. FESCHAREK: Impfreaktionen. Hippokrates, Stuttgart 1993.

B. STÜCK, Berlin

Pertussis-Schutzimpfung: Ganzkeimimpfstoffe obsolet?

Frage: Warum werden die zellulären Pertussisimpfstoffe nicht verboten oder aus dem Handel genommen, seit es die nebenwirkungsärmeren azellulären Pertussisimpfstoffe gibt?

Ganzkeimimpfstoffe werden in vielen Ländern der Welt, auch in Europa, weiterhin verwendet. In England steht man auf dem Standpunkt, daß Ganzkeimimpfstoffe zwar »reaktogener, aber nicht gefährlicher« als azelluläre Pertussisimpfstoffe sind (2).

Die Impfung mit Ganzkeimimpfstoffen ist häufig mit Fieber und lokalen Reaktionen verbunden. Ein weiterer Nachteil ist das Fehlen eines im Impfstoff enthaltenen Parameters, der mit der Protektion korreliert. Ein Vergleich einzelner Chargen ist so nicht möglich (3).

Erst seit der Zulassung azellulärer Impfstoffe zur Grundimmunisierung stiegen in Deutschland die Durchimpfungsraten auf über 80% (4).

Der Nachteil der azellulären Impfstoffe ist ihr hoher Preis. Auch zeigten bei in Deutschland durchgeführten Studien Ganzkeimimpfstoffe der *Behringwerke* regelmäßig eine sehr hohe Schutzwirkung (3). Schließlich führen die Pertussiskomponenten der azellulären Impfstoffe, im Gegensatz zu den Ganzkeimimpfstoffen, in Kombinationsimpfstoffen gelegentlich zu einer negativen Beeinflussung der Immunogenität anderer Impfantigenzusätze (1). So werden einige europäische Länder, wie z. B. England, weiterhin Ganzkeimimpfstoffe bei ihren nationalen Impfprogrammen bevorzugen (2).

In Deutschland werden in Kürze wegen der mangelnden Nachfrage Ganzkeimimpfstoffe nicht mehr angeboten werden. Ein Verbot der Ganzkeimimpfstoffe in Deutschland ist aber nach unseren heutigen Kenntnissen nicht gerechtfertigt und würde wahrscheinlich auch eine Reihe von unberechtigten Impfschadensanträgen nach sich ziehen.

Literatur

1. DECKER, M. D. u. K. M. EDWARDS: Report of the nationwide multicenter acellular pertussis trial. Pediatrics. Suppl. S96 (1995).
2. SALISBURY, D.: Pertussis Immunisation in the UK – The Present Position. Vortrag. Caring for Tomorrow, Today. 25. 10. 1996. Barcelona.
3. SCHNEEWEISS, B. u. Mitarb.: Neues über Pertussis und Pertussis-Impfstoffe. Dt. Ärztebl. **93**, A 3270–3276 (1996).
4. WIRSING von KÖNIG, C. H.: DTPa in Reality – Postmarketing Experience in Germany. Vortrag. Caring for Tomorrow, Today. 25. 10. 1996. Barcelona.

B. STÜCK, Berlin

Mischen von Impfstoffen

Frage: Warum kann eine MMR-Impfung nicht mit DT gemischt werden? Stimmt es, daß bei der Mischung von Hib-D-T mit Pa-Vaccinol-Impfstoff der Anstieg der Hib-AK ausbleibt bzw. ungenügend ist?

Alle nicht offiziell zugelassenen Mischungen, die sog. »Privatmischungen«, sind sowohl medizinisch als auch rechtlich bedenklich!

M e d i z i n i s c h , weil sich die einzelnen Antigene in nicht untersuchten Mischungen gegenseitig negativ beeinflussen können und damit der Impferfolg, zumindest für die betreffenden Komponenten, in Frage gestellt ist. R e c h t l i c h bedenklich ist eine Mischung deswegen, weil bei einem Impfschaden niemand die Verantwortung und Haftung tragen würde und sie somit beim Impfarzt selbst bleibt. Ich rate daher grundsätzlich von dieser Vorgangsweise ab.

Grundsätzlich n i c h t gemischt werden dürfen Lebend- und Totimpfstoffe, da Totimpfstoffe immer Zusätze, z. B. Merthiolat enthalten, die die Lebendimpfstoffe inaktivieren und damit unwirksam machen würden. Eine Mischung von MMR und DT ist aus diesem Grunde zumindest mit den derzeit erhältlichen Impfstoffen nicht möglich.

Die Mischung von Hib-D-T mit azellulärer Pertussisvakzine ist tatsächlich problematisch, da sich diese gegenseitig negativ beeinflussen, allerdings in unterschiedlichem Ausmaß, abhängig vom Carrier, der für die Hib-Komponente verwendet wird. Möglicherweise kann diese Wechselwirkung durch eine Verlängerung der Impfabstände abgeschwächt werden. Der genaue Mechanismus der Interferenz ist nicht bekannt.

Entsprechend meinem Grundprinzip: »Möglichst viele Kinder mit möglichst wenigen Stichen vor möglichst vielen Krankheiten zu schützen« begrüße ich sehr die Entwicklung von Kombinationsimpfstoffen. Natürlich ist das nicht immer einfach, und es gibt auch Schwierigkeiten, wie eben die oben aufgezeigten.

E. G. HUBER, Salzburg

Impfung mit Ganzkeimimpfstoffen obsolet?

Frage: Welche Gründe gibt es – nach Einführung der azellulären Pertussisimpfstoffe – für die Verabreichung der Ganzkeimvakzine (als Hib-DPT-Impfung)? M. E. ist die Ganzkeimvakzine »obsolet«.

Die Impfung mit Ganzkeimimpfstoffen ist häufig mit Fieber und lokalen Reaktionen wie Rötung, Schwellung und Schmerz an der Injektionsstelle verbunden. Ein weiterer Nachteil ist das Fehlen eines im Impfstoff enthaltenen Parameters, der mit der Protektion korreliert und so ein Vergleich der einzelnen Impfstoffe und Chargen ermöglicht (2). Lokale und systemische Impfreaktionen werden dagegen bei Impfungen im Säuglingsalter mit den in Deutschland zugelassenen azellulären Pertussisimpfstoffen nur selten beobachtet.

Bei den in Deutschland durchgeführten Studien zur Verträglichkeit und Wirksamkeit zeigten sie eine den Ganzkeimimpfstoffen entsprechende Schutzwirkung. Die Zulassung der azellulären Pertussisimpfstoffe für die Grundimmunisierung führte zu einem Anstieg der Durchimpfungsrate auf über 80% (3).

Monovalente Pertussisimpfstoffe werden in Kürze in Deutschland nicht mehr angeboten werden. Der Nachteil der azellulären Pertussisimpfstoffe ist der hohe Preis. So werden einige europäische Länder, z. B. England, weiterhin Ganzkeimimpfstoffe bei ihren nationalen Impfprogrammen bevorzugen (1).

Literatur

1. SALISBURY, D.: Pertussis Immunisation in the UK – The Present Position. Vortr. Caring for tomorrow, today. Barcelona, 25. 10. 1996.

2. SCHNEEWEISS, B. u. Mitarb.: Neues über Pertussis und Pertussis-Impfstoffe. Dt. Ärztebl. **93**, 2280–2284 (1996).
3. WIRSING von KÖNIG, C. H.: DTPa in Reality – Postmarketing Experience in Germany. Vortr. Caring for tomorrow, today. Barcelona, 25. 10. 1996.

B. STÜCK, Berlin

Spritzenabszeß nach Impfung

Frage: Einem 7 Monate alten weiblichen Säugling wurde am 6. 9. 1995 routinemäßig die 3. DTPHiB-Impfung rechts gluteal verabreicht. Am 24. 10. 1995 nach voller Beschwerdefreiheit Entwicklung eines Staph. aureus-Abszesses an der Impfstelle mit chirurgischer Ausräumung. Bei der Mutter sind angeblich auch »früher« viele Eiterungen aufgetreten.

Es stellt sich jetzt die Frage: War es ein »einfacher Abszeß« oder handelt es sich um einen Impfschaden bzw. ein partielles Antikörpermangelsyndrom?

Ein Spritzenabszeß, verursacht durch unsteriles Arbeiten oder Kontamination der Impfcharge mit Bakterien, ist ein sehr seltenes Ereignis. Für die Keuchhustenimpfung liegt die Häufigkeit bei 6–10 pro 1 Million Injektionen DTP (nach Angaben des Red Books). Üblicherweise kommt es bei unsteriler Injektion zwischen dem 3. und 7. Tag zur Entwicklung eines Abszesses. Das in der Frage angegebene Intervall von 7 Wochen ist relativ lang. In Ausnahmen wurden aber auch Spritzenabszesse nach einem solch langen Intervall beobachtet.

Der anamnestische Hinweis, daß die Mutter des Kindes früher ebenfalls viele Eiterungen durchgemacht hat, ist wenig hilfreich, eine andere Ätiologie ist zu vermuten. Gegen das Vorliegen eines Immundefekts (chronische Granulomatose), der mit Abszeßbildung einhergeht, spricht auch das Geschlecht des Kindes. Die chronische Granulomatose wie auch andere Phagozytosestörungen treten überwiegend bei Jungen auf.

Aus diesem Grunde komme ich am ehesten zu der Auffassung, daß es sich um einen spät auftretenden Spritzenabszeß gehandelt hat, da sich der Abszeß unmittelbar an der Impfstelle entwickelte. Mit letzter Sicherheit läßt sich dies natürlich nicht beweisen. Eine immunologische Untersuchung des Kindes ist erst bei Auftreten von weiteren Abszessen sinnvoll.

Literatur

American Academy of Pediatrics: Report of the Committee on Infectious Diseases: 1994 Red Book 23. Aufl. American Academy of Pediatrics, Elk Grove Village 1994.

ST. ZIELEN, Frankfurt am Main

BCG-Impfpustel

Frage: 6 Wochen nach BCG-Impfung streng intrakutan tritt eine Pustel auf, die sich spontan eröffnet und bei leichtem manuellem Drücken eine erstaunliche Menge Pus entleert. Besteht hier Ansteckungsgefahr bzw. wie sind Haut/Wunde zu reinigen?

Der Inhalt einer BCG-Impfpustel enthält lebende Bakterien des Impfstammes und ist damit grundsätzlich infektiös, wenn auch die Gefahr einer Übertragung minimal ist, es sei denn, es erfolgt eine Schmierinfektion von Wunden oder des Bindehautsacks. Früher haben wir versucht, solche Impfulzera mit Salben zu behandeln, denen magistraliter ein Tuberkulostatikum beigefügt wurde. Ich halte dies nicht für nötig, sondern würde die Wunde nur trocken behandeln. Eine systemische tuberkulostatische Therapie ist nur sehr selten notwendig.

E. G. HUBER, Salzburg

FSME-Impfung in Endemiegebieten bereits ab vollendetem 1. Lebensjahr

Frage: Die Familie eines von mir betreuten 18 Monate alten Kindes will ihren Sommerurlaub beim Wandern in Kärnten verbringen. Ist bereits in diesem Alter eine FSME-Impfung sinnvoll und notwendig?

Diese Frage ist mit einem klaren und deutlichen **Ja** zu beantworten. Jedes Kind, das in einem FSME-Endemiegebiet lebt oder in ein solches einreist, sollte ab dem vollendeten 1. Lebensjahr gegen FSME geimpft werden. Bei besonderer Gefährdung kann sogar noch früher geimpft werden.

Die ursprüngliche Empfehlung, erst ab dem vollendeten 3. Lebensjahr zu impfen, beruht auf der irrigen Meinung, daß Kinder durch FSME nicht oder nur gering gefährdet seien. Der tragische Tod eines knapp 2jährigen Kindes aus Ingolstadt an FSME vor mehr als 10 Jahren führte zur Vorverlegung des empfohlenen Impfalters von 3 Jahren auf 1 Jahr. Das hat sich inzwischen bestens bewährt.

E. G. Huber, Salzburg

Peri- und Neonatologie

Sauerstofftherapie bei intrauteriner Retardierung

*Frage: Nützt eine Sauerstofftherapie bei intrauteriner Retardierung? Gibt es auch in Europa damit Erfahrungen (siehe C. BATTAGLIA: Am. J. Obstet. Gynec. **167**, 430–435, 1992)?*

Die therapeutischen Konzepte bei der intrauterinen Wachstumsretardierung (IUGR) umfassen neben der anerkannten Ausschaltung von Noxen (z. B. Herausnahme aus dem Arbeitsprozeß, Nikotinkarenz) Versuche der Substitution von Nährstoffen (Glukose, Aminosäuren, Proteine) sowie auch die Sauerstoffapplikation via Mutter an den Feten. Ob eine Sauerstoffzufuhr an die Schwangere die Hypoxiegefährdung des retardierten Feten vermindern kann, wird bis heute allerdings kontrovers diskutiert.

Gegen die Vorstellung, mit einer Hyperoxygenierung des mütterlichen Blutes die Sauerstoffversorgung des Feten verbessern zu können, spricht, daß das fetale Blut ohnehin eine vergleichsweise hohe O_2-Affinität, selbst bei niedrigem O_2-Partialdruck, aufweist. Außerdem ist der maternofetale O_2-Partialdruckgradient von weiteren Faktoren abhängig, wie beispielsweise der plazentaren Durchblutung, der mütterlichen Hb-Konzentration sowie dem pH-Wert, der die Sauerstoffbindungskurve beeinflußt. Aus diesem Grunde läßt eine über die Mutter erfolgte Hyperoxygenierung nur einen vergleichsweise geringen Effekt auf der fetalen Seite erwarten.

Mit den Methoden der antepartualen Nabelschnurpunktion (9) und der transkutanen fetalen Blutgasmessung unter der Geburt (6) konnte jedoch belegt werden, daß die inhalative Verabreichung von Sauerstoff an die Mutter tatsächlich einen meßbaren Anstieg des O_2-Partialdruckes beim Feten zur Folge hat (von z. B. pO_2 12 mmHg vor auf 23 mmHg während O_2-Verabreichung an die Mutter). Dabei wurde bei unauffälligen Schwangerschaften ein höherer pO_2-Anstieg beim Feten beobachtet als bei Hochrisikoschwangerschaften (maternaler Diabetes mellitus, SIH, CTG-Pathologie) (11). Dies ist mit einem bereits erschwerten O_2-Transfer aufgrund einer plazentaren Perfusionsbeeinträchtigung erklärbar.

Der Einfluß einer präpartalen Sauerstoffgabe bei IUGR-Schwangerschaften auf die fetale Herzfrequenz wird in der Literatur bis auf wenige Ausnahmen positiv bewertet. KYANK u. Mitarb. (8) fanden unter O_2-Atmung bei Schwangeren mit sonographisch diagnostizierter fetaler Wachstumsretardierung im CTG am häufigsten eine Steigerung der fetalen Akzelerationsfrequenz und eine Zunahme der fetalen Bewegungen, wobei bei wenigen Beobachtungen allerdings auch prognostisch ungünstige CTG-Muster auftraten. Da alle diese Effekte auch bei der gleichzeitig untersuchten transkutanen Nervenstimulation zu beobachten waren, bleibt unklar, ob diese Reaktionen nicht evtl. auch durch fetale Weckreize oder Streßreaktionen bedingt sind.

Eindeutiger scheint die Aussage zur Steigerung fetaler Bewegungen unter maternaler Hyperoxygenierung. Hier konnte eine signifikante Steigerung vor allem fetaler Atembewegungen während der Sauerstoffverabreichung nachgewiesen werden, wobei diese fetale Aktivität nach Beendigung der Applikation rasch wieder zum ursprünglichen Niveau zurückkehrt. Dieser Effekt war bei IUGR-Schwangerschaften, nicht jedoch bei unkomplizierten Schwangerschaften zu beobachten (5).

Bei nutritiv ungestörter fetaler Versorgung scheint eine maternale Hyperoxygenierung keinen Einfluß auf den dopplersonographisch gemessenen Gefäßwiderstand (indirektes Maß für die Perfusion) zu besitzen. Dagegen sind bei wachstumsretardierten Feten ein Widerstandsanstieg in den Hirnarterien und ein Abfall des Gefäßwiderstandes in der fetalen Aorta bei unverändertem Widerstand in der A. umbilicalis zu beobachten (1). Auf der mütterlichen Seite konnten in einigen Untersuchungen, vermittelt wohl durch den erhöhten O_2-Partialdruck, erhöhte Gefäßwiderstände als Ausdruck einer Vasokonstriktion beobachtet werden (7).

BILARDO u. Mitarb. (3) beschreiben bei Feten mit ausgeprägter Wachstumsretardierung einen Anstieg der mittleren Blutflußgeschwindigkeit (Vmean) in der fetalen Aorta bei allerdings kontinuierlicher Sauerstofftherapie (8 l O_2/Min. via Maske entsprechend etwa 55% O_2-Konzentration, kontinuierliche Gabe ausgenommen kleinere Pausen über den Tag verteilt), in dieser Gruppe konnte eine Prolongierung der Schwangerschaft erzielt werden. In Vergleichsgruppen mit IUGR-Feten, bei denen ein primäres Absinken oder nur ein initialer Anstieg und dann konsekutiver Abfall der Vmean beobachtet wurde, war der »fetal outcome« signifikant schlechter.

CAMPBELL (4) berichtet, daß die Überwachungsparameter (Dopplersonographie) nach Absetzen einer maternalen O_2-Applikation sich gegenüber den Ausgangswerten weiter verschlechterten.

In diesem Zusammenhang sind auch mögliche Nebeneffekte einer Hyperoxygenierung mit starkem Anstieg des fetalen pO_2 zu bedenken. Die bei der Hyperoxämie entstehenden freien Radikale können durch Instabilität aufgrund ihrer Reaktionsfreudigkeit Schäden an Zellmembranen verursachen, weiterhin können arterielle Vasospasmen auftreten. Inwieweit diese Nebenwirkung der Sauerstofftherapie ihre günstigen Effekte relativiert, ist noch nicht genügend untersucht.

Zusammenfassend können derzeit folgende Erkenntnisse abgeleitet werden:

Antepartual kann eine mütterliche Sauerstofftherapie bei der Behandlung des IUGR-Feten effektiv sein. In diesen Fällen kann mit Kordozentese eine Zunahme des fetalen O_2-Partialdruckes auch bestätigt werden (2). Abzusehen von dieser Therapieform ist bei einem fehlenden oder abnorm hohen pO_2-Anstieg. Hier ist die Therapie entweder unwirksam oder es müssen mögliche Nebenwirkungen einkalkuliert werden.

Da jedoch Nabelschnurblutanalysen mit einem nicht unerheblichen methodischen Risiko gerade bei IUGR-Feten einhergehen, ist die Effizienz einer solchen Therapie nur schwer abzuschätzen, eine Absicherung des Therapieeffektes durch prospektiv randomisierte Studien steht noch aus.

Problematisch ist auch die Festlegung des Kollektives, das durch die Sauerstoffgabe tatsächlich profitiert. Hier steht mit der Dopplersonographie möglicherweise eine Methode zur Therapiekontrolle und prognostischen Evaluierung zur Verfügung.

Intrapartual ist die Sauerstoffgabe neben anderen Methoden wie Lagewechsel oder Wehensteuerung eine bewährte Methode zur Stabilisierung des kindlichen Zustandes.

Literatur

1. ARDUINI, D. u. Mitarb.: Short-term effects of maternal oxygen administration on blood flow velocity waveforms in healthy and growth-retarded fetuses. Am. J. Obstet. Gynec. **159**, 1077 (1988).
2. BARTNICKI, J. u. E. SALING: The influence of maternal oxygen administration on the fetus. Int. J. Gynaec. Obstet. **45**, 87 (1994).
3. BILARDO, C. M. u. Mitarb.: Doppler study of the fetal circulation during long-term maternal hyperoxygenation for severe early onset intrauterine growth retardation. Ultrasound Obstet. Gynec. **1**, 250 (1991).
4. CAMPBELL, S.: Persönliche Mitteilung 1995.
5. DORNAN, J. C. u. J. W. K. RITCHIE: Fetal breathing movements and maternal hyperoxia in the growth retarded fetus. Br. J. Obstet. Gynaec. **90**, 210 (1983).
6. HUCH, A. u. R. HUCH: Clinical and physiological aspects of transcutaneous oxygen pressure measurement in perinatal medicine. Z. Geburtsh. Perinat. **179**, 235 (1975).
7. JOUPPILA, P. u. Mitarb.: The influence of maternal oxygen inhalation on human placental and umbilical venous blood flow. Eur. J. Obstet. Gyn. Reprod. Biol. **16**, 151 (1983).
8. KYANK, H. R. u. G. SEIDENSCHNUR: Intrauterine Wachstumsretardierung – CTG-Befunde bei präpartaler Sauerstoffatmung und transkutaner Nervenstimulation. Zentbl. Gynäk. **110**, 1407 (1988).
9. NICOLAIDES, K. H. u. Mitarb.: Maternal oxygen therapy for intrauterine growth retardation. Lancet 1987/I, 942.
10. RUEDRICH, D. A., L. D. DEVOE u. N. SEARLE: Effects of maternal hyperoxia on the biophysical assessment of fetuses with suspectet intrauterine growth retardation. Am. J. Obstet. Gynec. **161**, 188 (1989).
11. WILLCOURT, R. J., J. C. KING u. J. T. QUEENAN: Maternal oxygen administration and the fetal transcutaneous pO_2. Am. J. Obstet. Gynec. **146**, 714 (1983).

M. SCHELLING, J. GNIRS und
K. T. M. SCHNEIDER, München

Prophylaxe zur Lungenreife bei Risikoschwangerschaften

Frage: Gibt es aktuelle Empfehlungen zur Lungenreifebehandlung bei drohender Frühgeburt bzw. bei Risikoschwangerschaften?

2 Sachverhalte muß der Frauenarzt vor einer Lungenreifetherapie des Feten klären:

1. Schwangerschaftsalter <28. oder >34. SSW;
2. vorzeitiger Blasensprung: ja/nein.

Schwangerschaftsalter

Bei stehender Fruchtblase sollte bei drohender Frühgeburt im genannten Zeitraum der Schwangerschaft >28. SSW bis 34. SSW eine Lungenreifebehandlung mit Kortikosteroiden durchgeführt werden. Zur Anwendung kommen Betamethason, Dexamethason, Hydrocortison sowie Methylprednisolon. Der zeitliche Abstand bis zum Erreichen der Maximaldosis sollte mindestens 12 Stunden betragen. Ein neuer Zyklus sollte nach 7–10 Tagen einsetzen.

Jenseits von 34 kompletten Schwangerschaftswochen macht die RDS-Prophylaxe mit Kortikosteroiden keinen Sinn mehr, im Zeitraum <28. SSW ist der Nutzen einer Steroidgabe zur Vermeidung eines Atemnotsyndroms beim Neugeborenen nicht zweifelsfrei nachgewiesen worden.

Die Angaben in der Literatur hierzu sind widersprüchlich.

Wir führen die RDS-Prophylaxe über 3 Tage durch und beginnen bei drohender Frühgeburt nach 25,4 SSW. Ab der 26. kompletten SSW überwachen wir den Feten dann auch kardiotokographisch (bis dahin täglich 1× auskultatorisch).

Vorzeitiger Blasensprung

Bei der Gabe von Steroiden nach vorzeitigem Blasensprung müssen Nutzen (wahrscheinlich verringertes Auftreten eines Atemnotsyndroms) und möglicher Schaden (erhöhtes Infektionsrisiko für den Feten, erhöhtes Endometritisrisiko für die Mutter) gegeneinander abgewogen werden.

Da im Schwangerschaftsalter <28. SSW (entspricht etwa 1100 g) mit einer Verbesserung der kindlichen Mortalität von 1% pro Tag gerechnet werden kann, macht es Sinn, in diesem Schwangerschaftsalter unter dem Gesichtspunkt einer Schwangerschaftsverlängerung die Infektionsrisiken für Mutter und Fet nach einer Steroidapplikation niedriger zu bewerten. Jenseits der 28. SSW nimmt das Mortalitätsrisiko des Feten ab, entsprechend höher ist das Morbiditätsrisiko (Infektion) zu bewerten.

Wir verfahren deshalb bei fehlenden Zeichen einer mütterlichen Infektion (kein Fieber, keine Leukozytose, CRP normal) nach folgendem Schema:

a) Blasensprung <28. SSW, Wehentätigkeit, drohende Frühgeburt: Zunächst Bolustokolyse über 3 Tage, RDS-Prophylaxe mit Steroiden über 3 Tage, Antibiose über 5 Tage. Ist es gelungen, die Schwangerschaft um 3 Tage zu prolongieren, versuchen wir, ohne Tokolyse und ohne Gabe von Antibiotika 32 Schwangerschaftswochen zu erreichen. Entzündungswerte werden täglich bestimmt. Danach streben wir die Beendigung der Schwangerschaft an.

b) Vorzeitiger Blasensprung >28. SSW, keine Wehentätigkeit: Wir führen die RDS-Prophylaxe mit Ambroxol und Antibiose über 5 Tage durch. Wir versuchen, ohne Tokolyse die 32. SSW zu erreichen, danach Schwangerschaftsbeendigung.

c) Vorzeitiger Blasensprung >28. SSW mit Wehentätigkeit: Vorgehen wie unter a).

Bei klinischem Hinweis auf eine floride Chorionamnionitis beenden wir die Schwangerschaft unabhängig vom Schwangerschaftsalter nach RDS-Prophylaxe mit Kortikosteroiden unter fortlaufender Antibiose.

Selbstverständlich wird bei Verdacht auf vorzeitige Wehentätigkeit und/oder vorzeitigen Blasensprung immer nach einer pathogenen Keimbesiedelung in Vagina und Zervix gefahndet.

Bezüglich der Effektivität zum Einsatz von Ambroxol zur Vermeidung des Atemnotsyndroms beim Neugeborenen gehen die Meinungen in der Literatur auseinander. Nachteilig sind jedenfalls die lange Applikationsdauer über 5 Tage sowie die häufig auftretenden Nebenwirkungen wie Übelkeit und Erbrechen.

Vorgehen bei Geminigravidität

Wir erhöhen die Steroiddosis um 50%, der wissenschaftliche Nachweis für dieses Vorgehen ist nicht erbracht.

Vorgehen bei Diabetes mellitus

Um den diabetogenen Effekt nach Steroidgabe ausgleichen zu können, sind häufigere Blutzuckerkontrollen erforderlich, anschließend muß der eventuell erhöhte Insulinbedarf angepaßt werden.

Vorgehen bei Gestationshypertonie/ Präeklampsie

Bei gleichzeitiger Gabe von Tokolytika ist unter Steroidgabe an eine mögliche Wassereinlagerung bis hin zur Ausbildung eines Lungenödems zu denken.

Zusammenfassung

1. Der Nutzen einer RDS-Prophylaxe mit Kortikosteroiden im Schwangerschaftsalter zwischen 28. und 34. SSW ist nachgewiesen. Jenseits der 34. SSW ist die Prophylaxe nicht mehr erforderlich, vor der 28. SSW ist der Nutzen nicht zweifelsfrei nachgewiesen worden.

2. Bei vorzeitigem Blasensprung ist nach Steroidgabe das Risiko der materno-fetalen Infektion gegen den Nutzen der Vermeidung eines Atemnotsyndroms abzugrenzen. Die Angaben zum Einsatz von Ambroxol zur Vermeidung eines Atemnotsyndroms sind in der Literatur sehr widersprüchlich.

A. FEIGE, Nürnberg

Indikation zur Albuminsubstitution in der Schwangerschaft

Frage: Als passioniertem Geburtshelfer ist mir in verschiedenen Stationen in Krankenhäusern aufgefallen, daß Schwangeren und Entbundenen zur Albuminsubstitution bei Hypalbuminämien (Werte zwischen 3–4 g/dl) Humanalbumin i.v. gegeben wird.

Ich bin der Meinung, daß eine Ödemprophylaxe hiermit nicht möglich ist, da pro g Albumin ein onkotischer Druck von etwa 10 cm H_2O aufrechterhalten wird. Nach dem STARLING-Prinzip müßte also der onkotische Druck im Gefäßbett für eine ausreichende Wasserrückresorption hoch genug sein. In meinen Augen spielen bei der Ödementstehung in der Gravidität vielmehr die hormonell bedingte vermehrte Gefäßpermeabilität zusammen mit der venösen Stase und der intravasalen Volumenzunahme eine Rolle.

Zusätzlich dürfte es sich bei Albuminwerten zwischen 3 und 4 g/dl um schwangerschaftsbedingte Verdünnungseffekte handeln.

Gibt es Daten, die meine oder die gegenteilige Meinung belegen bzw. gibt es klare Indikationsstellungen zur Albuminsubstitution bei Schwangeren?

Wie sind eigentlich die Normalwerte für Schwangere?

Ist eine Eiweißsubstitution, wenn sie nötig ist und an der Albuminkonzentration gemessen wird, mit proteinreicher Nahrung (z. B. mit sog. Astronautenkost) nicht wesentlich billiger, ungefährlicher und sinnvoller?

Der Flüssigkeitsaustausch zwischen intrazellulärem und extrazellulärem Raum unter Bezugnahme auf kolloidale Substanzen wurde erstmalig 1896 von STARLING beschrieben. Der extrazelluläre Raum wird dabei in den intravasalen und interstitiellen Bereich unterteilt.

Die Richtung der Flüssigkeitsbewegung zwischen intravasalem und interstitiellem Raum hängt von den »STARLING-Kräften« ab. Diese sind:

1. der kapillare hydrostatische Druck;
2. die Konzentration der Serumproteine (meßbar über den kolloidosmotischen Druck (KOD);
3. der interstitielle hydraulische Druck;
4. der Lymphabfluß.

Unter Homöostasebedingungen errechnet sich daraus ein Druckgradient am arteriolären Ende von 10–15 mmHg. Dieser Gradient bewegt Flüssigkeit von intravasal nach extravasal und am venolären Ende in die entgegengesetzte Richtung.

Während der Schwangerschaft kommt es zur Zunahme sowohl des intrazellulären als auch extrazellulären Kompartments. Der Anstieg des Plasmavolumens führt zum Abfall des kolloidosmotischen Druckes von 28 ± 4 mmHg (nicht schwanger) auf 20 ± 2 mmHg (30.–40. SSW) und des Albumins von $5{,}0 \pm 0{,}5$ g/dl (nicht schwanger) auf $3{,}5 \pm 1$ g/dl (3.–40. SSW) (3).

Albumin ist ein symmetrisches ellipsoides Molekül mit einem Molekulargewicht von etwa 66 000 Dalton. Die Synthese findet in den Hepatozyten statt, und die Leber enthält etwa 1 g Albumin. Die Regulation der Synthese erfolgt über den kolloidosmotischen Druck und/oder die Osmolalität des extravasalen Raumes in der Leber. Aufgrund der Molekülform des Albumins kommt es zu einem schnellen transkapillären Austausch, so daß sich 10% intravasal und 60% im Interstitium befinden. Der Abtransport aus dem Interstitium wiederum erfolgt lymphogen, der Katabolismus des Albumins im Gastrointestinaltrakt, RES und in der Niere.

Inwieweit in der Schwangerschaft – zum Teil verbunden mit einer »acute phase reaction« – eine Änderung des Katabolismus oder der Synthese zu verzeichnen ist, kann derzeit nicht beantwortet werden.

Nach HÖNGER (3) ist der intravaskuläre Albuminpool nicht verändert, so daß die Hypoalbuminämie dilutionsbedingt wäre.

Die Veränderungen des Flüssigkeitsshifts durch die Kapillarwand kann ungefähr durch den Gradienten »mittlerer arterieller Blutdruck – kolloidosmotischer Druck« beschrieben werden. Da dieser Gradient ab der 31. SSW ansteigt, ist mit einer Flüssigkeitsbewegung in das extravaskuläre Kompartment zu rechnen. Die dadurch entstehenden Ödeme sind vor allem an den unteren Extremitäten lokalisiert und lassen sich durch Kompressionsstrümpfe oder Lagewechsel kompensieren.

Die sog. generalisierten Ödeme (betreffen vorwiegend obere Regionen, manchmal verbunden mit Aszites oder Pleuraergüssen) lassen sich mit dem STARLING-Mechanismus nicht erklären. Hier spielen wahrscheinlich östrogenvermittelte Änderungen der Wasserbindung der subkutanen Grundsubstanz und der Gefäßpermeabilität eine Rolle.

Bei einer Albumintherapie in der Schwangerschaft muß man unterscheiden zwischen der Zufuhr von 5% Humanalbumin als Volumenexpander und der Gabe von 20% Humanalbumin zur Albuminsubstitution. Zur Albumininfusion als Plasmaexpander liegen aus der Intensivmedizin eine Reihe von sehr kontroversen Mitteilungen vor.

Indikationen für den Einsatz des Humanalbumins als Plasmaexpander sind eher selten geworden, da bei unbekannter Endothelfunktion ein extravasales Pooling des Albumins mit der Gefahr der pulmonalen Gasaustauschstörung eintreten kann.

Ähnliche Erfahrungen sind bei der Therapie der schweren Gestose gemacht worden (1, 5). Die Autoren berichteten bei 57% der Patientinnen mit Lungenödem eine massive Zufuhr von kolloidaler und kristalloider Lösungen. Die alleinige Hypoalbuminämie (»Ödemprophylaxe«) ist keine Indikation zur Substitution, da der Abfall des kolloidosmotischen Drucks der Stimulus für einen Anstieg der Albuminsynthese darstellt. Sollte ein erhöhter Katabolismus des Albumins (Schock, Sepsis) oder ein erhöhter Verlust durch den Gastrointestinaltrakt oder durch die Niere vorliegen, dann muß die Grunderkrankung behandelt werden.

Eine eiweißreiche und nicht flüssigkeits- bzw. natriumrestriktive Kost ist heute die Grundlage der modernen Ernährung in der Schwangerschaft. Ernährungsformen mit einem Proteingehalt von mehr als 20% des Gesamtvolumens (4) sind eher schädlich für das Neugeborene (Anstieg der Zahl untergewichtiger Kinder). Daten zum Albuminmetabolismus bei solch einer Ernährung liegen nicht vor.

Die Gabe von Humanalbumin bei Gestose als Plasmaexpander mit dem Hintergrund der Albuminsubstitution ist wegen der Gefahr eines Lungenödems (1, 5) abzulehnen. Die Volumengabe im Behandlungsschema der schweren Gestose (2) sollte mit einem künstlichen Plasmaexpander durchgeführt werden.

Literatur

1. BENEDETTI, T. H., R. KATES u. V. WILLIAMS: Hemodynamic observations in severe preeclamsia complicated by pulmonary edema. Am. J. Obstet. Gynec. **152**, 330–334 (1985).
2. DEKKER, G. A. u. H. P. v. GEIJN: Hypertensive disease in pregnancy. Current opinions Obstet. Gynec. **4**, 10–27 (1992).
3. HÖNGER, P. E.: Intravascular mass of albumin in preeclampsia and normal pregnancy. Scand. J. clin. Lab. Invest. **19**, 283–284 (1967).
4. RUSH, D.: Effects of changes in neonatal energy and protein intake during pregnancy, with special reference to fetal growth. In: SHARP, F., R. B. FRASER u. R. D. G. MILNER (Hrsg.): Fetal Growth, S. 202–229. Springer, Berlin-Heidelberg-New York 1989.
5. SIBAI, B. M. u. Mitarb.: Pulmonary edema in severe preeclampsia – eclampsia: Analysis of thirty-seven consecutive cases. Am. J. Obstet. Gynec. **156**, 1174–1179 (1987).

L. HEILMANN, Rüsselsheim

Behandlung der EPH-Gestose

1. Frage: Gibt es bei der Behandlung der peripheren Ödeme in der Schwangerschaft durch Reistage neben der ausschwemmenden Wirkung über eine gesteigerte Diurese noch eine andere Wirkungsweise?

Eine andere Wirkung ist nicht bekannt.

2. Frage: Die »Arbeitsgemeinschaft Gestose-Frauen e. V.« behauptet in einer von ihr vertriebenen Broschüre, »EPH-Gestose aus meiner Sicht«, periphere Ödeme bei EPH-Gestose würden am besten durch zusätzliche Aufnahme von Kochsalz zur üblichen, normal gesalzenen Nahrung (etwa 1 Teelöffel Salz über den Tag verteilt) via Beeinflussung der osmotischen Gleichgewichte behoben; zudem würde dadurch der erhöhte Blutdruck sinken (bzw. nur 30% aller Menschen reagierten auf Salzzufuhr mit RR-Erhöhung). Was ist aus »schulmedizinischer Sicht« davon zu halten?

Weder die Salzrestriktion noch die Salzsupplementierung können aufgrund der bisherigen Studien empfohlen werden. Infolge des reduzierten Plasmavolumens bei Präeklampsie kommt es zu einer maximalen Natriumretention; eine weitere Einschränkung der Salzaufnahme könnte zu einem Versagen der Kompensationsmechanismen führen. Eine zusätzliche Supplementierung von Salz ist nicht notwendig, da bei normaler Kost die tägliche Salzaufnahme den Bedarf in der Schwangerschaft deckt.

Die erwähnte Empfehlung der »Arbeitsgemeinschaft Gestose-Frauen e.V.« beruht auf der Studie von ROBINSON (6), die nach einer Salzrestriktion während der Schwangerschaft ein vermehrtes Auftreten von Bluthochdruck beobachtete. Nach Erhöhung der Salzzufuhr zeigten sich mildere Verläufe des schwangerschaftsbedingten Hochdrucks. Diese Ergebnisse konnten bis heute durch keine weitere Studie bestätigt werden (1, 3, 7, 8).

Zur endgültigen Klärung der weiterhin kontrovers diskutierten Frage sind prospektive Studien notwendig, um die Bedeutung von Salz bei der Regulation des mütterlichen Blutvolumens zu klären (1–3, 5).

Literatur

1. BOWER, D. J.: The influence of dietary salt intake on preeclampsia. J. Obstet. Gynaec. Br. Commonw. **71**, 123–125 (1964).
2. BROWN, M. A.: Non-pharmacological management of pregnancy-induced hypertension. J. Hypertens. **8**, 295–301 (1990).
3. CUNNINGHAM, F. G. u. M. D. LINDHEIMER: Hypertension in pregnancy. New Engl. J. Med. **326**, 927–932 (1992).
4. HEPP, K. D.: Ernährung beim schwangerschaftsinduzierten Hypertonus (SIH). gynäkol. prax. **18**, 681–682 (1994).
5. MENGERT, W. F. u. D. A. TACCHI: Pregnancy, toxemia and sodium chloride. Am. J. Obstet. Gynec. **81**, 601–605 (1961).
6. ROBINSON, M.: Salt in pregnancy. Lancet **1958/I**, 178–181.
7. SIBAI, B. M. u. Mitarb.: Prevention of preeclampsia with low-dose-aspirin in healthy, nulliparous pregnant women. New Engl. J. Med. **329**, 1213–1218 (1993).
8. SULLIVAN, C. A. u. N. M. MARTIN: Sodium and Pregnancy. Clin. Obstet. Gynec. **37**, 558–573 (1994).

A. FARIDI, Aachen
H. KAULHAUSEN, Remscheid

HELLP-Syndrom post partum

Ich betreue eine 31jährige Patientin, die nach der 2. Entbindung ein HELLP-Syndrom entwickelte.

Vorgeschichte: August 1992: unauffällige Schwangerschaft und Entbindung (Sectio bei Beckenendlage). Januar 1995: unauffälliger Schwangerschaftsverlauf. Nach vorzeitigem Blasensprung und versuchter Geburtseinleitung mit Prostaglandin Resectio bei Geburtsstillstand. Am 2. postoperativen Tag perakute Entwicklung eines HELLP-Syndroms mit Schock. Laborwerte präoperativ o.B., dann Bili 7, Thrombozyten 19000, GOT/GPT nicht mehr meßbar. Bei Verlegung innerhalb von 2 Wochen Restitution.

1. Frage: Kennen Sie andere Beobachtungen von HELLP-Syndrom post partum?

Das HELLP-Syndrom (Hämolyse, erhöhte Leberenzyme und Thrombozytopenie) ist eine gravierende Komplikation der Präeklampsie. Die Häufigkeit dieses Syndroms bei Schwangeren mit Präeklampsie wird mit 4–14% angegeben.

Nach den bisher in der Literatur vorliegenden Daten ist das HELLP-Syndrom mit einer maternalen Letalität von 3,5–5% und einer perinatalen Mortalität von 10–60% assoziiert. Die lebensbedrohlichen Verlaufsformen sind u. a. durch die Manifestation einer disseminierten intravasalen Koagulopathie (DIC-Syndrom), eines Lungenödems, eines akuten Nierenversagens, einer Leberruptur und hämorrhagischer Komplikation charakterisiert. Postpartale HELLP-Syndrome sind bisher vereinzelt in der Literatur beschrieben worden.

Die Analyse der Patientinnen, die in der Universitäts-Frauenklinik Göttingen wegen eines HELLP-Syndroms behandelt wurden, ergab folgendes Ergebnis: Von 91 Patientinnen, die wir zwischen Januar 1982 und Mai 1995 behandelten, hatten 4 (4,4%) ein postpartales HELLP-Syndrom.

2. Frage: Wie groß ist das Risiko für eine evtl. nächste Schwangerschaft?

Das Wiederholungsrisiko für die erneute Manifestation eines HELLP-Syndroms in einer nachfolgenden Schwangerschaft beträgt 3–10%. In der genannten eigenen Analyse hatten 3 von 91 Patientinnen mit HELLP-Syndrom (3,2%) bereits in einer vorangegangenen Gravidität ein HELLP-Syndrom. Folgeschwangerschaften sind bei einem HELLP-Syndrom in einer vorangegangenen Schwangerschaft als Risikogravidität zu betrachten und engmaschig zu überwachen, jedoch nicht kontraindiziert.

3. Frage: Ist der Patientin von einer erneuten Schwangerschaft abzuraten?

Von einer Folgeschwangerschaft nach Manifestation eines HELLP-Syndroms muß der in der Frage erwähnten Patientin nicht abgeraten werden, sofern ärztlicherseits eine Schwangerschaftsüberwachung gewährleistet ist und die Frau bereit ist, eine Risikoschwangerschaft einzugehen und sich adäquat überwachen und behandeln zu lassen.

Literatur

1. BARTON, J. R. u. B. M. SIBAI: Care of the pregnancy complicated by HELLP syndrome. Obstet. Gynec. Clin. N. Am. **18**, 165–179 (1991).
2. KUHN, W. u. Mitarb.: Le syndrome Hellp. Résultats cliniques et d'analyses en laboratoire. Rev. fr. Gynéc. Obstét. **87**, 323–328 (1992).

3. MEDEN, H. u. Mitarb.: HELLP syndrome: prognosis and parameters of hemolysis with special regard to haptoglobin. Singapore. J. Obstet. Gynec. 1996.
4. RATH, W., W. LOOS u. W. KUHN: Diagnostische und therapeutische Probleme beim HELLP-Syndrom. Zentbl. Geburtsh. Perinat. **196**, 185–192 (1992).
5. SIBAI, B. M. u. Mitarb.: Maternal-perinatal outcome associated with the syndrome of hemolysis, elevated liver enzymes and low platelets in severe preeclampsie-eclampsia. Am. J. Obstet. Gynec. **155**, 501–509 (1986).
6. SIBAI, B. M. u. Mitarb.: Pregnancies complicated by HELLP syndrome: subsequent pregnancy outcome and long-term prognosis. Am. J. Obstet. Gynec. **172**, 125–129 (1995).
7. WEINSTEIN, L.: Preeclampsia/eclampsia with hemolysis, elevated liver enzymes, and thrombocytopenia. Obstet. Gynec. **66**, 657–660 (1985).

H. MEDEN und W. KUHN, Göttingen

Sonnenbaden, Solarium und Sauna in der Schwangerschaft

Frage: Gibt es Nebenwirkungen von Sonnenbaden, Solarium und Sauna in der Schwangerschaft, besonders in der Frühschwangerschaft?

Da bei Schwangeren eine erschwerte Kreislaufanpassung vorliegt, sollten Temperaturextreme vermieden werden.

Um einen zu starken Anstieg der Körperkerntemperatur zu vermeiden, sollten die S a u n a z e i t e n 8–10 Minuten nicht überschreiten. Im 1. Trimenon der Schwangerschaft und bei zusätzlichen Risiken ist Zurückhaltung geboten. In der Literatur finden sich zum Teil widersprüchliche Ergebnisse zu möglichen Nebenwirkungen des Saunabesuchs in der Schwangerschaft.

In einer prospektiven Follow-up-Studie von MILUNSKY u. Mitarb. (1) wurden 23 491 Frauen untersucht. Dabei fand sich ein doppelt so hohes Risiko für kindliche Neuralrohrdefekte bei Hitzeexposition der Mutter im 1. Trimenon der Schwangerschaft, wie z. B. durch Sauna, Dampfbad oder mütterliches Fieber. Das Risiko versechsfachte sich sogar, wenn die Schwangere 2 Expositionsquellen ausgesetzt war.

In der Studie von TIKKANEN u. HEINONEN (3) dagegen ließ sich kein Zusammenhang zwischen kardialen, kindlichen Mißbildungen und Saunabesuchen der Mutter feststellen. Eine durch mütterliches Fieber bedingte Hyperthermie in der Frühschwangerschaft konnte man jedoch bei Müttern von Kindern mit kardiovaskulären Mißbildungen signifikant gehäuft nachweisen.

Im Rattenversuch fanden SASAKI u. Mitarb. (2) eine fetale Mißbildungsrate von 69% bei Ratten, die am 9. Gestationstag zur körperlichen Aktivität im heißen Milieu gezwungen wurden und bei denen es, im Vergleich zu Kontrollen, zum Anstieg der Körperkerntemperatur kam (2).

Es ist also ratsam, eine mütterliche Hyperthermie besonders im 1. Trimenon wegen möglicher teratogener Effekte, aber auch sonst in der Schwangerschaft zu vermeiden. In diesem Hinblick ist von Saunabesuchen und exzessiver Solariumnutzung oder Sonnenbaden im 1. Trimenon abzuraten. In der weiteren Schwangerschaft sollten sie nur in Maßen zur Anwendung kommen.

Für die Solariumnutzung und zum Sonnenbaden gelten auch die Ratschläge für die Allgemeinbevölkerung. Die Exposition sollte unter Berücksichtigung der steigenden Hautkrebsrate nur in Maßen und unter Protektion mit Sonnenschutzmitteln erfolgen. Eine gewisse Sonnenexposition ist jedoch für das Allgemeinbefinden und die Vitamin D-Produktion erforderlich.

Literatur

1. MILUNSKY, A. u. Mitarb.: Maternal heat exposure and neural tube defects. J. Am. med. Ass. **268**, 882–885 (1992).
2. SASAKI, J. u. Mitarb.: Exercise at high temperature causes maternal hyperthermia and fetal anomalies in rats. Teratology **51**, 233–236 (1995).
3. TIKKANEN, J. u. O. P. HEINONEN: Maternal hyperthermia during pregnancy and cardiovascular malformations in the offspring. Eur. J. Epidemiol. **7**, 628–635 (1991).

INGRID GERHARD, Heidelberg

Überwachung während einer Fototherapie

Frage: Ist ein spezielles Monitoring während der Fototherapie eines Neugeborenenikterus indiziert? In welcher Form? Wie wird es dokumentiert?

Regelmäßig zu kontrollieren und zu dokumentieren ist die Körpertemperatur des Kindes, da es bei unangemessener Einstellung der Inkubatortemperatur bzw. der Temperatur des Wärmebettes unter der Fototherapie zur Überwärmung kommen kann. Bevor diese meßbar wird, fällt ein überwärmtes Kind dem erfahrenen Beobachter bereits dadurch auf, daß es sich aufregt. Ferner ist auf eine eher reichliche Flüssigkeitszufuhr und auf eine gute Harnausscheidung (mindestens qualitativ dokumentieren) zu achten, da der Wasserbedarf des Kindes unter Fototherapie steigen kann: dünne Stühle und vermehrte Verdunstung können die Ursache sein. Eine kutane Bestimmung des Bilirubinspiegels ist unter Fototherapie selbstverständlich nicht möglich, man muß im Serum messen.

V. V. LOEWENICH, Frankfurt am Main

Ikterusprophylaxe oder -behandlung von Neugeborenen mit Phenobarbital

Frage: In Anlehnung an unsere regionale Kinderklinik haben wir bei Neugeborenen generell auf die Induktionsbehandlung mit Phenobarbital (Luminal) verzichtet. Ich beobachte seitdem ein häufigeres Auftreten vor allem verzögerter Verläufe des Icterus neonatorum. Ist die Abkehr von Luminal zur Induktionsbehandlung zur Begrenzung des M. haemolyticus neonatorum generelle Praxis in Deutschland? Gibt es definierte Kriterien für die Anwendung?

In der Tat, man hört nichts mehr von der Ikterusprophylaxe oder -behandlung mit Phenobarbital. Die Literaturangaben über eine Wirksamkeit sind nicht ganz einheitlich, allerdings waren auch die verwendeten Dosierungen unterschiedlich. Mehrheitlich läßt sich jedoch eine Wirksamkeit von Phenobarbital zur Minderung des Neugeborenenikterus feststellen.

Man kann sich allerdings fragen, ob man einen nicht-hämolytischen Neugeborenenikterus mit einem sedierenden Medikament überhaupt behandeln soll oder muß. Seit man Neugeborene nicht mehr (mancherorts allerdings schon wieder!) in den ersten Tagen hungern und dursten läßt, ist der nicht-hämolytische Ikterus Neugeborener eigentlich nirgends mehr ein Problem. Hinzu kommt der sehr freigiebige Einsatz der Phototherapie, die allerdings auch nicht absolut frei von Nebenwirkungen (in erster Linie Störung des Mutter-Kind-Kontaktes) ist, aber mindestens nicht sediert. Derzeit geht die Tendenz in der internationalen Neonatologie in Richtung einer Tolerierung höherer Bilirubinspiegel als dies in den letzten Dezennien der Fall war.

Allerdings ist eine Warnung vor unkritischer Übernahme von neuen Empfehlungen notwendig: Die Bilirubinanalytik ist nach wie vor sehr problematisch. Je nach Analysesystem und je nach Art des Blutes können die Meßwerte stark differieren.

Wir haben im eigenen Klinikum eine Abweichung von 25% zwischen 2 verschiedenen Analysesystemen *(Abbott* und *Kodak)* gesehen, bei straffer Korrelation der Werte. Diese Abweichung fand sich nur bei Seren Neugeborener. Bei Seren Erwachsener mit vergleichbar hohen Bilirubinspiegeln lagen die Abweichungen in der Größenordnung von 2%. Man muß deshalb erst einmal definieren, was und wie man mißt, bevor man publiziert, empfiehlt oder Empfehlungen folgt.

V. v. LOEWENICH, Frankfurt am Main

Aufbau eines Vakuums mit der Vakuumpumpe

Frage: Die Vakuumglocke entwickelt ihre Kraft nicht nur durch den Unterdruck, sondern auch durch das Greifen um das Caput succedaneum. MALMSTRÖM hat die Glocke mit einer Greifschale verglichen. Ich habe gelernt zu warten, bis das Caput ausgebildet ist (5 Minuten), nach M. MYLES 10 Minuten, nach Obstetrics illustrated 6 Minuten.

In neuerer Zeit werden sehr viel kürzere Zeiten genannt (MARTIUS: 2 Minuten). Manche unserer Assistenten sagen, sie hätten in anderen Häusern gelernt, ohne zu warten zu ziehen.

Gibt es neuere Erkenntnisse, die beweisen, daß das Caput sich schneller ausbildet?

Wie soll der optimale Unterdruckaufbau geschehen? Ist die Vorstellung von der Greifschale für die Vakuumglocke überholt?

Auch aus den neueren deutschsprachigen Lehrbüchern der Geburtshilfe sind unterschiedliche Auffassungen zu entnehmen, wie schnell der Unterdruck bei der Vakuumextraktion aufgebaut und wie lange mit der eigentlichen Traktion gewartet werden soll.

MARTIUS (4) stellt zunächst ein Vakuum von 20 kPa her, um dann nach Nachtastung zügig einen Unterdruck von 70–80 kPa innerhalb von 1–2 Minuten aufzubauen. Eine anschließende Wartezeit wird nicht gefordert. Im PSCHYREMBEL (5) wird lediglich empfohlen, nach einem initialen Druckaufbau von 30 kPa 2–3 Minuten zu warten, bevor das Vakuum auf 80–90 kPa erhöht wird. Nach DUDENHAUSEN u. SCHNEIDER (1) soll nach einem initialen Unterdruckaufbau von zunächst 0,4 at über 3–4 Minuten in weiteren 3 Minuten der endgültige Unterdruck von 0,75–0,8 at hergestellt werden. Diese Gesamtzeit im Druckaufbau von 5–7 Minuten, bei FRIEDBERG u. BROCKERHOFF (2) 6–12 Minuten, sei ausreichend, um eine genügend große Geburtsgeschwulst auszubilden und damit eine optimale Haftung der Saugglocke zu gewährleisten.

Einig sind sich alle Autoren, daß die Traktion nur in der Wehe erfolgen soll.

Nun besteht jedoch das Konzept der neuen flexiblen Gummisaugglocken darin, neben dem bequemeren Einführen auch eine geringere Ausprägung der Geburtsgeschwulst zu erzielen, ein Effekt, der der Vorstellung von der Saugglocke als sogenannter Greifschale (3) nicht mehr gerecht wird. Es mag u. a. die mangelnde Ausbildung des Caput succedaneum sein, die den Einsatz der weichen Glocke bei schwierigen Vakuumextraktionen, die eine hohe Belastbarkeit in der Haftung erfordern, problematisch macht.

Wir machen es von der Indikation zur Geburtsbeendigung abhängig, wie schnell das Vakuum erzeugt wird und wie lange man sich mit der Traktion Zeit lassen kann.

Es hat sich folgendes Vorgehen bewährt:

Bei Geburtsstillstand in Beckenmitte und evtl. zusätzlicher Haltungs- und Einstellungsanomalie ist bei fehlenden kardiotokographischen Zeichen einer kindlichen Gefährdung ein langsamer Druckaufbau unter Verwendung einer Metallglocke in 2 Etappen zunächst bis 30 kPa und anschließend auf 90 kPa über etwa 5 Minuten ratsam und eine zusätzliche Wartezeit von weiteren 3–5 Minuten zu vertreten, bevor mit der wehensynchronen Traktion begonnen wird.

Unter der Verdachtsdiagnose »drohende intrauterine Asphyxie« ist dagegen – bei entsprechendem Höhenstand auch mit Gummiglocke – ein schneller Druckaufbau innerhalb von 1½–2 Minuten möglich und eine Traktion in der nächsten, gegebenenfalls durch Oxytocin induzierten und durch Kristellern unterstützten Wehe indiziert. Die »einfache« Vakuumextraktion von Beckenboden kann ebenfalls nach schnellem Druckaufbau mit der Gummiglocke erfolgen.

Die Beurteilung der Dringlichkeit der Situation und der geburtsmechanischen Gegebenheiten ist daher bei der Wahl der Saugglocke (Größe, Material) sowie des Druckaufbaus von maßgeblicher Bedeutung.

Literatur

1. DUDENHAUSEN, J. W. u. H. P. G. SCHNEIDER (Hrsg.): Frauenheilkunde und Geburtshilfe. de Gruyter, Berlin 1994.
2. FRIEDBERG, V. u. P. BROCKERHOFF: Geburtshilfe. Thieme, Stuttgart 1990.
3. MALMSTRÖM, T.: The vacuum-extractor. Indications and results. Acta obstet. gynec. scand. **43** (1964).
4. MARTIUS, G.: Geburtshilfliche Operationen. Thieme, Stuttgart 1986.
5. PSCHYREMBEL, W. u. J. W. DUDENHAUSEN: Praktische Geburtshilfe. 17. Aufl. de Gruyter, Berlin 1991.

BIRGIT SEELBACH-GÖBEL, Würzburg

Versorgung und Entsorgung der Plazenta

Frage: Die Plazenta gehört sicherlich der Frau, muß aber ordnungsgemäß entsorgt werden.

1. Was ist zeitgemäß?

2. Kann die Plazenta unbedenklich der Frau auf deren Verlangen mit nach Hause gegeben werden, z. B. wenn die Frau ihre Plazenta im Garten vergraben will oder auch, wenn sie keine weiteren Angaben über die spätere Entsorgung macht?

3. Ist für die Entsorgung der Plazenta über die Klinik (Plazenta-Sammeltruhe, Weitergabe an kommerzielle Institute oder an das Pathologische Institut) eine Einverständniserklärung der Frau vorauszusetzen?

Die Fragen »verwirren« eigentlich den Juristen. Seit wann kümmert sich denn eine Frau und Mutter postpartal um »ihre« Plazenta? Verständlich wäre es, wenn die Gebärende bei der vorzeitigen Totgeburt eines lebensunfähigen Kindes (etwa vor der 26. SSW) sich um dessen Beerdigung kümmert.

Was zeitgemäß ist, entzieht sich naturgemäß jeglicher juristischer Erkenntnis. Eine private Umfrage bei befreundeten und bekannten Gynäkologen ergab, daß dies nirgendwo ein »Problem« ist und in der Vergangenheit auch keine Frau und Mutter bei diesen Gynäkologen um die Mitgabe ihrer Plazenta gebeten hat.

M. E. kann jeder Frau und Mutter jederzeit auf Verlangen »ihre« Plazenta rechtlich unbedenklich mitgegeben werden, denn diese ist »Teil von ihr« und steht zu ihrer »Disposition«, wie dies etwa auch bei einer von ihr gewonnenen Blutprobe der Fall wäre. Was dann die Frau mit »ihrer« Plazenta macht, liegt m. E. außerhalb des

Verantwortungsbereichs des Gynäkologen.

Juristisch betrachtet fallen nämlich sämtliche vom lebenden Körper getrennte (natürliche und auch künstliche) Körperteile nach herkömmlicher Auffassung ab dem Zeitpunkt ihrer Trennung wohl nicht mehr unter den Schutz der 4 Rechtsgüter (im Sinne von § 823 Abs. 1 BGB) »Leben«, »Körper«, »Gesundheit« und »Freiheit«, sondern sie zählen nach tradierter Ansicht ausschließlich zu den dinglichen Rechten des »Eigentums« und »Besitzes«.

Es bedarf auch keiner eigenen Einverständniserklärung der Frau und Mutter, daß »ihre« Plazenta in der Klinik »diskret entsorgt« wird. Davon geht m. E. jede Gebärende stillschweigend aus. Nur dann, wenn beim Verkauf »ihrer« Plazenta durch die Klinik an ein kommerzielles Unternehmen/Institut ein namhafter Gewinn gemacht wird, erscheint es angezeigt, vom Verkauf vorher der Patientin Kenntnis zu geben. Nimmt sie die Nachricht kommentarlos hin, kann man von einem stillschweigenden Einverständnis der Frau und Mutter zu dieser Vorgehensweise ausgehen.

G. H. SCHLUND, München

Rumpfentwicklung unter der Geburt

Frage: Soll die Entwicklung der Schultern und des kindlichen Körpers grundsätzlich durch Untergreifen in die Axilla gefördert werden oder ausschließlich durch Fassen des kindlichen Kopfes mit Senken und Anheben?

Die Entwicklung des Kindes am Ende der Preßperiode ist – abgesehen von entbindenden Operationen – Aufgabe der Hebamme. So sollten wir zur Beantwortung der Frage nach der Rumpfentwicklung die Hebammenlehrbücher zu Rate ziehen. Dabei ist zu beachten, daß sich die Empfehlungen in den vergangenen Jahrzehnten mehrfach geändert haben, aber auch, daß das manuelle Vorgehen auch heute in den einzelnen Kliniken Unterschiede aufweist.

In dem ersten, nach dem 2. Weltkrieg erschienenen »Hebammenlehrbuch« (2) heißt es zur Entwicklung der Schultern und des Rumpfes:

»Gelingt dieses Durchleiten (des Rumpfes) nicht ganz mühelos, so entwickelt sie (die Hebamme) das Kind an den Schultern. Sie hakt mit dem Zeigefinger in die vordere Achselhöhle des Kindes, zieht zunächst nach unten und dann nach vorn. Sobald die vordere Schulter unter der Schamfuge erscheint, wird der Zeigefinger der anderen Hand vom Rücken her in die hintere Achselhöhle eingeführt und nun durch Zug an beiden Schultern der Rumpf entwickelt.«

In diesem Hebammenlehrbuch wird also mit einem gewissen Vorbehalt empfohlen, die Rumpfentwicklung durch das Einführen des Z e i g e f i n g e r s in die Achselhöhlen zu unterstützen.

Später haben Geburtshelfer und Kinderärzte diese Empfehlung korrigiert, nachdem sie eine Gefährdung des Kindes dahingehend erkannt hatten, daß das Einführen eines Zeigefingers besonders in die vordere Achselhöhle gehäuft zu Klavikular- und Oberarmfrakturen führt. Dies wurde damit erklärt, daß der Oberarm des Kindes über dem eingeführten Humerus durch Druck der umgebenden Weichteile bzw. der Symphysenunterkante abgeknickt würde.

Im eigenen Hebammenlehrbuch (1) wird zur Entwicklung des Rumpfes gesagt:

»Zur Unterstützung dieser Rumpfextraktion wird mit den schulterwärts gerichteten kleinen Fingern in die Achselhöhlen nachgefaßt.«

Dieser Empfehlung der Unterstützung der Rumpfextraktion mit den kleinen Fingern, die bei einer erschwerten Rumpfentwicklung in die Achselhöhle eingeführt werden, entspricht wohl dem Vorgehen an den meisten geburtshilflichen Kliniken. Es vermeidet bei der Rumpfentwicklung einen zu starken Zug am geborenen Kopf, birgt indessen in geringerem Maße die Gefahr einer Klavikula- bzw. Humerusfraktur in sich.

Literatur

1. MARTIUS, G.: Hebammenlehrbuch. S. 355. 5. Aufl. Thieme, Stuttgart 1990.
2. MASSENBACH, W. v. u. K.-H. SCHÄFER: Hebammenlehrbuch. S. 195. Springer, Berlin 1948.

G. MARTIUS, Winsen-Bannetze

Zinn-Mesoporphyrin zur Verhinderung der postpartalen Hyperbilirubinämie

Frage: Kann Zinn-Mesoporphyrin die Häm-Oxygenase hemmen und damit eine Neugeborenenhyperbilirubinämie verhindern? Bei welchen Patienten könnte diese Behandlung eingesetzt werden? Wann und wo ist die Substanz verfügbar?

Bilirubin entsteht beim Abbau von Hämoglobin, indem dieses zunächst durch die Häm-Oxygenase in Biliverdin überführt wird, welches dann durch die Biliverdinreduktase in das Bilirubin übergeht. Die endgültige Elimination des Bilirubins geschieht in der Leber durch die Glucuronyltransferase, die aus dem wasserunlöslichen indirekten Bilirubin das gallengängige direkte Bilirubin bildet. Die Neugeborenengelbsucht wird durch den anfänglichen Mangel an Glucuronyltransferase bedingt, wodurch es zu einer Abflußbehinderung des kontinuierlich gebildeten Bilirubins kommt.

Die Idee, die Neugeborenengelbsucht durch Blockade des Hämoglobinabbaus mit Porphyrinabkömmlingen zu verhindern, ist naheliegend und wird daher auch schon seit vielen Jahren verfolgt. Das gilt um so mehr als sich durch zahlreiche Metalloporphyrinderivate (Kobaltmesoporphyrin, Zinkprotoporphyrin, Zinnprotoporphyrin u. a. m.) der Abbau von Hämoglobin in vitro und in vivo zuverlässig und schnell hemmen läßt. So normalisiert bei Ratten die einmalige Gabe von 10 μmol/kg KG Zinnprotoporphyrin die Serumbilirubinkonzentration innerhalb von 24 Stunden und läßt sie auch während der folgenden Neugeborenenperiode nicht wieder ansteigen.

In vivo ergibt sich aber das Problem der Phototoxizität aller Metalloporphyrine, die dem Prinzip immanent ist, da Porphyrine als Chromatophore eine Photosensibilisierung bedingen (müssen, können?).

Die Frage, inwieweit der vermehrte Anfall von ausscheidungspflichtigem Hämoglobin zusätzlich auf lange Sicht nebenwirkungsbeladen ist, kann auch nicht zuverlässig beantwortet werden, da dazu Erfahrungen fehlen. Schon vor mehr als 15 Jahren habe ich zusammen mit T. VALEAS versucht, Patienten mit einem CRIGLER-NAJJAR-Syndrom die ständige Phototherapie zu ersparen und sie mit Zinnprotoporphyrin zu behandeln. Aber es zeigte sich, daß das nur möglich war, wenn die Patienten im Dunkeln, zumindest aber im Halbdunkel belassen werden. Damit würde also die Lichttherapie durch eine eher längerfristige »Dunkeltherapie« ersetzt, was sicherlich die Lebensqualität der Patienten nicht steigert. Alle weiteren Versuche, die Photosensibilität der Porphyrine zu vermeiden sind bisher gescheitert.

Zinnprotoporphyrin ist für experimentelle Untersuchungen im chemischen Handel erhältlich.

G. WIESE, Hamm

Beeinflussen Verhütungsmethoden die Anzahl von Aborten oder Mißbildungen?

Frage: Alle Verhütungsmethoden besitzen eine gewisse Versagerquote, ausgedrückt im Pearl-Index. Erfolgt eine Schwangerschaftsverhütung durch Zeitwahl o. ä., findet ungeschützter Geschlechtsverkehr am Rande der befruchtungsfähigen Phase statt. Denkbar wäre, daß unter diesen Bedingungen eine Gametenselektion stattfindet, die Mißbildungen begünstigt; z. B. könnten Samenfäden mit fehlenden Chromosomen durch geringeren Energieverbrauch bei geringerem Gewicht länger lebens- und befruchtungsfähig sein. Ähnliche Mechanismen wären für andere Verhütungsmethoden denkbar.

Erhöht sich die Zahl von Aborten oder mißgebildeten oder behinderten Kindern durch bestimmte Verhütungsmethoden bei ungewollten Schwangerschaften?

Die Frage, ob Verhütungsmethoden die Anzahl von Aborten oder Mißbildungen beeinflussen, kann generell mit NEIN beantwortet werden. Die einzige Ausnahme ist die Schwangerschaft bei liegender Spirale; hier ist die Fehlgeburtenrate höher. Mißbildungen sind nicht berichtet.

Für die Natürliche Familienplanung ist die Feststellung wichtig, daß auch Befruchtungen außerhalb des Konzeptionsoptimums bisher nicht zu Mißbildungen geführt haben.

Die Versagerquote von Verhütungsmethoden wird beispielsweise im Pearl-Index ausgedrückt. Der Pearl-Index bedeutet die Anzahl der Schwangerschaften, die auftreten, wenn 100 Frauen 1 Jahr lang eine gewisse Methode anwenden. Ist beispielsweise der Pearl-Index 2, so werden 2 von 100 Frauen schwanger, die diese Methode, z. B. die Spirale, angewendet haben.

Findet Verkehr am Rande der sog. fertilen Zeit statt, so ist die Überlegung durchaus verständlich, ob Befruchtungen mit Gameten in den Randbereichen einen Einfluß auf die Schwangerschaft haben.

Zu dieser seit langer Zeit immer wieder gestellten Frage wurden ausgedehnte Studien durchgeführt. Inzwischen haben alle publizierten Ergebnisse gezeigt, daß Befruchtung mit überalterten Gameten (»aging gamets«) nicht zu einer Erhöhung der Mißbildungsraten geführt haben. Diese Ergebnisse konnte RÖTZER aus Österreich in seinem ausführlichen Material nachweisen.

Auch die Auswertung der Schwangerschaften in unseren Gebrauchssicherheitsstudien (Deutsche Gebrauchssicherheitsstudie, Europäische Gebrauchssicherheitsstudie der Natürlichen Familienplanung) haben keine Erhöhung der Mißbildungsraten ergeben. Zu den gleichen Ergebnissen sind Forschergruppen an der JOHN-HOPKINS-Universität in Baltimore (GRAY u. Mitarb.) und Forschergruppen an der Georgetown-Universität in Washington (SIMPSON u. Mitarb.) gekommen.

Zusammenfassend: Durchaus denkbare Schlüsse bei der Befruchtung mit überalterten Gameten haben sich in der Praxis nicht bestätigt. Das Problem der überalterten Gameten ist deswegen nicht mehr von Bedeutung.

Die Anzahl von Aborten erhöht sich geringgradig bei Befruchtung unter liegender Intrauterinspirale. Eine Verhütungsmethode führt zu keiner erhöhten Anzahl von mißgebildeten oder behinderten Kindern.

Die natürliche Mißbildungsrate liegt bei 3%. Eine derartige Rate ist auch bei Schwangerschaften zu erwarten, die unter Anwendung bestimmter Verhütungsmethoden entstanden sind. Auch die gegenteilige Möglichkeit, daß bestimmte Verhütungsmethoden die Mißbildungsrate senken, hat sich nicht bestätigt.

G. FREUNDL, Düsseldorf

Dürfen Kinder bei der Geburt anwesend sein?

Frage: Sollen Geschwister die Geburt ihres Schwesterchens/Brüderchens miterleben dürfen? Was spricht dafür – was dagegen? Psychogenes Trauma oder Wunder der Geburt?

Die Frage, ob Kinder bei der Geburt anwesend sein dürfen, wird von vielen als »modische Verrücktheit« angesehen werden. Es scheint als gäbe es keinen Bereich in der Geburtshilfe, der mit einem Tabu belegt ist. Vertreter der sogenannten alternativen Gynäkologie werden die Anwesenheit von Kindern bei der Geburt vielleicht eher als etwas Natürliches ansehen wollen. Schließlich sei die Geburt ein von der Natur vorgegebenes Ereignis. Demnach soll die Anwesenheit von Kindern einen natürlichen Zugang zur Geburt ermöglichen.

Der Autor selbst hat nur randständige Erfahrungen mit dem Problem und kann auf die aufgeworfene Frage keine wissenschaftlich begründete Antwort geben. Selbst eine Literaturrecherche bleibt dürftig. Deshalb werden die in der Literatur vorhandenen »Pro«- und »Kontra«-Argumente zusammengefaßt.

»Pro«-Argumente

1. Die Geburt ist ein Ereignis der Familie: Mann und Frau gründen mit der Geburt eine Familie, oder ein neues Familienmitglied erweitert die Familie.

2. Die Geburt ist ein natürlicher Vorgang, von dem Kinder nicht ausgeschlossen werden sollten.

3. Geburt und Tod sind seit Menschengedenken ein Ereignis in den Familien gewesen. Erst seit 50 Jahren werden Geburt und Tod ins Krankenhaus verlagert und aus der häuslichen Familienumgebung herausgenommen.

4. Die Bedenken gegen die Anwesenheit von Kindern bei der Geburt sind von ihrem Inhalt her genau die gleichen Bedenken wie gegen die Anwesenheit von Vätern bei der Geburt: Vor 20 Jahren dachte man, daß Väter nach der Anwesenheit bei der Geburt sich besonders sexuell von ihren Frauen entfremden würden und emotional überfordert seien.

5. Die Anwesenheit des Kindes bei der Geburt kann emotionalen Schutz für das Kind geben. Der beim Einsetzen der Wehen plötzliche Abschied der Mutter zum Weg ins Krankenhaus kann das Kind emotional allein zurücklassen (auch wenn es bei der Oma oder anderen Verwandten zurückbleibt).

6. Die Frage: »Wo kommen die Babys her«? mobilisiert beim Kind Phantasien: »Geburt aus dem Anus«, »Geburt über den Nabel«, »der Arzt schneidet das Kind heraus«. Insofern könnte die Anwesenheit bei der Geburt diese Phantasien realistisch entkräften, wenngleich die Geburt bei Kindern unter 5 Jahren eher unrealistische Phantasien beflügeln kann.

7. Es gibt keinen Beweis, daß die Anwesenheit von Kindern bei der Geburt auf der unbewußten oder vorbewußten Ebene Traumata hinterläßt.

8. In jedem Fall ist es sinnvoll, das Geschwisterkind individuell auf die Anwesenheit bei der Geburt vorzubereiten.

»Kontra«-Argumente

1. Die Geburt ist ein Ereignis, welches von Fruchtwasser, Schleim und Blut gekennzeichnet ist. Eine noch so realistische Vorbereitung wird dies nicht antizipieren können, sondern eher die Phantasie anregen.

2. Das Schneiden eines Dammschnittes oder die Notwendigkeit einer operativen Geburtsbeendigung werden das Kind meist vom eigentlichen Geburtsvorgang ausschließen, da diese Handlungen im Erleben der Kinder aggressive Handlungen gegen die Mutter und/oder das Neugeborene sind.

3. Die von den schmerzhaften Wehen geprägte Mutter wirkt für das Kind hilflos. Die sonst starke und schutzgebende Mutter befindet sich in einer Situation, in der sie selbst hilfesuchend und ratlos ist. Dies wird das Geschwisterkind emotional verunsichern oder überfordern.

4. Soweit Geburtsriten aus sogenannten Naturvölkern bekannt sind, ist die Anwesenheit von Geschwisterkindern bei der Geburt unüblich.

5. Die Geburt ist zwar ein natürliches Ereignis, die Anwesenheit der Geschwisterkinder bei der Geburt jedoch kein Vorgang, den man als zur Kindheit normal dazugehörend ansehen kann.

6. »Primum non nocere« ist oberste ärztliche Pflicht. Insofern verbietet es sich, Geschwisterkindern die Anwesenheit bei der Geburt zu gestatten.

7. Kinder haben Anspruch darauf, vor emotionaler und kognitiver Überforderung bewahrt zu werden. Bis zu einem gewissen Alter werden Kinder auch vor anderen natürlichen Vorgängen, wie bedeutende Meinungsverschiedenheiten der Eltern, Trauer, Sexualität etc. geschützt.

Nicht ganz unbedeutend dürfte auch das Geschlecht des Kindes sein. So kann beim 13–15jährigen Mädchen die Anwesenheit bei der Geburt schon als Vorbereitung für die Frauen- und Mutterrolle gesehen werden. Ähnliche Verhaltensweisen finden wir auch bei »Urvölkern« (4).

Schon die Fülle dieser »Pro«- und »Kontra«-Argumente zeigt, daß wir uns auf wissenschaftlich unsicherem Boden bewegen und die Antwort zu dieser Frage eher vom ideologischen oder weltanschaulichen Hintergrund des Betrachters bestimmt ist.

Meiner Ansicht nach ist die Anwesenheit von Kindern bei der Geburt nicht unbedingt als psychosomatisch sinnvoll anzusehen und entspricht eher einer »Modeerscheinung«. Psychosomatik kann und darf von ihrem Anspruch her aber nicht in Modetrends fluktuieren. Andererseits wurden wesentliche Veränderungen (Renaissance des Stillens, Anwesenheit von Vätern bei der Geburt) von einer Minderheit begonnen und dann zum gesellschaftlichen Trend.

Am wichtigsten erscheint mir, nach den Motiven der Eltern zu fragen. Man kann durchaus die Vermutung äußern, daß die Anwesenheit von Kindern bei der Geburt eher durch die Motive der Eltern als vom Wunsch der Kinder bestimmt ist. Es sollte hinterfragt werden, ob bei den Eltern nicht eine eindimensionale, ideologisch geprägte, »über den Kopf« angeeignete Denkposition bestimmend ist. Mitunter können Kinder im Sinne einer Parentifizierungsfunktion mißbraucht werden, wenn sie die Funktion eines nicht vorhandenen oder schwachen Partners übernehmen sollen.

Trotzdem ist es meiner Ansicht nach zum jetzigen Zeitpunkt nicht gerechtfertigt, ein absolutes »Nein« zur Anwesenheit von Kindern bei der Geburt festzuschreiben.

MEHL u. Mitarb. (3) geben folgende **Empfehlungen** für die Anwesenheit von Kindern bei der Geburt:

1. Adäquate Vorbereitung des Geschwisterkindes auf die Geburt auf einer für das Kind adaptierten Ebene mit Bildern, Grafiken etc.

2. Das Kind selbst muß ohne Zwang entscheiden können, wann es bei der Geburt kommen und gehen will.

3. Ein dem Kind vertrauter Erwachsener sollte sich dem Kind mit Erklärung sowie physischer und psychischer Unterstützung zur Verfügung stellen.

4. Besonderes Augenmerk sind auf die altersabhängigen Probleme des Kindes zu legen (z. B. zur Geburt als blutiges Ereignis).

5. Die Mutter muß dem Geschwisterkind nach der Geburt zur Verfügung stehen und ihm verdeutlichen, daß es ihr gut geht.

6. Dem Geschwisterkind muß in geeigneter Weise Gelegenheit gegeben werden, sich dem neugeborenen Geschwisterkind nach der Geburt nähern zu können.

Literatur

1. ANDERSON, S. van Dam: Birth of sibling. VI. Int. Congress of Psychosomatic Obstetrics and Gynecology, Berlin 2.–6. 9. 1980.
2. Medical Tribune: Geburtserlebnis oder Trauma? Wenn Kinder bei Geburten zuschauen … 20. 10. 1992.
3. MEHL, L. E., C. BRENDSEL u. G. H. PETERSON: Children at birth: effects and implications. Journal of Sex and Marital Therapy **3**, 274–279 (1977).
4. SCHIEFENHÖVEL, W.: Transkulturelle und evolutionsbiologische Aspekte von Schwangerschaft und Geburt. Sexuologie **1**, 27–37 (1994).
5. STANFORD, J. B. u. Mitarb.: Letting children observe deliveries (Letter to the Editor). New Engl. J. Med. **326**, 1085–1086 (1992).
6. SUGAR, M.: Letting children observe deliveries (Letter to the Editor). New Engl. J. Med. **325**, 1048 (1991).

H. KENTENICH, Berlin

Perinatale Varizellen

Frage: Eine kurz vor dem Entbindungstermin stehende Frau wird varizelleninkubiert. Eine Varizellenerkrankung in der Vorgeschichte wird ausgeschlossen. 10 Tage nach Inkubation kommt das Kind zur Welt. Bis dahin sind keine Zeichen einer Infektion zu sehen. Wie soll vorgegangen werden? Ist eine Gabe von Immunglobulinen ratsam?

Wenn die Schwangere nachgewiesenermaßen keine Immunität gegen das Varicella-Zoster-Virus besitzt, besteht bei ihr die Gefahr einer Erkrankung an Windpocken nach Ablauf der Inkubationszeit von (11 bis) 14–16 (bis 21) Tagen. Wird das Kind 10 Tage nach Inkubation der Mutter geboren, ist zu befürchten, daß sich die Mutter zur Zeit der Geburt in der Phase der Virämie befindet und die Viren auch auf das Ungeborene übergegangen sind. Andererseits besteht bei der Mutter zu diesem Zeitpunkt noch keine genügende Antikörperbildung, so daß das Kind virämisch, aber ohne Antikörper geboren wird. Damit besteht die Gefahr schwerer konnataler Varizellen mit ungünstiger Prognose (Letalität etwa 30%) (1, 2).

In dieser Situation soll möglichst versucht werden, die Geburt hinauszuzögern, damit das Kind noch intrauterin auch die mütterlichen Antikörper mitbekommt. Das ist bei der in der Frage erwähnten Patientin offenbar nicht versucht worden, oder es war nicht erfolgreich. Auf jeden Fall besteht Gefahr für das Neugeborene, und die Gabe von Varizellenhyperimmunglobulin ist indiziert *(Varicellon* 0,5 ml/kg i.m. oder *Varitect* 1,0 ml/kg i.v. sofort post natum).

Ob und wann die Mutter Varizellen entwickelt hat, geht aus der Frage nicht hervor. Allgemein gilt, daß mit schweren konnatalen Varizellen gerechnet werden muß, wenn die Mutter zwischen dem (7. bis) 4. Tag ante natum und dem 2. Tag post natum (»Fenster der Verwundbarkeit«) an Varizellen erkrankt. In diesem Falle ist die Gabe von Varizellenhyperimmunglobulin indiziert. Dies verhindert oft nicht den Ausbruch der Erkrankung, mildert aber ihren Verlauf.

Hochdosiertes i.v. Aciclovir (60 mg/kg/d in 3 Einzeldosen) wird man einsetzen, wenn das Neugeborene schwer an konnatalen Varizellen erkrankt. Die Rolle von Aciclovir als Prophylaktikum in der geschilderten Situation ist noch nicht genau definiert.

Literatur

1. HEIDL, M.: Prä- und perinatales Risiko von Varizellen. Gelbe Hefte **33**, 19–24 (1993).
2. McINTOSH, D. u. D. ISAACS: Varicella zoster virus infection in pregnancy. Archs Dis. Childh. **68**, 1–2 (1993).

J. E. HOPPE, Tübingen

Transfusion Rh- und Kell-kompatibler Erythrozytenkonzentrate bei Mädchen und Frauen im gebärfähigen Alter?

Frage: Wie beurteilen Sie die Untergruppen im Rh-System C, c̄, E, e und das Kell-Antigen K im Hinblick auf den Morbus haemolyticus neonatorum?

Wünschenswert wäre es, die Rhesusuntergruppen C, c̄, E, e und das Kell-Antigen K bei der Transfusion von Erythrozytenkonzentraten bei Mädchen und Frauen im gebärfähigen Alter zu berücksichtigen, um die Gefahr eines Morbus haemolyticus neonatorum bei einer späteren Schwangerschaft zu reduzieren.

Eine Untersuchung in England und Wales von 1977–1990 über tödliche Erythroblastosen zeigte, daß außer Anti D-bedingten (1989 eine tödliche Erythroblastose pro 65 000 Geburten) 49 weitere tödliche Erythroblastosen bei 9 Millionen Geburten auftraten, die ausschließlich durch andere Rhesusfaktoren oder das Kell-Antigen verursacht waren. Am stärksten war Anti-c̄ mit 1 auf 280 000 Geburten, gefolgt von Anti-Kell mit 1 auf 600 000 Geburten vertreten. Bei 47 von den 49 Beobachtungen waren diese beiden zum Teil als gemischte Antikörper (Anti-c̄+ Anti-E und Anti-Kell + Anti-c̄/-E) beteiligt. Die primäre Immunisierung erfolgte bei Anti-c̄ zu 50%, für Anti-Kell bei 85% durch Transfusionen.

Entsprechend den neuen Richtlinien zur Blutgruppenbestimmung und Bluttransfusion von 1996 sollen deswegen die Merkmale c̄ und Kell bei der Transfusion von Erythrozyten bei Mädchen und Frauen im gebärfähigen Alter berücksichtigt werden.

Das Kell-Antigen bereitet in der Transfusionspraxis keine Probleme, da es nur bei 9% der Bevölkerung vorhanden ist und somit die restlichen 91% Kell-negativer Patienten mit Kell-negativen Erythrozytenkonzentraten (kk) versorgt werden können.

Schwieriger ist es, das c̄-Antigen zu berücksichtigen. Das bedeutet, daß Patienten, die nur das große C-Antigen besitzen (19% der Patienten), kein Erythrozytenkonzentrat mit einem c̄-Antigen transfundiert bekommen. Sollten solche Erythrozytenkonzentrate nicht zur Verfügung stehen, sind im Notfall nur D- und Kell-Antigen zu berücksichtigen, auch wenn vereinzelt die Gefahr einer Bildung von Anti-c̄ und damit ein späterer Morbus haemolyticus neonatorum nicht auszuschließen ist.

Die Berücksichtigung weiterer Antigene, die sehr selten auch zu einem Morbus haemolyticus neonatorum führen können, ist praktisch nicht durchführbar.

P. Zumpe und E. Seifried,
Frankfurt am Main

Neugeborenes und Kontakt mit einem Zwergkaninchen

Frage: Eine Familie erwartet ein Baby, das 5. Kind. Das älteste Kind ist 7 Jahre alt, die anderen Kinder gehen noch nicht in die Schule und sind 5, 4 und 2 Jahre alt. Alle Kinder sind bisher gesund. Das älteste Kind wünscht sich mehr als ein Geschwisterchen ein Tier. Kann man zu einem Zwergkaninchen raten?

Bei Einhaltung allgemeiner Hygienevorschriften gibt es m. E. keine prinzipiellen Bedenken. Stimmt das?

Folgende auf den Menschen übertragbare Krankheiten kommen bei Zwergkaninchen vor:

1. D e r m a t o m y k o s e n, vor allem durch Trichophyton tonsurans und Tr. metagrophytes, aber auch Microsporum canis und Trichophyton schoenleinii. Die Übertragung erfolgt durch Hautkontakt. Bei der hochkontagiösen Mikrosporie entstehen beim Menschen meist im Bereich des behaarten Kopfes multiple, kleieförmig schuppende Läsionen, die sich peripher ausdehnen. Im Zentrum brechen die Haare kurz über der Haut ab. Die verschiedenen Trichophytenarten können verschiedene behaarte Hautareale befallen. Hervorzuheben ist der Favus, ausgelöst durch Tr. schönleinii, der zur narbigen Alopezie führen kann.

2. P a s t e u r e l l o s e, Erreger ist P. multocida. Neben schweren septikämischen Verläufen löst dieser Erreger vor allem den häufig vorkommenden, ansteckenden Kaninchenschnupfen, Rhinitis contagiosa cuniculi, aus. Beim Menschen kommt es nach Biß- oder Kratzverletzungen meist innerhalb von Stunden zu einer schmerzhaften phlegmonösen Entzündung mit Lymphangitis und regionaler Lymphadenitis. Komplikationen sind selten, die Erkrankung spricht gut auf Penicillin an, die Prognose ist gut.

3. S a l m o n e l l o s e, vor allem durch S. typhimurium und S. enteritidis. Häufig erkranken junge und trächtige Tiere. Die Verlaufsformen beim Menschen sind bekannt. Das Kaninchen kann sich auch beim Menschen anstecken!

4. R o d e n t i o s e (Pseudotuberkulose), ausgelöst durch Yersinia pseudotuberculosis. Diese Erkrankung kommt bei Kaninchen selten vor. Beim Menschen kann sie eine mesenteriale Lymphadenitis hervorrufen, die unter dem Bild einer akuten Appendizitis verlaufen kann.

5. Darüber hinaus treten bei Kaninchen selten Toxoplasmose (nur sehr geringe Ansteckungsgefahr für den Menschen), Listeriose, Enzephalitozoonose durch Enzephalitozoon cuniculi, deren Menschenpathogenität bisher nicht sicher ausgeschlossen werden konnte und Staphylokokkeninfektionen durch kaninchenspezifische Formen von St. aureus. Allerdings kann das Kaninchen selbst auch durch menschenpathogene Formen von St. aureus erkranken.

Die meisten dieser Erkrankungen lassen sich durch artgerechte Haltung und Pflege vermeiden oder sie kommen nur häufig bei größeren Kaninchenpopulationen vor. Das Tier sollte nach dem Kauf und anschließend r e g e l m ä ß i g bei einem Tierarzt vorgestellt und auf ansteckende Krankheiten untersucht werden. Unter diesen Voraussetzungen bestehen weder prinzipielle noch spezielle Bedenken gegen die Anschaffung eines Zwergkaninchens.

Literatur

1. GABRISCH, K. u. P. ZWART (Hrsg.): Krankheiten der Heimtiere. Schlütersche, Hannover 1995.
2. KELLER/WISKOTT: Lehrbuch der Kinderheilkunde. Thieme, Stuttgart 1991.
3. SCHAAD, U. B. (Hrsg.): Pädiatrische Infektiologie, 2. Aufl. Marseille, München 1997.

N. BIER, Gelnhausen

Klavikulafrakturen bei Neugeborenen

Frage: Wie ist der aktuelle Stand der Neonatologie bei klinisch sicheren Klavikulafrakturen? Sind Röntgenaufnahmen zur Verifizierung noch indiziert?

Die Klavikulafraktur bei Neugeborenen bleibt eine klinische Diagnose, die in der Regel kein Röntgenbild rechtfertigt. Am häufigsten wird die Fraktur vom Geburtshelfer oder der Hebamme beim Durchtritt der Schulter unter der Symphyse akustisch realisiert und danach palpatorisch bestätigt.

Der Einsatz bildgebender Verfahren ist nur dann indiziert, wenn aufgrund einer gleichzeitig verminderten Spontanmotorik des Armes oder einer geschwollenen Schulter eine Läsion des Humerus (Epiphysiolyse) ausgeschlossen werden muß (1). Die Ultraschalldiagnostik mit Nachweis von Blut im Gelenk oder einer Dislokation des Humeruskopfes ist dabei in der Frühphase hilfreicher als die konventionelle Röntgenaufnahme.

Die Klavikulafraktur kann gleichzeitig gut auch sonographisch dargestellt werden (2).

Literatur

1. LEMPERG, R. u. B. LILIEQUIST: Dislocation of the proximal epiphysis of the humerus in newborns. Acta paediat. scand. **59**, 377–380 (1970).
2. KATZ, R. u. Mitarb.: Fracture of the clavicle in the newborn. An ultrasound diagnosis. J. Ultrasound. Med. **7**, 21–23 (1988).

G. Schubiger, Luzern

Probleme mit Geburtshäusern – Zulassung, Überwachung, haftungsrechtliche Situation

Es häufen sich die Schwierigkeiten mit neu gegründeten Geburtshäusern. Dazu drängen sich einige Fragen auf, die für uns alle in den nächsten Jahren zunehmend wichtiger werden. Geburtshelfer und Pädiater stehen vor großen Problemen. (Derzeit leiden wir alle mit einem Kind, das wahrscheinlich mit einem schweren Hirnschaden im Rahmen einer schweren Asphyxie ohne Versorgung nach der Geburt mehr oder weniger enthirnt überleben wird.)

1. Frage: Wer ist für die Zulassung dieser Geburtshäuser verantwortlich?

Diese Frage kann weder eindeutig noch verbindlich beantwortet werden, denn sog. Geburtshäuser sind expressis verbis – soweit ersichtlich – gesetzlich nicht geregelt. Gemäß § 30 der Gewerbeordnung bedürfen u. a. Privatentbindungsanstalten einer Konzession.

Was man aber unter einer Privatentbindungsanstalt zu verstehen hat, wird gesetzlich nicht näher definiert. Es gibt hierzu auch keine veröffentlichten Gerichtsentscheidungen, die sich mit dieser Rechtsproblematik auseinandersetzen.

Der juristischen Literatur zu § 30 der Gewerbeordnung ist zu entnehmen, daß eine Konzessionspflicht aber nur dann angenommen wird, wenn die Einrichtung (der Privatentbindungsanstalt) einer s t a t i o n ä r e n Behandlung dient. Dient diese Privatentbindungsanstalt lediglich der ambulanten Betreuung der Schwangeren, dann scheint eine Konzession nicht erforderlich zu sein.

Überträgt man diese juristische Gedankenführung auf sog. Geburtshäuser, so werden solche Einrichtungen (nach § 30 der Gewerbeordnung) nur dann konzessionspflichtig, wenn dort weitere, nicht der eigentlichen Geburt begleitende Leistungen angeboten werden.

Sofern eine Konzessionspflicht nicht bejaht werden kann, ist es nach dem Hebammengesetz des Bundes und – beispielsweise – der bayerischen Berufsordnung für Hebammen und Entbindungspfleger (HebBo) auch in sog. Geburtshäusern ausreichend, wenn bei einer komplikationslos verlaufenden Geburt lediglich eine Hebamme zugegen ist.

2. Frage: Wer überwacht diese Geburtshäuser?

Die für die Überwachung der sog. Geburtshäuser zuständige Behörde bestimmt sich nach dem jeweiligen Landesrecht. Sofern für den Betrieb eine Konzession gemäß § 30 Gewerbeordnung notwendig ist, fällt die Überwachung der die Konzession erteilenden Behörde (in Bayern etwa die Kreisverwaltungsbehörde) zu.

Im übrigen sind (etwa in Bayern) für die hygienischen Standards sämtlicher Entbindungsheime gemäß Art. 8 des Gesundheitsdienstgesetzes die Landratsämter als Gesundheitsbehörde zuständig.

3. Frage: Ist es erlaubt, daß Geburtshäuser nur von Hebammen ohne jede vertragliche Abstimmung mit Geburtshelfern und/oder Pädiatern betrieben werden können?

Dies scheint mir der »wunde Punkt« zwischen Hebamme/Entbindungspfleger und geburtsleitenden Gynäkologen zu sein. Hierüber existiert eine Vielzahl von Veröffentlichungen.

Das Hebammengesetz statuiert k e i n e Pflicht, für jede Entbindung sofort einen Arzt (Gynäkologen) hinzuzuziehen. Die bayerische Berufsordnung für Hebammen und Entbindungspfleger regelt jedoch, daß das Behandeln regelwidriger Vorgänge bei Schwangeren, Gebärenden, Wöchnerinnen und Neugeborenen einzig und allein einem Arzt vorbehalten bleiben muß und daß die Hebamme bzw. der Entbindungspfleger r e c h t z e i t i g dafür Sorge tragen muß, daß ein Arzt hinzugezogen wird.

Das heißt: Geburtshäuser können lediglich mit Hebammen »auskommen«, wenn sie nur komplikationslose Geburten auf ambulanter »Basis« anbieten, betreuen und durchführen wollen.

Als haftungsrechtlich »versierter« Jurist kann man aber zu einem solchen Vorgehen nur warnend den Finger heben.

Denn kommt es – entgegen der Erwartung und Planung der Hebamme und der Schwangeren – in der Endphase der Geburt zu einer Komplikation (und ärztliche Notdienste und der Rettungsdienst sind als [echte] Notdienste konzipiert und dürfen in der Regel nicht das Risiko e r w a r t b a r e r Komplikationen in sog. Geburtshäusern abdecken!), dann haftet die Hebamme bzw. der Entbindungspfleger, wenn es aufgrund der von ihr/ihm zu verantwortenden Organisation zu einem Schaden bei der Schwangeren und vor allem bei dem Kind kommt, wie folgt:

Aus einigen wenigen Entscheidungen der letzten Jahre können folgende Zahlen für diese These sprechen: Für ein während der Geburt schuldhaft schwerstgeschädigtes Kind mußte die Arzthaftpflichtversicherung des geburtsleitenden Gynäkologen folgende Beträge zahlen: DM 350 000,– bis DM 450 000,– Schmerzensgeldkapital, eine fortlaufende Schmerzensgeldrente (solange das Kind lebt) von monatlich DM 450,– bis DM 1000,–, für einen behindertengerechten Umbau des Hauses der Eltern etwa DM 150 000,– bis

DM 180000,–, die Kosten sämtlicher künftig notwendiger Operationen und Heilkosten und eine Betreuung »rund um die Uhr«, was zwischen DM 9000,–, DM 16000,– und DM 32000,– monatlich kostet!

Wer als Hebamme bzw. Entbindungspfleger ein solches finanzielles Risiko auf sich nehmen will, muß gut versichert sein!

4. Frage: Wie ist es mit der haftungsrechtlichen Situation?

Wie schon zum Teil bei Frage 3 beantwortet: Für die Tätigkeit von Hebammen/Entbindungspflegern gelten die allgemeinen Haftungsnormen bei der Verletzung von Berufspflichten, wie sie sich aus der jahrzehntelangen Rechtsprechung der bundesrepublikanischen Oberlandesgerichte bzw. des Bundesgerichtshofes ergeben. Das Haftungsrisiko steigt hier zum Teil »besorgniserregend« an.

5. Frage: Inwiefern sind Kinderkliniken außerhalb der Nothilfe (hier würde ja die Vorschrift der unterlassenen Hilfeleistung greifen) zur Hilfe verpflichtet?

Jeder Arzt muß im Notfall Hilfe leisten. Das ist unbestreitbar. Kein Arzt kann aber verpflichtet werden, mit einem Geburtshaus beruflich zusammenarbeiten zu müssen.

Lediglich für Krankenhäuser in Bayern (nach dem bayerischen Krankenhausgesetz) gilt, daß sie untereinander mit den weiteren an der Personenversorgung beteiligten ambulanten und stationären Einrichtungen des Gesundheits- und Sozialwesens zusammenarbeiten müssen. Eine solche Zusammenarbeit muß aber von b e i d e n Seiten gewollt und praktiziert werden können. Gerichtlich kann man m. E. eine solche Zusammenarbeit nicht erzwingen.

G. H. Schlund, München

Schmerzmittel bei stillenden Müttern

Frage: Welche gut wirksamen Schmerzmittel können der Mutter post partum »unbedenklich« verabreicht werden, wenn sie voll Stillen will und das Stillen anfangs durch häufiges Anlegen in Gang gebracht werden soll (z. B. bei Zustand nach Sectio, nach Dammriß, bei Nahtschmerzen)? Morphinderivate? Antiphlogistika? Sind Abpumpen und Wegschütten der Muttermilch (wie lange?) nötig? Buscopan comp. war gut wirksam, ist aus dem Handel, war aber laut Beipackzettel mit Stillen nicht vereinbar.

Grundsätzlich empfehlen wir für stillende Mütter vorwiegend Medikamente, bei denen auch beim Neugeborenen klinische Erfahrungen vorliegen. Das Medikament sollte ausreichend lange am Markt sein, so daß auch seltene Nebenwirkungen bereits erfaßt sind. Im Beipackzettel des Herstellers vermerkte Einschränkungen während der Stillzeit sind der Mutter unbedingt mitzuteilen (z. B. geringer Übertritt der Substanz in die Muttermilch). Routinemäßig überwachen wir die Babys auf (Neben-)Wirkungen der von der stillenden Mutter eingenommenen Medikamente und führen fallweise auch Spiegelbestimmungen beim Kind durch. So läßt sich fast immer ein Abstillen bei notwendiger Medikamenteneinnahme der Mutter vermeiden.

Als Schmerzmittel bevorzugen wir in Absprache mit unserer Frauenklinik bei stillenden Müttern als peripher wirkend Paracetamol *(ben-u-ron, Mexalen)* oder Naproxen *(Proxen)*, als zentrale Analgetika Tramadol *(Tramal)* oder Nalbuphinhydrochlorid *(Nubain)*.

Die American Academy of Pediatrics hält auch die Gabe von Fentanyl für kompatibel mit dem Stillen. Hier würden wir das Kind jedoch monitorisieren und Naloxon *(Narcanti Neonatal)* für den Fall einer Atemdepression bereithalten.

A. Golser und W. Sperl, Salzburg

Screening auf Glukose-6-Phosphat-Dehydrogenasemangel

Frage: Worin liegt der Sinn des in Niedersachsen eingeführten Screenings auf Glukose-6-Phosphat-Dehydrogenasemangel? Die Eltern sind regelmäßig verunsichert, zumal es mir immer schwerfällt zu erklären, welche Konsequenzen sich aus einem pathologischen Befund für Arzt und Eltern ergeben.

Das Screening auf Glukose-6-Phosphat-Dehydrogenasemangel gehört nicht zu den von der Arbeitsgemeinschaft für Pädiatrische Stoffwechselstörungen und Pädiatrische Endokrinologie allgemein empfohlenen Neugeborenenscreeninguntersuchungen (Phenylketonurie, Galaktosämie, Hypothyreose, adrenogenitales Syndrom, Biotinidasemangel). 1991 wurde vorgeschlagen, hierfür Pilotstudien bzw. ein selektives Screening durchzuführen (Der Kinderarzt **23**, 172, 1992).

Der Sinn eines allgemeinen Neugeborenenscreenings auf Glukose-6-Phosphat-Dehydrogenasemangel wäre in der Feststellung der Inzidenz in Deutschland zu sehen, wobei identifizierte Erkrankungen selbstverständlich weiter diagnostiziert und beraten werden müßten.

Ein selektives Screening auf Glukose-6-Phosphat-Dehydrogenasemangel könnte sich einerseits auf Bevölkerungsgruppen beschränken, in deren Herkunftsländern Glukose-6-Phosphat-Dehydrogenasemangel mit hoher Inzidenz vorkommt (Mittelmeerländer, vor allem Italien und Griechenland, mittlerer Osten, tropisches und subtropisches Afrika und tropisches und subtropisches Asien), andererseits auf Neugeborene mit ungeklärter Hyperbilirubinämie.

Der Glukose-6-Phosphat-Dehydrogenasemangel wird X-chromosomal gebunden vererbt, ist häufig (betrifft etwa 400 Millionen Menschen weltweit mit sehr inhomogener Verteilung) und wird durch viele verschiedene Enzymvarianten (etwa 400) verursacht. Abgesehen von den Varianten des Glukose-6-Phosphat-Dehydrogenasemangels, die mit einer chronischen nichtsphärozytären hämolytischen Anämie einhergehen, bedeutet nicht jeder qualitative oder quantitative Nachweis eines Glukose-6-Phosphat-Dehydrogenasemangels, daß es zu Symptomen kommen muß.

Die ubiquitäre Glukose-6-Phosphat-Dehydrogenase bewirkt über die Produktion von reduziertem NADP die Stabilität der Katalase und die Regeneration von reduziertem Glutathion, die beide essentiell sind für die Entgiftung von Wasserstoffperoxid. Eine Aktivitätsverminderung (1–50% von normal) in Erythrozyten, denen ja andere NADPH-produzierenden Enzyme fehlen, führt bei »oxidativem Streß«, der durch bestimmte Medikamente, Infektionen und den Genuß von Saubohnen (Favismus) ausgelöst wird, zur vorwiegend intravaskulären akuten Hämolyse mit Hämoglobinurie.

Medikamente, die hämolytische Attacken auslösen können, sind z. B. die Antimalariamittel Primaquin, Quinacrin und Chloroquin, Sulfonamide, besonders Sulfamethoxazol, das Nitrofurantoin, Chloramphenicol, Nalidixinsäure, Phenazopyridin, Methylenblau, Vitamin K-Analoga und Vitamin C (in hohen Dosen), die Antipyretika/Analgetika Metamizol und Acetylsalicylsäure (nur in hohen Dosen) sowie Naphthalin (Mottenkugeln), Trinitrotoluol und Toluidinblau.

Diese sollten gemieden werden.

Nicht alle Personen mit Glukose-6-Phosphat-Dehydrogenasemangel reagieren bei Kontakt mit den genannten Arzneimitteln bzw. Chemikalien mit Hämolyse. Andere genetische Faktoren des Arzneimittelstoffwechsels, Begleitinfektionen und die Höhe des Ausgangshämoglobinspiegels sowie die Anzahl der Retikulozyten (junge Zellen haben höhere Glukose-6-Phosphat-Dehydrogenase-Aktivität) spielen dabei eine Rolle.

Auch Infektionen, vor allem virale Hepatitiden, virale Infektionen der Luftwege und des Gastrointestinaltraktes sind wichtige Auslöser einer Hämolyse.

Alle Patienten, die auf den Genuß von frischen, getrockneten oder gefrorenen Saubohnen typischerweise innerhalb von 24–48 Stunden mit akuter hämolytischer Anämie, Blässe, Ikterus, Hämoglobinurie reagieren, haben einen Glukose-6-Phosphat-Dehydrogenasemangel (aber nicht alle Personen mit Glukose-6-Phosphat-Dehydrogenasemangel reagieren auf Saubohnen).

Die Attacken können tödlich sein durch schwerste Anämie und, bei Kindern selten, akutes Nierenversagen. Jungen sind häufiger betroffen als heterozygote Mädchen, deren Erythrozytenpopulation aus normalen und defizienten Zellen in individuell unterschiedlichem Verhältnis besteht.

Glukose-6-Phosphat-Dehydrogenasemangel führt bei Neugeborenen zu einer hämolytischen unkonjugierten Hyperbilirubinämie, die eher als der physiologische Ikterus auftritt. In Westafrika und Südostasien ist Glukose-6-Phosphat-Dehydrogenasemangel die häufigste Ursache eines Kernikterus. Das Ausmaß der Hämolyse und Hepatopathie ist nicht dem Grad des Glukose-6-Phosphat-Dehydrogenasemangels proportional, sondern wird von anderen genetischen und Umweltfaktoren beeinflußt.

Patienten mit manifester chronischer nichtsphärozytärer hämolytischer Anämie aufgrund eines Glukose-6-Phosphat-Dehydrogenasemangels haben in der Anamnese meist eine Neugeborenenhyperbilirubinämie sowie arzneimittel- oder infektionsinduzierte akute hämolytische Attacken. Gallensteine und Splenomegalie sind häufig. Dieser Verlauf kommt familiär einheitlich vor.

Die präsymptomatische Identifizierung von Personen mit Glukose-6-Phosphat-Dehydrogenasemangel durch Screening setzt voraus, daß dem pathologischen Screeningbefund eine ausreichende Diagnostik mit quantitativer Bestimmung der Restaktivität der Glukose-6-Phosphat-Dehydrogenase folgt, der eine Beratung der Familie über die Konsequenzen (Medikamente, Saubohnen, Notfallausweis, Erblichkeit) angeschlossen werden muß.

Falsch-negative (Normal-) Befunde sind möglich bei hoher Retikulozytose sowie bei (weiblichen) Heterozygoten (mit weniger als 30% Glukose-6-Phosphat-Dehydrogenase-defizienten Erythrozyten).

In Regionen mit hoher Genfrequenz, z. B. Sardinien mit 7,5% männlichen Hemizygoten, hat die Einführung eines Neugeborenenscreenings in Kombination mit einer Aufklärungskampagne der Bevölkerung in 10 Jahren zu einem Rückgang von kindlichem Favismus um 75% geführt, gleichzeitig zu einem Rückgang der erforderlichen Austauschtransfusionen wegen mit Glukose-6-Phosphat-Dehydrogenasemangel assoziiertem Neugeborenenikterus.

In Deutschland mit einem geschätzten Vorkommen von Glukose-6-Phosphat-Dehydrogenasemangel von 1 auf 700 (0,14%) ist die Situation anders. Ein Screening auf Glukose-6-Phosphat-Dehydrogenasemangel aller Neugeborenen einer Region erfordert eine vorherige Aufklärung der Betroffenen über die Ziele des Screenings, die Möglichkeit der Diagnosestellung im Screeninglabor bzw. in einem kooperierenden Labor, die Dokumentation der gestellten Diagnosen und nicht zuletzt die kompetente Information über erforderliche Maßnahmen (Adressen für Diagnostik und Beratung).

HILDEGARD PRZYREMBEL, Berlin

Beckenverwringung – Diagnostik und Therapie

Frage: Wodurch wird die Beckenverwringung mit relativer Beinlängendifferenz verursacht, und welche Behandlungsmöglichkeiten gibt es?

Bei der Beckenverwringung handelt es sich um eine gegenläufige Rotation der Beckenschaufeln in der Sagittalebene. Im Gegensatz zur echten Beinlängendifferenz resultiert nur eine relative Längendifferenz.

Differentialdiagnostisch kommen in erster Linie Fehlstellung im Ileosakralgelenk, Lumbalskoliose, Lumbalkyphose, Myelomeningozele, Beckenfraktur und Beckenmißbildungen sowie Fehlstellung bzw. Kontraktur im Hüftgelenk in Betracht.

Diagnostisch wird neben Anamneseerhebung und klinischer Untersuchung bei entsprechender Indikation eine Röntgenuntersuchung des Beckens und ggf. der Lendenwirbelsäule durchgeführt. Beckenasymmetrien können mit Hilfe einer konventionellen Röntgenaufnahme des Beckens in a.p.-Richtung mit Raster gut beurteilt werden. Beinlängendifferenzen zeigen sich als Höhenunterschiede beider Hüftköpfe.

Therapie: Fehlstellungen im Ileosakralgelenk kann man mit manualtherapeutischen Techniken behandeln, während Myelomeningozele, Lumbalskoliose, Lumbalkyphose, Beckenfraktur, Beckenmißbildungen und Fehlstellung bzw. Kontraktur im Hüftgelenk u. a. komplexere konservative und ggf. operative Therapiemaßnahmen erfordern.

W. Konermann und L. Jani, Mannheim

Vitamin D-Prophylaxe beim Frühgeborenen

Frage: Eine Expertenkommission hat vorgeschlagen, die Kariesprophylaxe mit Fluorid bei Früh- und Mangelgeborenen erst mit Erreichen eines Körpergewichtes von 3000 g beginnen zu lassen (pädiat. prax. 51, 224–226, 1996). Dies könnte Anlaß sein, über die Prophylaxe der Vitamin D-Mangelrachitis Frühgeborener nachzudenken.

Früh- und Mangelgeborene konnten zur Zeit der Festlegung der zur kontinuierlichen Rachitisprophylaxe anzuwendenden Vitamin D-Dosis von 1000 IE/d fast noch als eine Gruppe gelten, denn die kleinsten Frühgeborenen wogen etwa halb so viel wie die großen. Dieses Verhältnis hat sich inzwischen verschoben. Das Gewicht der kleinsten, deren Aufzucht erreicht werden kann, beträgt heute etwa ⅕ des Gewichts der größeren Frühgeborenen.

Da das Körpergewicht in etwa in Relation zur Knochenmasse steht, fragt es sich, ob zur Prophylaxe der Vitamin D-Mangelrachitis eine einheitliche Vitamin D-Dosis für alle Früh- und Mangelgeborenen gerechtfertigt ist.

Seit der Festlegung der bei Frühgeborenen zur Prophylaxe anzuwendenden Vitamin D-Dosis hat sich unser Wissen erweitert:

»Neuere Untersuchungen haben ergeben, daß Frühgeborene Vitamin D normal im Darm aufnehmen sowie in Leber und Niere in das aktive Vitamin D-Hormon 1,25-Dihydroxyvitamin D umwandeln können. Auch die Ansprechbarkeit der Zielorgane Darm und Skelett auf das Hormon ist in der Regel ungestört.« (pädiat. prax. 40, 6–7, 1990.)

Rechtfertigt dieses Wissen die Anwendung einer höheren prophylaktischen Vitamin D-Dosis bei Frühgeborenen als bei ausgetragenen Säuglingen?

Es trifft zu, daß auch sehr unreife Frühgeborene Vitamin D aus dem Darm aufnehmen und daraus Kalzitriol und Kalzidiol bilden können. 400 bzw. 500 IU Vitamin D_3 sind deshalb beim Frühgeborenen zur Rachitisprophylaxe ausreichend (4).

Höhere Dosen von Vitamin D_3 (2 000 IU/d) verhindern die postnatale Skelettdemineralisierung nicht (1, 2), da dieser überwiegend ein Kalzium- und Phosphormangel zugrunde liegt (3).

Literatur

1. EVANS, J. R. u. Mitarb.: Effect of highdose vitamin D supplementation on radiographically detectable bone disease of very low birth weight infants. J. Pediat. **115**, 779–786 (1989).
2. McINTOSH, N., A. LIVESEY u. O. G. BROOKE: Plasma 25-hydroxyvitamin D and rickets in infants of extremely low birthweight. Archs Dis. Childh. **57**, 848–850 (1982).
3. POHLANDT, F.: Prevention of postnatal bone demineralization in very-low-birth-weight infants by individually monitored supplementation with calcium and phosphorus. Mschr. Kinderheilk. **143**, 130–136 (1995).
4. TSANG, R. C. u. Mitarb.: Nutritional Needs of the Preterm Infant Scientific Basis and Practical Guidelines, S. 145–146. Williams & Wilkins, Baltimore 1993.

F. POHLANDT, Ulm

Der enterohepatische Kreislauf beim Feten und Neugeborenen

Frage: Wie kommt der enterohepatische Kreislauf nach der Geburt in Gang? Welche Rolle hat der enterohepatische Kreislauf für den Icterus neonatorum?

Von einem enterohepatischen Kreislauf wird gesprochen, wenn die Leber über die Gallenwege Substanzen ausscheidet, diese jedoch im Darm zum Teil rückresorbiert werden und über die Pfortader erneut in die Leber gelangen. Während der fetalen Entwicklung, der Neugeborenenperiode und im späteren Leben bestehen erhebliche Unterschiede des enterohepatischen Kreislaufs.

Größte Bedeutung hat der enterohepatische Kreislauf der Gallensäuren, von denen der größte Teil im Ileum rückresorbiert wird und unter physiologischen Bedingungen nur ein kleiner Bruchteil täglich mit dem Stuhl verloren geht.

Auch die fetale Leber scheidet bereits Gallensäuren über die Gallenwege in den Darm aus. Die Gallensäurekonzentration der Gallenflüssigkeit ist aber beim Feten wie auch beim Neugeborenen noch stark vermindert und steigt erst im Laufe des 1. Lebensjahres auf Werte des Erwachsenen an. Aus diesem Grunde läuft die Fettverdauung beim Neugeborenen bevorzugt direkt über die Mukosazellen und weniger über die sog. luminale Phase mit Hilfe der Gallensäuren ab.

Trotz geringer Gallensäurekonzentration in der Gallenflüssigkeit beim Feten und Neugeborenen werden im Mekonium relativ hohe Konzentrationen an Gallensäuren gefunden. Die Ursache ist eine nur sehr geringe Rückresorption von Gallensäuren im Ileum. Daraus läßt sich schließen, daß der enterohepatische Kreislauf für Gallensäuren beim Feten und Neugeborenen noch insuffizient und damit postnatal eine werdende Funktion ist.

Mit großem Abstand in der Bedeutung folgt der enterohepatische Kreislauf der Urobilinoide (Uro-/Sterkobilinogen, Uro-/Sterkobilin). Es handelt sich um bakterielle Abbauprodukte des glykuronidierten Bilirubins, die im Dickdarm entstehen und die Farbe des Stuhls beeinflussen. Physiologischerweise werden sie nur in geringer Menge rückresorbiert. Bedeutsam werden sie jedoch bei der Diagnose einer Leberzellstörung, wenn sie vermehrt im Harn nachgewiesen werden können.

Die physiologische Bakterienflora des Dickdarms eines gestillten Kindes ist noch nicht in der Lage, Bilirubinglukoronid aufzuspalten und freies Bilirubin zu Urobilinogen und Sterkobilinogen zu oxidieren. Der enterohepatische Kreislauf der Urobilinoide ist also beim Feten und Neugeborenen praktisch noch nicht existent.

Eine weitaus größere Rolle spielt dagegen bei Feten und Neugeborenen der enterohepatische Kreislauf des Bilirubins. Ab der 30. Gestationswoche besteht beim Feten eine relevante Aktivität der Glukuronyltransferase in der Leber. Bevorzugt wird allerdings beim Feten wie Neugeborenen das Bilirubin noch als Monoglukuronid ausgeschieden, das im Darm relativ leicht durch die β-Glukuronidase der Mukosa zu freiem Bilirubin wieder aufgespalten werden kann. Das freie Bilirubin wird vom Darmepithel leicht rückresorbiert und kann auf diese Weise beim Feten noch über die Plazenta an die Mutter abgegeben werden.

Beim Neugeborenen hat dieser enterohepatische Kreislauf noch einen signifikanten Anteil am Icterus neonatorum. Bei gestillten Kindern bleibt offensichtlich die Aktivität der β-Glukuronidase etwas länger erhalten als bei den künstlich ernährten.

Im späteren Leben spielt dagegen der enterohepatische Kreislauf des Bilirubins keine Rolle mehr, da bis zum Kolon praktisch keine Abkopplung der Glukuronsäure mehr erfolgt.

Literatur

1. BONGIOVANNI, A. M.: Bile acid content of gallbladder of infants, children and adults. J. clin. Endocr. 25, 678 (1965).
2. POLAND, R. L. u. G. B. ODELL: Physiologic jaundice: The enterohepatic circulation of bilirubin. New Engl. J. Med. 284, 1 (1971).
3. RUBALTELLI, F. F.: Bilirubin metabolism in the newborn. Biol. Neonate 63, 133 (1993).

H. B. von STOCKHAUSEN, Würzburg

Physiologie des Mekoniums

Frage: Warum wird das Mekonium im Normalfall erst nach der Geburt ausgestoßen, und warum als vorzeitiger Abgang bei Sauerstoffmangel? Gibt es eine physiologische Funktion des Mekoniums während der Schwangerschaft?

Selbst ausführliche Textbücher der Neonatologie und zweibändige Werke der Gastroenterologie schenken der Physiologie des Mekoniums nur wenig Aufmerksamkeit. »Mekonium« leitet sich vom griechischen Wort Mekon ab und bedeutet wörtlich übersezt »Mohn«. Das sog. Kindspech unterscheidet sich in Farbe und Konsistenz nur wenig von Rohopium, dem eingedickten Milchsaft der unreifen Mohnkapsel.

Mekonium ist ein Konglomerat von abgestorbenen Darmepithelien, eingedickten Darmsekreten, Gallepigmenten sowie Resten von verschlucktem Fruchtwasser in Gestalt von Lanugohaaren und lipidreicher Vernix caseosa. Die nach distal zunehmenden zahlreichen sog. Mekoniumkörperchen von 0,3–2 µm Größe enthalten reichlich lysosomale Enzyme. Es handelt sich um die Reste von durch Apoptose zugrundegegangenen Darmepithelzellen (3).

Biochemisch sind neben Wasser (etwa 75%), Glykoproteine bzw. Mukopolysaccharide mit hoher Blutgruppenspezifität, Mannose und andere Kohlenhydrate, Lipide, Biliverdin und verschiedene Gallensäuren die wichtigsten Bestandteile. Als Folge einer geringen proteolytischen Aktivität enthält das Mekonium beim reifen gesunden Neugeborenen im Gegensatz zum Frühgeborenen praktisch kein Protein. Die Glykoproteine sind gegenüber einer Proteolyse resistent.

Ein physiologischer Nutzen des Mekoniums für den Feten ist nicht sicher bekannt, auch wenn man im Altertum glaubte, daß das opiumähnliche Mekonium den Feten im Mutterleib beruhigen würde. Der zunehmende Füllungszustand des Kolons scheint sich allerdings positiv auf seine postnatale Funktion auszuwirken.

Das Mekonium wird vom Feten normalerweise nicht in das Fruchtwasser abgesetzt. Dennoch kann bei 8–10% aller Geburten ein mekoniumhaltiges Fruchtwasser beobachtet werden. Bemerkenswert ist, daß vor der 34. Gestationswoche bisher kein Mekoniumabgang beschrieben wurde, dieser jedoch nach der 42. Woche in bis zu 44% auftritt (1, 2).

Während der fetalen Entwicklung ist der Dünndarm in seiner Funktion dem Dickdarm stets ein Stückchen voraus. Während der Dünndarm ab der 16.–20. Woche bereits eine deutliche Peristaltik erkennen läßt, verhält sich der Dickdarm bis zur Geburt auffallend ruhig und zeigt noch keine großen Kolonbewegungen. Er dient mehr als Sammelbehälter für alle nicht resorbierbaren Bestandteile des fetalen Darminhalts. Dickdarm wie auch Sphincter ani zeigen erst gegen Ende der Schwangerschaft als Folge einer zunehmenden Distension durch Mekonium und Ausreifung der nervalen Versorgung eine größere Empfindlichkeit gegenüber parasympathischen Stimuli.

Nicht eine schwere Asphyxie mit Azidose, sondern eine passagere mäßiggradige Hypoxämie kann im Sinne eines Schutzmechanismus wie beim Diving-Reflex den Vagotonus akut erhöhen. Die Folgen sind eine Bradykardie und gegen Ende der Schwangerschaft zunehmend auch eine vermehrte Peristaltik des Kolons bei gleichzeitiger Erschlaffung des Sphincter ani.

Die Folgen einer Mekoniumentleerung in das Fruchtwasser sind in der Regel relativ gering, solange nicht zusätzlich bei schwerer Hypoxie und Azidose intrauterin eine Schnappatmung auftritt oder sich gar durch vermehrte Katecholaminfreisetzung (fetaler Schock) das Krankheitsbild des persistierenden pulmonalen Hypertonus entwickelt.

Literatur

1. MATTHEWS, T. G. u. J. B. WARSHAW: Relevance of gestational age distribution of meconium passage in utero. Pediatrics **64,** 30 (1979).
2. MILLER, F. C. u. J. A. READ: Intrapartum assessment of the postdate fetus. Am. J. Obstet. Gynec. **141,** 516 (1981).
3. WILLIAM, L. u. L. BELL: An ultrastructural study of meconium corpuscles in human foetal colon. Anat. Embryol. **171,** 373 (1985).

H. B. VON STOCKHAUSEN, Würzburg

Schluckauf bei Neugeborenen und Säuglingen

Frage: Nach meinem Empfinden haben Neugeborene und junge Säuglinge häufiger Schluckauf als ältere Kinder. Stimmt das? Wenn ja, weiß man, woran das liegt?

Dem Schluckauf (Singultus) liegen rhythmische Kontraktionen der Inspirationsmuskeln, besonders des Zwerchfells zugrunde, die zu einem kurzen Inspirationsflow führen, der durch Verschluß der Glottis beendet wird (1).

Der Schluckauf tritt bei Neugeborenen und jungen Säuglingen wesentlich häufiger auf als im späteren Leben (2). Um so erstaunlicher ist es, daß die meisten deutschen Lehrbücher der Pädiatrie dieses Thema überhaupt nicht erwähnen. Neben diesem häufigen »idiopathischen« Singultus kann symptomatischer Schluckauf bei Erkrankungen des ZNS (z. B. Tumoren der hinteren Schädelgrube, Hirnverletzungen, Enzephalitis), Irritationen des N. phrenicus (Tumoren, Pleuritis, Pneumonie, mediastinale Lymphadenopathie, Perikarditis, gastroösophagealer Reflux, Ösophagitis) und aus systemischer Ursache (z. B. Alkoholintoxikation, Urämie) auftreten (5).

Die Erklärung des häufigeren Schluckaufs im Säuglingsalter liegt vermutlich in der Ontogenese dieses motorischen Phänomens. Aus langzeitsonographischen Untersuchungen weiß man, daß der Fet am Ende des 1. Trimenons 10% der Zeit mit Schluckauf verbringt (3). Die prozentuale »Schluckaufzeit« und die Häufigkeit der Schluckaufepisoden nehmen mit zunehmender Schwangerschaftsdauer kontinuierlich ab, während gleichzeitig die fetalen Atembewegungen mehr Zeit beanspruchen (3, 4).

Daraus läßt sich die Annahme ableiten, daß es sich beim Schluckauf um den Vorläufer regulärer Atmung handelt, wie es PEIPER bereits 1930 vermutete (2).

Eine Persistenz dieses ontogenetisch primitiven Atemmusters in die Postnatalzeit hinein würde zwanglos den häufigeren Schluckauf beim jungen Säugling erklären.

Literatur

1. BROUILLETTE, R. T. u. Mitarb.: Hiccups in infants: characteristics and effects on ventilation. J. Pediat. **96**, 219–225 (1980).
2. PEIPER, A.: Der Singultus. Mschr. Kinderheilk. **48**, 445–451 (1930).
3. PILLAI, M. u. D. JAMES: Hiccup and breathing in human fetuses. Archs Dis. Childh. **65**, 1072–1075 (1990).
4. RODENBURG, P. J. u. Mitarb.: Classification and quantitative aspects of fetal movements during the second half of normal pregnancy. Early hum. Dev. **25**, 19–35 (1991).
5. STERN, R. C.: Hiccup. In: BEHRMANN, R. E. u. Mitarb. (Hrsg.): Nelson Textbook of Pediatrics, 15. Aufl., S. 1285. Saunders, Philadelphia-New York 1996.

P. G. KÜHL, Pforzheim

Stillen eines Neugeborenen einer HBsAG-positiven Mutter

Frage: Hepatitis B: Darf ein aktiv/passiv immunisiertes Neugeborenes einer HBsAG-positiven Mutter gestillt werden?

Ist eine serologische Kontrolle des Impferfolges bzw. zum Ausschluß einer Hepatitis B nach Abschluß der Grundimmunisierung – etwa im 7. Lebensjahr – erforderlich?

Ab welchem Titer sollte erneut aktiv immunisiert werden?

Neugeborene HBsAG-positiver Mütter erhalten unverzüglich nach der Geburt (stets innerhalb von 12 [–24] Stunden post natum) simultan eine aktive und passive Immunisierung. Je früher es dazu kommt, desto sicherer wirken sie.

Die Neugeborenen HBsAG-positiver Mütter zählen zur Gruppe mit besonders hohem Risiko in der Bevölkerung, so wie z. B. medizinisches Personal, besonders in Blutbanken und Laboratorien, für die nach der Grundimmunisierung eine Titerkontrolle empfohlen wird. Es wird vorgeschlagen, daß man nach der Impfung der Neugeborenen (nach 3 Impfungen zum Zeitpunkt 0–1–6 Monate) den HBsAG-Titer kontrolliert. Diese Titerkontrolle ist aber nicht nach der jetzt routinemäßig empfohlenen Hepatitis B-Impfung im Säuglingsalter erforderlich, da bekanntlich mehr als 95% der geimpften Kinder Antikörper bilden.

JILG (Gelbe Hefte **36**, 106, 1996) schreibt, daß nur bei Vorliegen eines Kontaktes zu hochinfektiösen chronischen Virusträgern eine einmalige Kontrolle 6–8 Wochen nach der Grundimmunisierung in Erwägung gezogen werden kann.

Im *Red Book* (1994) der American Academy of Pediatrics wird empfohlen, daß geimpfte Kinder HBsAG-positiver Mütter auf Anti-HBs und HBsAG 1–3 Monate nach

Abschluß der Impfserie getestet werden sollten. Damit können die wenigen Kinder identifiziert werden, die evtl. chronisch infiziert sind. Säuglinge, die Anti-HBs- und HBsAG-negativ sind, sollten 1–3 zusätzliche Dosen Impfstoff erhalten; 1 Monat nach jeder Dosis wird wieder der Anti-HBs-Titer kontrolliert.

Post natum kann die Hepatitis B durch Muttermilch übertragen werden (geringes Risiko). Untersuchungen von TSENG u. Mitarb. (2) zeigten, daß Neugeborene, die aktiv und passiv unmittelbar nach der Geburt immunisiert worden sind, gestillt werden können, auch wenn die Mutter HBsAG-positiv ist. Es entwickelt sich kein Carrierstatus.

Die aktive/passive Immunisierung verhindert bei > 90% die Ausbildung eines HBsAG-Carrierstatus bei Neugeborenen (1). Eine Kontrolle des Impftiters etwa im 7. Lebensjahr ist nach jetzigen Erfahrungen nicht erforderlich. Der Impfschutz hält sehr wahrscheinlich wesentlich länger als 10 Jahre an, so daß auch die Ständige Impfkommission (STIKO) in ihren neuesten Empfehlungen eine Boosterimpfung um das 13. Lebensjahr nicht mehr aufgenommen hat.

Als untere Schutzgrenze gilt ein Anti-HBs-Wert von 10 IE/l. Ergibt die Titermessung (etwa 6 Wochen nach Abschluß der Impfserie) einen Wert unter diesem Titer, so sind Nachimpfungen erforderlich. Dies gilt besonders für Gruppe mit besonders hohem Risiko. Es soll aber nochmals betont werden, daß die Impfung bei > 95% der geimpften gesunden Kinder zu einer belastbaren Immunität von vielen Jahren führt.

Literatur

1. NIESERT, St., U. FRITSCH u. J. SCHNEIDER: Hepatitis B-Screening in der Schwangerschaft und Immunprophylaxe der Neugeborenen. Aktuelle Empfehlung. pädiat. prax. **46**, 273–279 (1993/94).
2. TSENG, R. Y. M. u. Mitarb.: Breast-feeding babies of HBsAG-positive mothers. Lancet **1988/II**, 1032.

F. C. SITZMANN, Homburg/Saar

Schwangerschaft und Tuberkulose

Frage: Mutter in der 34. Schwangerschaftswoche hatte sich vor etwa 4–8 Wochen bei einem Tuberkulosekranken infiziert, jetzt nachweislich TB-Test positiv. Klinisch ist die Mutter gesund.

Wie muß sich die Mutter verhalten, wenn sie nicht stillen möchte? Reichen bei dem Neugeborenen regelmäßige TB-Testungen aus?

Ein Kind dieser Mutter verträgt jetzt nach etwa 6 Wochen INH-Einnahme (Prophylaxe bei Serokonversion) das Medikament nicht mehr, es leidet an zunehmender Leistungsminderung, Müdigkeit sowie psychischen Auffälligkeiten wie Angstzuständen, Alpträumen und zunehmenden Kontaktschwierigkeiten zu Gleichaltrigen.

Muß die INH-Prophylaxe dringend weitergeführt werden? Kann auf ein anderes Medikament umgestiegen werden oder kann man nach 6–8 Wochen INH-Therapie die Prophylaxe beenden?

Eine Tuberkulinkonversion in der Spätschwangerschaft spricht für eine frische Tuberkuloseinfektion, die eine relative Indikation für eine INH-Chemoprophylaxe darstellt. Obligate Behandlungspflicht mit einer Zweifachkombination (kein Streptomycin!) bestünde bei klinischer Tuberkulosemanifestation und/oder Nachweis von Mycobacterium tuberculosis.

Das Neugeborene sollte einer BCG-Impfung sowie einer 3monatigen INH-Chemoprophylaxe unterzogen werden. Intrakutane Tuberkulintestung 8–12 Wochen postvakzinal kann über das »Angehen der BCG-Impfung« Auskunft geben. Dieses Vorgehen ist unabhängig davon, ob die Mutter stillen möchte oder nicht.

Als unerwünschte INH-Nebenwirkungen werden Störungen des zentralen und peripheren Nervensystems, wie Schwindel, Kopfschmerzen, Benommenheit, Neuritiden, seltener Magendarmstörungen und bisweilen auch allergische Reaktionen sowie Leukozytopenien und Leberschädigungen beschrieben.

Die neurotoxische Wirkung läßt sich mit zusätzlichen Vitamin B_6-Gaben weitgehend neutralisieren. Stehen aber psychische bzw. psychotische Erscheinungen im Vordergrund, sollte INH abgesetzt werden.

Die Weiterführung der Chemoprophylaxe mit einem anderen Tuberkulostatikum, z. B. Rifampicin, sollte von der (kalkulierten) Infektionsgefährdung abhängig gemacht werden: Handelt es sich lediglich um eine Konversion des Tuberkulintests ohne Tuberkelbakterienausscheidung in der unmittelbaren Umgebung des Kindes, kann die Chemoprophylaxe nach 6–8 Wochen beendet werden.

Übrigens: eine »Serokonversion« im Sinne eines Antikörperanstiegs ist bei Tuberkulose nicht praktikabel.

B. Schneeweiss, Berlin

Vitamin K-Supplementierung bei Neugeborenen

Frage: Ist es sinnvoll, die begonnene Vitamin K-Substitution bei Formuladiät bei U2 fortzusetzen, da ja eine ausreichende Dosis regelmäßig substituiert wird?

In den Vereinigten Staaten, Großbritannien, den Niederlanden und Deutschland ist Formelmilch meist so hoch mit Vitamin K supplementiert, daß allein hierdurch eine ausreichende Vitamin K-Zufuhr zur Prävention späterer Vitamin K-Mangelblutungen gewährleistet wird.

In den Niederlanden wird deshalb bewußt auch nur für vollgestillte Kinder eine tägliche Vitamin K-Supplementierung von 25 µ/g Vitamin K empfohlen. Alle Kinder in den Niederlanden erhalten jedoch eine parenterale oder orale, einmalige Vitamin K-Gabe von 1 mg unmittelbar nach der Geburt.

Die Häufigkeit späterer Vitamin K-Mangelblutungen wurde in den Niederlanden über einen Zeitraum von fast 2 Jahren dokumentiert: es kam nur zu einer einzigen späteren Vitamin K-Mangelblutung bei einem mit Formelmilch ernährten Kind. Hierbei handelte es sich um einen 3 Monate alten Jungen, bei dem eine Gallengangsatresie bereits in den ersten Lebenswochen diagnostiziert worden war und der nicht die empfohlene zusätzliche höherdosierte Vitamin K-Supplementierung erhielt (1).

Auch die Daten aus der Erhebung in Deutschland zeigen, daß späte Vitamin K-Mangelblutungen fast ausschließlich Kinder, die vollgestillt wurden, betreffen. Die einzige Ausnahme bildeten einige mit Sojamilch ernährte Kinder, wobei jedoch die Sojamilch, die zum Zeitpunkt der Blutung zum Einsatz kam, noch deutlich geringer mit Vitamin K supplementiert war als die derzeitig im Handel befindlichen Sojamilchsorten.

Wie auch in den Empfehlungen der Ernährungskommission aus dem Jahr 1992 ausgeführt, scheint somit die Gabe zusätzlicher Vitamin K-Dosen bei Kindern, die mit Formelmilch ernährt wurden, im Regelfall überflüssig (2). Bei Kindern, bei denen jedoch nachweisliche Störungen der Fettresorption oder eine Cholestase besteht, muß auch bei Formelmilchernährung eine regelmäßige Vitamin K-Supplementierung, z. B. 1 mg Vitamin K pro Monat i.m., durchgeführt werden.

Literatur

1. CORNELISSEN, M. u. R. HIRASING: In: SUTOR u. HATHAWAY (Hrsg.): Epidemiological Studies on the Efficacy of Vitamin K. Prophylaxis in the Netherlands, S. 149–152. Schattauer, Stuttgart 1994.
2. KRIES, R. v. u. U. GÖBEL: Vitamin-K-Prophylaxe bei Neugeborenen. Ernährungskommission der Deutschen Gesellschaft für Kinderheilkunde. Sozialpädiatrie Prax. Klin. **15**, 36 (1993).
3. KRIES, R. v., A. HACHMEISTER u. U. GÖBEL: Repeated oral vitamin K prophylaxis in West Germany: acceptance and efficacy. Br. med. J. **310**, 1097–1098 (1995).

R. VON KRIES, München

Mischmizellenpräparation

Frage: Die Firma Hoffmann-La Roche AG brachte zum 1. 8. 1996 Konakion MM 2 mg auf den Markt, mit der Empfehlung, dies anstelle der bisher üblichen Konakion-Lösung bei der U1, U2 und U3 zu verabreichen.

Die Firma gibt an, daß Konakion MM im Vergleich zur bisherigen Konakion-Lösung wirksamer sei, allerdings läßt sie sich diese erhöhte Wirksamkeit fürstlich bezahlen. 5 Ampullen kosten DM 18,50, das entspricht einem Preis für eine Einzelgabe von DM 3,70. Bei der bisherigen Konakion-Lösung kostete eine Einzelgabe in Form von 2 Tropfen DM 0,34.

Ist der um das 10fache erhöhte Preis durch eine statistisch signifikante, bessere klinische Wirksamkeit gerechtfertigt?

Sollte man zukünftig trotz des 10fach höheren Preises Konakion MM oral verwenden?

1. Die Wirksamkeit der wiederholten oralen Vitamin K-Prophylaxe in der Dosis von 3mal 1 mg *Konakion* erwies sich bei Verwendung der bisherigen *Konakion*-Lösung als unzureichend wirksam (2).

2. Vor dem Hintergrund dieser Daten wurde in Deutschland eine Dosissteigerung bei der oralen Vitamin K-Prophylaxe empfohlen. Bislang unveröffentlichte Daten lassen es möglich erscheinen, daß diese Dosissteigerung eine Verbesserung der Effektivität der oralen Vitamin K-Prophylaxe zur Folge hat.

3. Versager der oralen Vitamin K-Prophylaxe waren überwiegend Kinder mit Störungen der Fettresorption im Rahmen von Cholestasesyndromen. Für diese Kinder markiert die Einführung der Mischmizellenpräparation eine wesentliche Verbesserung der Möglichkeiten der Prophylaxe: Selbst bei Kindern mit Gallengangsatresie konnte für die neue Mischmizellenpräparation eine dramatisch verbesserte Resorption des Vitamin K nachgewiesen werden (1).

4. Da zum Zeitpunkt der Vitamin K-Prophylaxe am 1. und 5. Lebenstag und häufig auch in der 4.–6. Lebenswoche noch nicht bekannt ist, bei welchen Kindern eine Störung der Resorption durch Cholestase auftreten wird, muß die Prophylaxe mit der besser resorbierbaren Vitamin K-Präparation bei allen Kindern eingesetzt werden.

5. Aus pharmakologisch/pharmazeutischen Gründen kann die neue Mischmizellenpräparation nicht, wie die bisherige *Konakion*-Lösung, mit Cremophor als Tropfenlösung angeboten werden. Dies ist eine Erklärung für die höheren Preise der *Konakion MM*-Präparation.

6. Der statistische Beweis, daß bei Verwendung der Mischmizellenpräparation das Risiko späterer Vitamin K-Mangelblutungen signifikant reduziert wird, steht noch aus. Die Ergebnisse der pharmakologischen Untersuchung von SCHUBIGER (3, 4) und bisherige Erfahrungen mit der Mischmizellenpräparation in der Schweiz (SCHUBIGER, persönliche Mitteilungen), lassen jedoch hoffen, daß bei Einsatz der Mischmizellenpräparation in der Dosierung von 3mal 2 mg eine ähnlich wirksame Vitamin K-Prophylaxe wie mit der parenteralen Gabe möglich sein wird.

7. Die MM-Präparation in einer Dosis von 3mal 2 mg sollte eingesetzt werden.

Literatur

1. AMÉDÉE-MANESME, O. u. Mitarb.: Pharmacokinetics and safety of a new solution ov vitamin $K_{1(20)}$ in children with cholestasis. J. Pediat. Gastroent. Nutr. **14**, 160–165 (1992).
2. v. KRIES, R., A. HACHMEISTER u. U. GÖBEL: Repeated oral vitamin K prophylaxis in West Germany: acceptance and efficacy. Br. med. J. **310**, 1097–1098 (1994).
3. SCHUBIGER, G. u. Mitarb.: Vitamin K, concentration in breast-fed neonates after oral or intramuscular administration of a single dose of a new mixed-micellar preparation of phylloquinone. J. Pediat. Gastroent. Nutr. **16**, 435–439 (1993).
4. SCHUBIGER, G., J. GRUETER u. M. J. SHEARER: Orale Vitamin-K-Prophylaxe bei Neugeborenen: Fettlösliche Tropfen (Konakion) versus wasserlösliche Mischmizellen-Lösung (Konakion MM). Schweiz. med. Wschr. **124**, 1247–1252 (1994).

R. VON KRIES, München

B-Streptokokken-prophylaxe

Frage: Wie ist das Vorgehen beim Nachweis von B-Streptokokken im Zervixabstrich sub partu? Ist eine antibiotische Therapie beim Neugeborenen indiziert, wenn sowohl laborchemische als auch mikrobiologische Befunde negativ sind?

Welches Antibiotikum sollte gewählt werden?

Die vaginale B-Streptokokkenkolonisationsrate schwankt weltweit zwischen 10 und 30%, wobei Frauen mit wechselnden Sexualpartnern häufiger mit B-Streptokokken besiedelt sind. Im Zervixabstrich sind B-Streptokokken seltener nachweisbar als im Vaginalabstrich.

Offensichtlich besteht keine eindeutige Beziehung zwischen B-Streptokokkenbesiedelung der Geburtswege und Komplikationen während der Schwangerschaft im Sinne einer Frühgeburtlichkeit, eines vorzeitigen Blasensprunges oder eines Amnioninfektionssyndroms.

Andererseits besteht ein enger Zusammenhang zwischen B-Streptokokkenkolonisation der Mutter und der ihres Kindes. Man rechnet nach vaginaler Entbindung mit einer Mindestübertragungsrate von 50%. Das Erkrankungsrisiko eines reifen Neugeborenen wird unter diesen Bedingungen zwischen 2‰ bis 2%, das Erkrankungsrisiko eines Frühgeborenen auf 20% und das eines extrem unreifen Kindes auf nahezu 100% geschätzt. Derartige perinatale B-Streptokokkeninfektionen manifestieren sich durchweg als early-onset.

Die antibiotische Behandlung aller mit B-Streptokokken besiedelten Schwangeren erscheint nicht sinnvoll. Auch die Behandlung vor einer normalen Geburt ohne Risikofaktoren ist nicht nötig.

Dagegen gilt die Empfehlung für eine intrapartale Behandlung, wenn zur B-Streptokokkenbesiedelung der Schwangeren noch Risikofaktoren wie vorzeitige Wehen und vorzeitiger Blasensprung (<30. Schwangerschaftswoche), Fieber, CrP-Erhöhung und/oder Leukozytose >15000/μl hinzutreten.

Die Rate der kindlichen Infektionen kann signifikant gesenkt werden, wenn mindestens 2 Dosen eines Antibiotikums an die Schwangere verabreicht werden. Erwiesen ist dies für Ampicillin 3×2 g, sehr wahrscheinlich auch für Cefotaxim 3×2 g.

Literatur

1. DGPI-Handbuch: Infektionen bei Kindern und Jugendlichen. Futuramed, München 1995.
2. SCHMITT, H.-J., W. SOLBACH u. H.-F. EICHENWALD: Antibiotika und Infektionskrankheiten in der Pädiatrie. 2. Aufl. G. Fischer, Stuttgart-Jena 1993.

B. SCHNEEWEISS, Berlin

Neugeborenes einer Hepatitis A- bzw. Hepatitis C-infizierten Mutter

Frage: Wie ist die aktuelle Empfehlung zu Stillen, Prophylaxe und Impfung eines Neugeborenen bei Verdacht auf Hepatitis A- bzw. Hepatitis C-infizierten Müttern?

Neugeborenes einer Hepatitis A-infizierten Mutter

Das Neugeborene einer Hepatitis A-infizierten Mutter kann sich peri- und postnatal auf fäkal-oralem Wege infizieren. Die Mutter sollte über hygienische Maßnahmen, vor allem Händewaschen, unterrichtet werden. Stillen ist erlaubt. Eine aktive Impfung im 1. Lebensjahr ist zwar möglich, es bestehen jedoch keine Erfahrungen.

Die in Deutschland zur Impfung angebotenen Impfstoffe sind erst nach dem 12. Lebensmonat zugelassen. Die Gabe von 0,2 ml/kg KG Immunglobulin kann erwogen werden, erscheint aber nur sinnvoll, wenn die Mutter 2 Wochen vor bis 1 Woche nach der Geburt erkrankte. Auch sind schwere Erkrankungen bei Neugeborenen und Säuglingen bisher nicht bekannt geworden. Infizierte Neugeborene können über mehrere Wochen das Virus mit dem Stuhl ausscheiden.

Neugeborenes einer Hepatitis C-infizierten Mutter

Nach dem derzeitigen diagnostischen Standard der 2. Generationstests für anti-HCV korreliert die Positivität in etwa 80% mit einer Virämie. In Kombination mit der Polymerasekettenreaktion lassen sich so vertikale HCV-Infektionen relativ sicher nachweisen (1, 3).

Die Häufigkeit einer vertikalen Hepatitis C-Virusinfektion wird unterschiedlich angegeben (2, 4, 5). Sie kann bei HCV-RNA-positiven Müttern anscheinend bis zu 15% betragen (5). Eine gleichzeitig bestehende HIV-Infektion bei der Mutter scheint das Risiko zu erhöhen (6). Die HCV-Infektion bei Kindern führt sehr häufig zu einer chronischen Verlaufsform (2). Obwohl eine Infektion über die Muttermilch relativ selten zu sein scheint, sollten die Kinder anti-HCV-positiver Mütter nicht gestillt werden.

Zum Ausschluß einer vertikalen Infektion sind in den ersten Lebensmonaten regelmäßige Antikörperkontrollen sowie Bestimmungen der HCV-RNA als Hinweis auf eine aktive Virusreplikation durchzuführen (1).

Unbedingt anzuraten ist die aktive Hepatitis B-Schutzimpfung und nach dem 1. Lebensjahr eine aktive Hepatitis A-Schutzimpfung, da beide Impfungen keinen Einfluß auf den Verlauf der Hepatitis C-Infektion haben und Erkrankungen oft schwerer verlaufen.

Literatur

1. ABB, J.: Virushepatitiden. Ärztemerkblatt. Hrsg. Deutsches Grünes Kreuz, Marburg 1994.
2. CHANG, M.-H. u. Mitarb.: Long term clinical and virologic outcome of primary hepatitis C virus infection in children: a prospective study. Pediatr. Inf. Dis. J. **13**, 769–773 (1994).
3. HALLAM, N. u. Mitarb.: Infection with hepatitis C virus. New generation of assays should improve screening. Br. med. J. **308**, 856 (1994).
4. MATSUBARA, T., R. SUMAZAKI u. H. TAKITA: Mother-to-infant transmission of hepatitis C virus: a prospective study. Eur. J. Pediatr. **154**, 973–978 (1995).
5. OHTO, H. u. Mitarb.: Transmission of hepatitis C virus from mothers to infants. New Engl. J. Med. **330**, 774–750 (1994).
6. Viral Hepatitis Prevention Board: Experience from non-transfusion aquired hepatitis C infection. **4**, 5 (1995).

B. Stück, Berlin

Prophylaxe für Neugeborene bei Müttern mit Hepatitis C

Frage: Möglichkeiten der Prophylaxe und Therapie für Neugeborene, bei deren Müttern Hepatitis C nachgewiesen wurde. Lohnt sich der Versuch der Immunglobulingabe? Stillen?

Eine perinatale Transmission des Hepatitis C-Virus wird beschrieben, ist jedoch selten und beschränkt sich fast ausschließlich auf Mütter mit einer erworbenen Immunschwäche (HIV-infiziert) und/oder hoher HCV-RNA-Konzentration im Blut.

Eine Impfung gibt es noch nicht. Der Nutzen einer Immunglobulinprophylaxe konnte bisher nicht erwiesen werden. Es kommt hinzu, daß die handelsüblichen Immunglobulinpräparate praktisch kein Anti-HCV enthalten.

Mütter mit einer Hepatitis C sollten ihre Kinder nicht stillen.

Eine kausale Therapie einer HCV-Infektion gibt es nicht. Für eine chronische Hepatitis C wird eine α-Interferontherapie empfohlen. Sie verfolgt u. a. das Ziel, HCV-RNA innerhalb von Monaten aus dem Blut zu eliminieren; anderenfalls kann sie nach 6 Monaten als vergeblich beendet werden. Für das Säuglings- und frühe Kindesalter fehlen bislang hinreichende Erfahrungen.

Literatur

1. DGPI-Handbuch: Infektionen bei Kindern und Jugendlichen. Futuramed, München 1995.
2. SNYDER, H. D. u. L. K. PICKERING: Hepatitis in Neonates (S. 549–540). Hepatitis A through E (S. 909–914). In: Nelson Textbook of Pediatrics, hrsg. von R. E. BEHRMANN, R. M. KLIEGMAN u. A. M. ARVIN. Saunders, Philadelphia-New York 1996.

B. SCHNEEWEISS, Berlin

Varizellen – Neugeborene – Varicella-Zoster – Immunglobuline

Frage: Eine an Varizellen erkrankte Person hält sich 1 Tag vor Ausbruch der typischen Effloreszenzen auf der Neugeborenenstation auf.

Wie hoch ist die Gefahr für die Neugeborenen, an Varizellen zu erkranken? Ist die Verabreichung von Varitect – wie bei der konnatalen Erkrankung – auch in diesem Fall indiziert?

Die Infektiosität einer mit Varizellen infizierten Person beginnt 1–2 Tage vor dem Ausbruch des Exanthems und endet etwa am 5. Tag nach dem letzten Schub des Auftretens neuer Vesikel.

Varizellen sind hochinfektiös und werden hauptsächlich durch direkten Kontakt, aber auch durch Tröpfchen übertragen (10). Für eine Infektion ist ein relativ intensiver Kontakt notwendig. Von einer Exposition ist bei immunkompetenten Personen nach einem Kontakt von mehr als 1 Stunde, bei Patienten mit Immundefekten nach einer Kontaktzeit von etwa 10 Minuten auszugehen (2).

Hielt sich also ein infizierter Besucher ohne längeren, direkten Patientenkontakt auf der Neugeborenenstation auf, ist eine Virusübertragung unwahrscheinlich. In diesem Fall besteht keine Indikation zur Immunglobulingabe.

Es wird geschätzt, daß derzeit weit mehr als 90% der Schwangeren IgG-Antikörper gegen das Varicella-Zoster-Virus aufweisen (11) und diese Antikörper diaplazentar an ihre Feten übertragen. Reife Neugeborene verfügen daher in der Regel über einen Nestschutz. Fehlen dem Neugeborenen spezifische Antikörper, so ist die Komplikationsrate nach heutigem Wissensstand nicht erhöht (6, 7). Das Risiko eines Todesfalles beträgt wie bei älteren Kindern 0,008%; im Vergleich hierzu liegt es bei nicht Immunkompetenten bei 7% (3), bei intrauteriner Exposition einer seronegativen Graviden bei 31% (4).

Eine Indikation für die Gabe eines Immunglobulins liegt bei postnatal infizierten, reifen Neugeborenen nicht vor (1, 4–7). Seltene, schwere Verläufe bei postpartal erworbenen Varizellen sind allerdings beobachtet worden (9), werden aber in jeder Altersgruppe gesehen.

Handelt es sich bei der beschriebenen Person mit Varizellen z. B. um eine Krankenschwester mit engem Kontakt zu einem bestimmten Neugeborenen über längere Zeit, so ist die anamnestische bzw. serologische Evaluierung des Varizellenimmunstatus der Mutter bzw. des Neugeborenen sinnvoll (8).

Finden sich negative Befunde (leere mütterliche Anamnese, fehlendes IgG) und ist eine längere Hospitalisation abzusehen, so sollte eine Gabe von Varizella zoster-Immunglobulinen zur Protektion anderer Kinder in Erwägung gezogen werden. Eine von dem inkubierten Neugeborenen ausgehende Infektiosität läßt sich aber nicht sicher vermeiden.

Bei Frühgeborenen ist zu bedenken, daß sie trotz seropositiver Mutter nicht immer über einen ausreichenden Varicella-Zoster-Virustiter verfügen (2). Frühgeborene mit einem Gestationsalter unter 28 Wochen und/oder einem Geburtsgewicht unter 1 000 g sollten nach einer Varizellenexposition Varicella-Zoster-Immunglobuline erhalten (2). Gleiches gilt für alle Frühgeborenen mit negativer mütterlicher Varicella-Zoster-Virusanamnese.

Literatur

1. BRUNELL, P. A.: Fetal and neonatal varicella-zoster infections. Semin. Perinat. **7**, 47–56 (1983).
2. DGPI-Handbuch: Infektionen bei Kindern und Jugendlichen. Futuramed, München 1995.
3. FELDMANN, S. F., W. T. HUGHES u. C. B. DANIEL: Varicella in children with cancer: seventy-seven cases. Pediatrics **56**, 888–897 (1975).
4. GERSHON, A. A.: Varicella in mother and infant: problems old and new. Prog. clin. Biol. Res. **3**, 79–85 (1975).
5. HERMAN, K. L.: Congenital and perinatal varicella. Clin. Obstet. Gynec. **25**, 605–609 (1982).
6. PREBLUD, S. R., W. A. ORENSTEIN u. K. J. BART: Varicell: Clinical manifestations, epidemiology and health impact in children. Pediatr. Infect. Dis. J. **3**, 505–508 (1984).
7. PREBLUD, S. R., D. J. BREGMAN u. L. L. VERNON: Deaths from varicella in infants. Pediatr. Infect. Dis. J. **4**, 503–507 (1985).
8. PROBER, C. G. u. Mitarb.: Consensus: Varizella-zoster infections in pregnancy and the perinatal period. Pediatr. Infect. Dis. J. **9**, 865–869 (1990).
9. RUBIN, L. G. u. Mitarb.: Disseminated varicella in a neonate: implications for immunoprophylaxis of neonates postnatally exposed to varicella. Pediatr. Infect. Dis. J. **5**, 100–102 (1986).
10. SAWJER, M. H. u. Mitarb.: Detection of varizella-zoster virus DNA in air samples from hospital rooms. J. infect. Dis. **169**, 91–94 (1994).
11. SCHMITT, H. J., W. SOLBACH u. H. F. EICHENWALD: Antibiotika und Infektionskrankheiten in der Pädiatrie. Gustav Fischer, Stuttgart-Jena-New York 1993.

INKA LEONHARDT und H.-J. SCHMITT, Kiel

Endokrinologie, Stoffwechsel

Isomalt in der Ernährungstherapie von Diabetikern

Frage: Welche Bedeutung besitzt Isomalt in der Behandlung von Diabetikern?

Der Zuckeralkohol Isomalt ist kein notwendiger Bestandteil der Kost für Diabetiker; sein langfristiger Nutzen in der Ernährungstherapie von Diabetikern ist fraglich. Isomalt ist teurer als Saccharose.

Die Expertengremien halten das traditionelle komplette Verbot von Saccharose in der Diabetikerkost nach heutigem Kenntnisstand nicht mehr für gerechtfertigt. Deshalb kann Diabetikern die Verwendung von Isomalt n i c h t angeraten werden (1, 4).

Wenn Diabetiker Isomalt verzehren, sollten sie darüber informiert sein, daß bereits bei kleineren Mengen (ab einer Einzeldosis von 10–20 g; die Toleranz ist individuell unterschiedlich) blähende bzw. abführende Nebenwirkungen zu erwarten sind.

Der Anstieg von Blutglukose und Insulin nach oraler Zufuhr von Isomalt fällt so gering aus, daß eine Umrechnung in Kohlenhydrataustauscheinheiten (BE oder andere KH-Einheiten), die auf die Blutzuckerwirksamkeit abgestellt sind, nicht sinnvoll erscheint (2, 5, 6).

Diese Kohlenhydrataustauscheinheiten sind nur für die Minorität der insulinbehandelten Diabetiker sinnvoll. Sie sind jedoch irrelevant für Typ II-Diabetiker mit Übergewicht, d. h. für mehr als 80% aller Diabetiker (3).

Der Energiegehalt von Isomalt ist zwar etwas geringer als der von Saccharose; er ist jedoch in der Energiebilanz zu berücksichtigen. Produkte wie Schokoladen, Pralinen, Schokoriegel usw., in denen Isomalt anstelle von Saccharose eingesetzt wird, gehören zu den energiereichen und vor allem fettreichen Lebensmitteln.

Der unerwünscht hohe Fettgehalt in der Ernährung, der besonders bei Diabetikern aufgrund des erhöhten Arterioskleroserisikos vermieden werden muß, wird durch Verwendung von Zuckeralkoholen anstelle von Saccharose in den genannten Produkten nicht vermindert (7).

Diese Antwort gilt in ähnlicher Weise für die Zuckeralkohole Sorbit, Xylit und Mannit.

Literatur

1. Ausschuß Ernährung der Deutschen Diabetes-Gesellschaft: Stellungnahme. Grundlagen der Ernährung und Diätempfehlungen für Diabetiker, Akt. Ernähr. **15**, 27–38 (1990).
2. Ausschuß Ernährung der Deutschen Diabetes-Gesellschaft: Jahresbericht. Diabetologie-Informationen **1**, 23–24 (1993).
3. Ausschuß Ernährung der Deutschen Diabetes-Gesellschaft: Ergänzung zum Jahresbericht. Diabetologie-Informationen **2**, 109 (1993).
4. Diabetes and Nutrition Study Group of the European Association for the Study of Diabetes: Statement. Nutritional recommendations for individuals with diabetes mellitus. Diab. Nutr. Metab. **1**, 145–149 (1988).
5. HÜTTER, R., F. BÖSWART u. K. IRSIGLER: Insulinverbrauch von Typ I-Diabetikern nach oraler Gabe von Isomalt. Akt. Ernähr. **18**, 149–154 (1993).
6. KASPAR, L. u. M. SPENGLER: Wirkung oraler Gaben von Palatinit auf den Insulinverbrauch bei Typ I-Diabetikern. Akt. Ernähr. **9**, 60–64 (1984).
7. TOELLER, M. u. F. A. GRIES: Diabetes mellitus. In: BIESALSKI, H.-K. (Hrsg.): Ernährungsmedizin, S. 303–316. Thieme, Stuttgart 1995.

MONIKA TOELLER, Düsseldorf

Sonographie und Szintigraphie der Schilddrüse in der präoperativen Diagnostik

Frage: Hat die Sonographie der Schilddrüse die Szintigraphie verdrängt? Welche Kriterien verlangen heutzutage noch die Szintigraphie?

Grundsätzlich sind Sonographie und Szintigraphie komplementäre, nicht konkurrierende Untersuchungsverfahren bei Erkrankungen der Schilddrüse. Sie haben jeweils spezifische Indikationsbereiche. Die Szintigraphie erlaubt die Funktionstopographie der Schilddrüse, die Sonographie die anatomische Topographie einer Schilddrüsenpathologie im Hinblick auf ihre (Ultraschall-)Morphologie. Daraus ergeben sich ihre jeweiligen Anwendungsbereiche im Hinblick auf die chirurgische Therapie. Die Auswahl des jeweiligen Verfahrens orientiert sich demnach an der klinischen Situation bzw. der Fragestellung.

Die Sonographie ist als nicht-invasive, kostengünstige und beliebig wiederholbare Methode bei allen strukturellen Veränderungen der Schilddrüse als Routineverfahren generell akzeptiert. Zweifelsfreie Indikationen zur Sonographie sind die Sicherung eines klinisch solitären Knotens als tatsächlich solitär, d. h. die Aufdeckung klinisch nicht festgestellter oder feststellbarer Knoten (3), die Differenzierung der Art eines klinisch manifesten Knotens als zystisch, solide, gemischt oder komplex, und ebenso die Sonographie zur Punktion, weil sich durch Steuerung der Punktion mit der Sonographie die Aussagekraft und Treffsicherheit der Zytologie erheblich steigern lassen (2). Sie ist darüber hinaus das ideale Instrument zur Verlaufskontrolle der Zahl und Größe von Schilddrüsenveränderungen unter medikamentöser und nach chirurgischer Therapie (3).

Die Bedeutung der Szintigraphie liegt in der funktionellen Differenzierung des Schilddrüsengewebes, d. h. der Erstellung eines »Funktionstopogramms« der Schilddrüse. Zweifelsohne wird die Szintigraphie vielfach unnötig durchgeführt. Nach gegenwärtigem Kenntnisstand lassen sich die Indikationen zur Szintigraphie für eine operative Behandlungsplanung in eindeutig sinnvolle, mögliche und nicht sinnvolle unterteilen:

Eine eindeutige Indikation liegt z. B. vor, wenn klinisch die Konstellation einer Hyperthyreose in einer nodösen Struma besteht, ein dominanter Schilddrüsenknoten vorliegt oder nach sonographischen Kriterien ein isolierter Knoten bzw. eine sog. »komplexe« Zyste vorliegen. In diesen Fällen ist, wie auch bei einer Rezidivstruma, eine szintigraphische Untersuchung sicher angezeigt (4). Dagegen sollte die Indikation zur Szintigraphie bei der klinisch blanden Struma ohne Karzinomverdacht und bei der bereits gesicherten Immunthyreopathie zurückhaltend gestellt werden. In der Regel ist die Szintigraphie hier überflüssig.

Sicher nicht sinnvoll ist die Szintigraphie bei normalen peripheren Hormonwerten in einer Struma ohne Karzinomverdacht. Das chirurgische Konzept besteht hier ohnehin in der vollständigen Exzision der knotigen Veränderungen unter weitgehender Schonung makroskopisch normalen Gewebes, d. h. die funktionelle Differenzierung führt zu keiner Änderung der Operationstaktik (1, 4).

Natürlich gelten die bekannten Einschränkungen der Szintigraphie, wonach u. a. ^{123}Jod bei manifester Hyperthyreose nicht angewendet werden sollte. Auch ist die Speicherfähigkeit der Schilddrüse für dieses Radionuklid nach vorheriger Jodgabe reduziert und dementsprechend die spatiale Auflösung der Szintigraphie. Bei Karzinomverdacht ist es darüber hinaus ratsam, die Szintigraphie primär mit 99mTc durchzuführen, um die Voraussetzungen für eine Radioablation mit ^{131}Jod zu erhalten.

Zusammenfassung: Für die operative Behandlungsplanung ist die Schilddrüsenszintigraphie in vielen Routinesituationen entbehrlich, da sie keinen Einfluß auf die Operationstaktik nimmt. Bei der hyperthyreoten Struma, dem solitären/dominanten Schilddrüsenknoten und der Rezidivstruma ist sie jedoch in der Regel indiziert. Grundsätzlich sollte jeder Patient präoperativ eine Sonographie der Schilddrüse erhalten, aber eben nicht jeder Patient eine Szintigraphie. Da Chirurgen oft nicht in die präoperative Diagnostik einbezogen sind, erhalten nach unserer Erfahrung trotzdem nahezu alle Patienten ein Szintigramm.

Literatur

1. LADURNER, D.: Das Schilddrüsenszintigramm. Eine Entscheidungshilfe für die Operationstaktik bei Schilddrüsenerkrankungen? Chirurg **61**, 647–649 (1991).
2. LÖWHAGEN, T. u. Mitarb.: Aspiration biopsy cytology in diagnosis of thyroid cancer. World J. Surg. **5**, 61–73 (1981).
3. ROTHMUND, M. u. A. ZIELKE: Der solitäre Schilddrüsenknoten – befundgerechte Operation. Chirurg **62**, 162–168 (1991).
4. ZIELKE, A. u. O. H. CLARK: Benign Diseases of the Thyroid-Parathyroid-Adrenal. In: RITCHIE, W. P. jr., G. D. STEELE u. R. H. DEAN (Hrsg.): General Surgery: Essentials of Practice. Lippincott, Philadelphia 1995.

A. ZIELKE, Marburg

Problem des zentralen M. CUSHING

Frage: Bei einer 11jährigen Patientin stellte ich die Diagnose eines zentral bedingten M. CUSHING mit einem basal erhöhten ACTH von 136 pg/ml und einem Anstieg im Stimulationstest nach 15 Minuten auf 496 pg/ml. Die Kernspintomographie des Schädels ergab 2 Mikroadenome im Bereich des hypophysen Vorderlappens, die jedoch bei der Sichtung der Bilder durch andere Radiologen nicht bestätigt werden konnten. Eine Sinus petrosus-Katheterisierung mit Blutabnahme zentral und peripher ergab zentral 10fach erhöhte ACTH-Werte.

Die daraufhin bei einem anerkannten Spezialisten durchgeführte transsphenoidale Hypophysenrevision ergab lediglich einen 2 mm großen Bezirk zerfließlichen Gewebes, fragliches Adenomgewebe. Postoperativ besteht weiterhin eine basale Cortisonerhöhung, die auch im Dexamethasonhemmtest noch beim doppelten Normalwert lag.

1. Ist eine erneute operative Hypophysenrevision sinnvoll und ggf. wo?

2. Wie ist die von den Neurochirurgen erwähnte bilaterale Nebennierenresektion in Anbetracht des Alters der Patientin zu werten, und mit welchen Folgeproblemen ist zu rechnen?

3. Welchen Stellenwert hat die Ytrium-Implantation in die Hypophyse?

4. Welche Erfahrungen gibt es zu medikamentösen Behandlungen mit der Wirksubstanz Metyrapon?

Es wäre wünschenswert, die kompletten Krankendaten des Kindes einzusehen. Nach Diskussion mit unseren Allgemein- und Kinderendokrinologen empfiehlt sich folgendes Vorgehen:

Zunächst sollte eine Reoperation der Hypophyse durchgeführt werden – mit dem Versuch, nochmals das mögliche Mikroadenom zu identifizieren und ggf. zu beseitigen. Sollte dieser Eingriff ebenso erfolglos sein wie die 1. Operation, kämen grundsätzlich 2 Therapiemethoden alternativ in Betracht:

1. Es könnte eine Entfernung der Adenohypophyse durchgeführt werden. Dies würde jedoch eine komplexe Hormonsubstitution notwendig machen, wobei besonders die Substitution des Wachstumshormons für das sich noch im Wachstum befindliche Kind nicht unproblematisch ist, da durch eine Wachstumshormonsubstitution letztlich auch bei optimaler Therapieführung das normale Wachstum des Kindes gefährdet ist.

2. Eine stereotaktische Bestrahlung der Hypophyse wäre die Alternative. Man geht hierbei von der Vorstellung aus, daß die einzelnen Adenomzellen unterschiedlich strahlensensibel sind, jedoch muß auch unter dieser Therapie erwartet werden, daß es letztlich zu einem Teilausfall oder kompletten Ausfall der Hypophysenfunktion kommt.

Eine bilaterale Nebennierenresektion sollte im Kindesalter in der Regel nicht durchgeführt werden, da bei dieser Vorgehensweise ein sehr hohes Risiko für die sekundäre Entwicklung eines NELSON-Tumors besteht. Diese Tumoren haben sehr häufig ein invasives Wachstum und lassen sich dann chirurgisch nur schwer oder gar nicht sanieren. Das Risiko beträgt für eine derartige tumoröse Entartung im Kindesalter 40%.

Die medikamentöse Therapie mit dem Hydroxilasehemmer Metyrapon *(Lysodren;* nur über die Internationale Apotheke erhältlich) ist nicht geeignet, die erhöhte Cortisonausschüttung dauerhaft zu normalisieren.

F. RAUHUT, Essen

Candida im Stuhl

Frage: Wenn bei einer Stuhlprobenuntersuchung Candida albicans gefunden wird, kommt diesem Befund dann pathologische Bedeutung zu (1. bei asymptomatischen, 2. bei symptomatischen Patienten), z. B. Colon irritabile?

Welche Pilzformen müssen bei Stuhluntersuchungen immer als pathologisch, welche nie als pathologisch gewertet werden?

Die Anfrage bezieht sich nicht auf Patienten unter Immunsuppression.

Die Kenntnisse der normalen Stuhlflora sind eine Voraussetzung für die Interpretation mikrobiologischer Befunde. Wichtig ist nicht nur die Unterscheidung pathogener Mikroorganismen (z. B. Salmonellen, Shigellen) von der Normalflora, sondern auch eine quantitative oder wenigstens semiquantitative Angabe der Keimverteilung.

So können Sproßpilze, wie Candida albicans, in kleiner Zahl als normaler Bestandteil der Stuhlflora angesehen werden. Dagegen zeigt die Isolation von Sproßpilzen in großer Zahl oder in Reinkultur eine Verschiebung des physiologischen Gleichgewichts der Darmflora an.

Eine alleinige Verwendung von Selektivmedien zur Pilzanzucht (z. B. SABOURAUD-Agar) erlaubt keine Einschätzung der Keimverteilung, denn Aufgabe der Selektivmedien ist es, die Normalflora zu unterdrücken und nur bestimmte Mikroorganismen wachsen zu lassen.

Wer nur einen Pilznachweis im Stuhl verlangt, wird ohne Kenntnis der übrigen Stuhlflora den Nachweis von beispielsweise Candida albicans nicht bewerten können, denn bis zu 40% aller gesunden Menschen und bis zu 75% aller immunsupprimierten Patienten sind mit Hefepilzen im Darm kolonisiert (1).

Werden Pilze im Direktausstrich einer Stuhlprobe gefunden, so sollte durch 1–2 Kontrolluntersuchungen geklärt werden, ob es sich nur um transiente Darmflora handelt. Nur bei wiederholtem Pilznachweis lohnt sich eine quantitative Bestimmung der Sproßpilzkonzentration. Der Stuhl sollte dazu in Trypsinlösung und PBS stufenweise verdünnt werden.

Die diagnostische Wertigkeit beurteilt MÜLLER (2) wie folgt:

Sproßpilzkonzentrationen $<10^3$/g Stuhl gelten als ätiologisch unbedeutend; bei Sproßpilzkonzentrationen zwischen 10^4/g und 10^5/g Stuhl ist eine kulturelle und serologische Kontrolluntersuchung angezeigt; eine Sproßpilzkonzentration $>10^6$/g Stuhl gilt als ätiologisch bedeutsam für eine Candidose.

Bei Keimzahlen ab 10^6/g Stuhl ist daran zu denken, daß Pilzmyzelien Anschluß an das Gefäßsystem gewinnen und sich hämatogen oder lymphogen ausbreiten können.

Für die Diagnose der gastrointestinalen Pilzinfektion ist die bioptische Entnahme von verdächtigen Läsionen besser geeignet als die Kultur von Stuhlproben.

Semiquantitative Candida-Kulturbefunde von Fäzes und Sputum wurden anhand immunfluoreszenzserologischer Verfahren verglichen (3). Danach ist bei signifikant erhöhten serologischen Titern (ab 1:512) nach Ausschluß einer Hautcandidamykose eine intestinale Infektion wahrscheinlich. Nach den Erfahrungen von WEGMANN (3) entsprechen Candida-Hämagglutinationstiter ab 1:160 meistens einem Schleimhautbefall, während bei Systemaffektionen höhere Titer zu erwarten sind. Titeranstiege innerhalb weniger Tage sind für eine Candidose besonders aussagekräftig.

Nach Abklingen der Symptomatik können die Titer noch lange persistieren. Deshalb sind Pilzbefunde stets im Zusammenhang mit dem klinischen Bild zu bewerten. Während bei einem symptomlosen Ausscheider niedrige Sproßpilzkonzentrationen als Normalflora gelten, können sie bei einem immunsupprimierten Patienten Ausgangspunkt einer schweren opportunistischen Infektion sein.

Geotrichum ist manchmal als Kontaminant von Milchprodukten im Stuhl nachzuweisen. Aspergillusarten und Cryptococcus neoformans haben bei Immunsupprimierten die wesentlich größere Bedeutung.

Literatur

1. MERZ, W. u. G. ROBERTS: Detection and Recovery of Fungi from Clinical Specimens. Manual of Clinical Microbiology. 5. Aufl. American Society for Microbiology, Washington, D. C. 1991.
2. MÜLLER, J.: Hefepilze (Blastomyzeten). In: BURKHARDT, F. (Hrsg.): Mikrobiologische Diagnostik. Thieme, Stuttgart-New York 1992.
3. WEGMANN, T.: Medizinische Mykologie – ein praktischer Leitfaden. 3. Aufl. Editiones »Roche«, Basel 1986.

H. FINGER, Krefeld

Latente Hypothyreose

Frage: Bei 10jährigem klinisch gesundem Mädchen findet sich bei Laborscreening im März 1995 ein TSH (EIA- + RIA-Methode) von 15,7 µU/ml, sonstiges Routinelabor ohne Befund (außer diskreter Amylaseerhöhung). Angefertigte Schilddrüsenantikörper: MAK: 120 IU/ml/TAK: <20 IU/ml.

Daraufhin wird Strumaprophylaxe mit Jodetten depot und Jodsalz eingestellt; keine weitere Maßnahme.

Mai 1995 Laborkontrolle: TSH (EIA) 4,8, TSH (RIA) 8,4 µU/ml; T3/T4, auch freies T3/T4 normal; Schilddrüsenantikörper: MAK: >1000, TAK 866 IU/ml.

Weiteres Prozedere? Meines Erachtens bei derzeit latenter Hypothyreose kontrolliertes Abwarten, d. h. alle 3–4 Monate T3/T4/TSH-Kontrollen.

Wie sind die Auswirkungen auf Größen- bzw. gynäkologische Entwicklung bei dieser Verfahrensweise?

Frage zur Genese: Welche Rolle spielt die frühere Jodgabe bzw. früher gelegentlich bei Infekten durchgeführte Echinacintherapie bei der Entstehung dieser Autoimmunerkrankung?

Weiterer Hinweis: Bei der 41jährigen Mutter ist seit 1993 ebenfalls eine HASHIMOTO-Thyreoiditis mit MAK-Werten >1000 bei neg. TAK bekannt. Die latente Hypothyreose wird mit Euthyrox derzeit 125 µg/d behandelt. TSH nun bei 1,2 µU/ml. Vor 5 Monaten tritt bei dieser Patientin zusätzlich eine Klimakterium praecox-Symptomatik auf (Amenorrhö, FSH 110 IU/l), unter Therapie mit Lovelle seit 3 Monaten Zyklusnormalisierung und FSH-Rückgang auf 7 IU/l. Weitere Antikörper werden nicht nachgewiesen, ANA negativ.

Bei dem vorgestellten 10jährigen Mädchen besteht offensichtlich die laborchemische Konstellation einer latenten Hypothyreose, verursacht durch eine Autoimmunthyreopathie, Verdacht auf HASHIMOTO-Thyreoiditis: Bei der 1. Kontrolle, mit einem fT_4-Wert nahe der Untergrenze der Norm, liegen die TSH-Spiegel höher, bei einer 2. Kontrolle liegt das TSH etwas niedriger, aber immer noch deutlich über die Norm erhöht, bei leicht höherem fT_4. Bei der 2. Kontrolle, nach Absetzen einer Jodidmedikation, sind beide Schilddrüsenantikörperfraktionen TAK und MAK deutlich positiv, bei der 1. Kontrolle nur die zytotoxischen MAK.

Bei familiärer Disposition zur Autoimmunthyreopathie ist nicht auszuschließen, daß sich die Jodidmedikation auf eine bereits beginnende Autoimmunthyreoiditis ungünstig auswirkt, zum Echinacin liegen hier keine Kenntnisse vor.

Bei der Mutter der Patientin liegt der Verdacht auf eine polyendokrine Autoimmunopathie Typ II nahe; eine endokrinologische Untersuchung der Mutter wäre sicher angezeigt, vor allem regelmäßige Kontrollen auf die Entwicklung einer chronisch-atrophischen Gastritis – perniziösen Anämie.

Es fehlen bei Mutter und Tochter Angaben zum sonographischen Befund der Schilddrüse: Struma? Schilddrüsenatrophie? Echoarmut? Unklar bleibt auch, wieso bei einem klinisch gesunden Mädchen ein derart aufwendiges laborchemisches Screening überhaupt indiziert werden kann. Die berichtete Amylasenerhöhung ist durch eine erhöhte Speichelamylase erklärt – Anorexie des Mädchens? Andere Ursache?

Unabhängig von den konkret offenen Fragen sollte die latente Hypothyreose des Mädchens wie bei der Mutter mit Levothyroxin substituiert werden, bis zur TSH-Normalisierung, um eine normale körperliche Entwicklung und eine normale Pubertätsentwicklung zu gewährleisten. Dazu muß die manifeste Hypothyreose mit ihren für das Mädchen fatalen Konsequenzen nicht erst abgewartet werden. Erwähnt sei auch, daß zur polyendokrinen Autoimmunopathie Typ II wie der Typ I-Diabetes mellitus auch die autoimmune Nebennierenrindeninsuffizienz gehört, auf deren mögliche Entwicklung bei dem Mädchen zu achten ist (latente Elektrolytstörung bereits vorhanden). Die Hautbeteiligung an der polyendokrinen Autoimmunopathie ist im übrigen an einer Vitiligo erkennbar.

E. JUNGMANN, Rheda-Wiedenbrück

Sterilität bei Männern mit Down-Syndrom

Frage: Ist eine Sterilität bei Männern mit Down-Syndrom zu 100% gewährleistet?

Die Frage muß heute eindeutig mit »n e i n« beantwortet werden.

Die Lehrbuchmeinung seit Jahrzehnten war, das Hodengewebe sei bindegeweblich so stark verändert, daß eine Bildung von Samenzellen unmöglich ist. Daraus wurde der Schluß gezogen, Männer mit Down-Syndrom seien immer steril und zeugungsunfähig.

Sicherlich gilt auch heute für die große Mehrzahl der Männer mit Down-Syndrom, daß Sterilität besteht. Aufgrund zumindest einer gesicherten Ausnahme (1) muß man jedoch damit rechnen, daß bei Männern mit Trisomie 21 auch Zeugungsfähigkeit bestehen kann.

Sheridan (1) beschreibt einen 29jährigen Mann mit Trisomie 21, der klinisch das klassische Bild des Down-Syndroms zeigte. Der Chromosomenbefund des Mannes war: 47,XY,+21 in 51 Metaphasen aus der Lymphozytenkultur und 101 Metaphasen aus einer Hautbiopsie. Seine Partnerin hatte einen normalen weiblichen Chromosomensatz 46,XX. Bei einer Schwangerschaft aus dieser Partnerschaft war eine pränatale Diagnostik durch Chorionzottenbiopsie durchgeführt worden, die einen normalen männlichen Chromosomensatz des Feten 46,XY ergab.

Die Vaterschaft wurde durch den DNA-Fingerprint gesichert. Offensichtlich ist dies das erste dokumentierte Beispiel der Vaterschaft eines Mannes mit einer Trisomie 21. Zwar ist ein väterliches Mosaik nicht mit absoluter Sicherheit ausgeschlossen, aber bei 152 analysierten Zellen ist ein 2%iges Mosaik mit 95%iger Sicherheit ausgeschlossen.

Damit kann es immer noch sein, daß eine unentdeckte normale Zellinie für die Fruchtbarkeit dieses Mannes mit Down-Syndrom verantwortlich ist, aber aus der Sicht der praktischen zytogenetischen Diagnostik hätte ein solches mögliches Mosaik nicht vor der Schwangerschaft vorausgesagt werden können.

Für die Beratung männlicher Personen mit Down-Syndrom im fortpflanzungsfähigen Alter sollten also die Fragen der Kontrazeption sorgfältig beachtet werden. Das gilt um so mehr, als ja die Bemühungen zunehmen, geistig behinderte Erwachsene bei aller benötigten Hilfestellung doch soweit wie möglich ihr eigenständiges Leben führen zu lassen.

Literatur

1. SHERIDAN, R. u. Mitarb.: Fertility in a male with trisomy 21. J. med. Genet. **26**, 294–298 (1989).

J. Murken, München

α_1-Antitrypsinmangel beim Kind

Frage: Ein 6jähriger Junge mit seit Geburt bekanntem α_1-Antitrypsinmangel zeigt jetzt ansteigende Transaminasenwerte. Gibt es einen Weg, die fortschreitende Leberaffektion zu behandeln?

Unterschiedliche Mutationen des α_1-Antitrypsingens – autosomal kodominant vererbt – führen zur Synthese von nicht sekretionsfähigem α_1-Antitrypsin in den Hepatozyten, das zum Teil intrazellulär wieder abgebaut, zum Teil aber auch gespeichert wird. Dies führt bei homozygoten Trägern der Erkrankung zu einer auf –15% der Norm verminderten α_1-Antitrypsinkonzentration im Plasma. Hier und in anderen Körperflüssigkeiten ist α_1-Antitrypsin der wesentliche Inhibitor der Serinproteasen, besonders der Elastase der Neutrophilen.

Bei einem α_1-Antitrypsinmangel vom Typ Proteinaseinhibitor ZZ können zwei unterschiedliche Organsysteme in Mitleidenschaft gezogen werden. Das eine ist die Lunge (in der Regel im frühen Erwachsenenalter), das andere ist die Leber (bereits im Neugeborenen- oder Kindesalter).

Die Pathogenese der Organschädigung bei beiden Organen ist unterschiedlich. Mehr als 90% der inhibitorischen Aktivität in der Lungenlavageflüssigkeit beruht auf der Funktion von α_1-Antitrypsin. Bei Ausfall oder verringerter Aktivität dieser Leistung kommt es zur Destruktion der elastischen Fasern in den Alveolen und zu einem progressiven Lungenemphysem. Der Leberzellschaden dagegen wird durch die Akkumulation des mutierten, nicht sekretionsfähigen α_1-Antitrypsins in der Leber ausgelöst.

Die unterschiedliche Pathogenese und Pathophysiologie der beiden Organsysteme erklärt auch, warum die bei Lungenemphysem u. U. sinnvolle Substitutionstherapie mit i.v. appliziertem α_1-Antitrypsin bei einem Patienten mit Leberbeteiligung nicht wirksam sein kann und daher nicht indiziert ist. Aus demselben Grund ist auch eine Gentherapie mit topisch applizierten liposomalen α_1-Antitrypsinkomplexen in nasale Epithelzellen betroffener Patienten sinnlos. Eine Gentherapie der Hepatozyten von Patienten mit Leberbeteiligung steht zur Zeit nicht zur Verfügung.

Eine spezifische Therapie bei einer fortschreitenden Leberzirrhose auf dem Boden eines α_1-Antitrypsinmangels gibt es also nicht. Eine Lebertransplantation ist die einzige kurative Behandlungsmöglichkeit einer progressiven Leberzirrhose bei α_1-Antitrypsinmangel.

Bei dem in der Frage erwähnten Jungen liegt wohl ein homozygoter α_1-Antitrypsinmangel vom Typ Proteaseinhibitor ZZ vor. Die Prognose dieser Erkrankung ist eigentlich gut. Die größte prospektive Screeninguntersuchung von 200 000 Neugeborenen mit einer Nachbeobachtungszeit von bis zu 18 Jahren wurde von SVEGER u. ERIKSSON (1, 2) durchgeführt. 127 Kinder hatten den Phänotyp Proteaseinhibitor ZZ. 10% dieser Kinder entwickelten eine neonatale Cholestase, 6% eine cholestatische Lebererkrankung, 3% hatten allein erhöhte Transaminaseaktivitäten. Im Laufe einer 18jährigen Beobachtung starben nur 4 der Kinder mit Leberzirrhose oder Fibrosen, bei 15% persistierten erhöhte Aktivitäten der Transaminasen.

Bei dem Jungen sollte zunächst einmal geklärt werden, ob eine Leberzirrhose vorliegt oder nicht (Sonographie, u. U. auch Leberbiopsie). Ist das nicht der Fall, so kann die Prognose als eher günstig eingeschätzt werden, eine Therapie ist in der Regel nicht notwendig. Liegt bereits eine Zirrhose vor, so müssen evtl. vorhandene Leberfunktionsausfälle symptomatisch behandelt werden, eine Lebertransplantation ist dann anzustreben.

Die Höhe der Transaminasen kann im Verlauf der Erkrankung durchaus schwanken. Eine prognostische Einschätzung des weiteren Krankheitsverlaufes kann daraus allerdings nicht abgeleitet werden. Hier sind die Werte der Leberfunktion und Cholestase (z. B. Cholinesterase, Blutgerinnung, Albumin, Bilirubin, alkalische Phosphatase, γ-GT) von ungleich größerer Bedeutung.

Literatur

1. SVEGER, T.: Liver disease in α-1-antitrypsin deficiency detected by screening of 200000 infants. New Eng. J. Med. **294**, 1316–1321 (1976).
2. SVEGER, T. u. S. ERIKSSON: The liver in adolescents with $α_1$-antitrypsin deficiency. Hepatology **22**, 514–517 (1995).

B. RODECK, Hannover

Fertilität von Patienten mit DOWN-Syndrom

Frage: Gibt es gesicherte Aussagen über die Fertilität von Patienten mit Trisomie 21? Es handelt sich um einen Jungen mit Translokationstrisomie 21 (46,XY, –14, +t [14q 21q]).

Die Frage bewegt viele Eltern von Kindern mit DOWN-Syndrom, da sexuelle Kontakte dieser Kinder bei Integrationsbemühungen als durchaus wünschenswert angesehen werden können.

Es ist bekannt, daß Männer mit DOWN-Syndrom meistens infertil sind. Die Spermiogenese bricht bei ihnen in einem sehr frühen Stadium ab, Spermien finden sich nicht im Ejakulat oder nach histologischer Aufarbeitung von Hodenbiopsaten (2). Als Ursache dieses »spermatogenic arrest« wird allgemein eine Assoziation des überzähligen Chromosoms 21 mit dem »sex vesicle« während einer frühen Phase der Meiose I (Pachytän) angesehen.

In seltenen Ausnahmen ist aber auch über Fertilität von Männern mit DOWN-Syndrom berichtet worden (1, 3). Ursache solcher Einzelfälle von Fertilität bei Trisomie 21 ist möglicherweise ein sog. »Gonadenmosaik«.

Bei einem solchen Gonadenmosaik liegt z. B. neben einer Zellinie mit Trisomie 21 eine normale Zellinie mit dem Chromosomensatz 46,XY vor. In einer solchen Zellinie wäre die Spermatogenese nicht gestört, so daß sich ausgehend von Spermatogonien mit diesem Chromosomensatz normale Spermien entwickeln können. Ein solches Mosaik kann zu einem sehr frühen Zeitpunkt der Embryogenese durch Verlust des überzähligen Chromosoms 21 während einer somatischen Zellteilung entstehen. Neben der Zellinie mit der Trisomie 21 entsteht dann eine Zellinie mit 4 Chromosomen 21 und eine solche mit 2 Chromosomen 21. Man kann davon ausgehen, daß sich die Zellinie mit 4 Chromosomen 21 nicht weiter entwickelt und im Laufe der Embryonalentwicklung verschwindet.

Solche Chromosomenmosaike sind sehr schwer nachzuweisen, so daß die Annahme eines Gonadenmosaiks als Ursache für Fertilität bei einem Mann mit Trisomie 21 hypothetisch bleiben muß. Eine solche Hypothese ist aber sehr viel wahrscheinlicher als eine Ausnahme von einer generellen biologischen Regel.

Zusammenfassend: Mit sehr hoher Wahrscheinlichkeit sind Männer mit freier Trisomie 21 infertil; es wurden nur ganz wenige Patienten mit Fertilität beschrieben.

Die in der Frage erwähnte Beobachtung ist dadurch kompliziert, daß keine freie Trisomie vorliegt, sondern eine sog. Translokationstrisomie mit 2 freien Chromosomen 21 und einer ROBERTSON-Translokation zwischen einem Chromosom 14 und 21. Das 3. Chromosom 21 ist demnach nicht frei, sondern mit einem Chromosom 14 verschmolzen. Diese Beobachtungen mit 14/21 Translokationstrisomie machen ungefähr 2–3% der DOWN-Syndrome aus und sind somit außerordentlich selten.

Literaturangaben über die Fertilität bei Männern mit dieser Translokationstrisomie liegen meines Wissens nach nicht vor. Mit hoher Wahrscheinlichkeit besteht aber auch bei diesen Patienten eine Infertilität – eine Restmöglichkeit, daß auch bei solchen Patienten ein Gonadenmosaik vorliegt, ist aber selbstverständlich auch gegeben.

Eine genaue Beantwortung dieser Frage kann nur nach individueller Untersuchung gegeben werden. Eine solche Untersuchung (Ejakulatuntersuchung oder Hodenbiopsie) ist aber wegen stark eingeschränkter oder fehlender Einsichts- und/oder Zustimmungsfähigkeit der Männer mit DOWN-Syndrom nicht oder nur selten möglich.

Die angestellten Überlegungen treffen nur für Männer mit Trisomie 21 zu. Frauen mit Trisomie 21 haben eine deutlich herabgesetzte Reproduktionsfähigkeit, sind aber viel häufiger fertil als Männer.

Literatur

1. BOBROW, M. u. Mitarb.: Fertility in a male with trisomy 21. J. med. Genet. **29,** 141 (1992).
2. JOHANNISSON, R. u. Mitarb.: Down's syndrome in the male. Reproductive pathology and meiotic studies. Hum. Genet. **63,** 132–138 (1983).
3. ZÜHLKE, Ch. u. Mitarb.: Down syndrome and male fertility: PCR-derived fingerprinting serological and andrological investigations. Clin. Genet. **46,** 324–326 (1994).

E. SCHWINGER, Lübeck

Bedeutung einer Galaktose 1-Phosphat-Uridyltransferase

Frage: Gibt es Folgen im Sinne einer Galaktosämie (z. B. Transaminasenerhöhung), auch wenn weder eine Galaktosurie noch eine Galaktosämie, sondern nur eine Verminderung der Galaktose 1-Phosphat-Uridyltransferase in den Erythrozyten nachgewiesen wird? Ist in einem solchen Fall eine milchfreie Ernährung notwendig oder gerechtfertigt?

Das wesentliche diagnostische Merkmal einer Galaktosämie ist die in den Erythrozyten nachweisbare verminderte Aktivität der Galaktose 1-Phosphat-Uridyltransferase. Der Grad der Enzymverminderung ist jedoch bei den unterschiedlichen genetischen Varianten dieser Erkrankung sehr variabel. Daraus ergibt sich auch eine unterschiedliche Notwendigkeit einer diätetischen Führung.

Als Ergebnisse der quantitativen Enzymanalyse ergeben sich folgende Interpretationsmöglichkeiten und Therapiekonsequenzen:

Genotyp 1-1: Homozygot, normal. Enzymaktivität 0,28–0,75 µmol/Min./g Hb. Normale Ernährung.

Genotyp 0-0: Homozygot, Galaktosämie. Enzymaktivität: 0–0,03 µmol/Min./g Hb. Galaktosefreie Ernährung.

Genotyp 2-2: Homozygot, DUARTE-Variante. Enzymaktivität: 0,15–0,24 µmol/Min./g Hb. Normale Ernährung.

Genotyp 1-0: Heterozygot für Galaktosämie. Enzymaktivität: 0,10–0,27 µmol/Min./g Hb. Normale Ernährung.

Genotyp 2-1: Heterozygot für DUARTE-Variante. Enzymaktivität: 0,18–0,36 µmol/Min./g Hb. Normale Ernährung.

Genotyp 2-0: Doppelheterozygot für Galaktosämie und DUARTE-Variante. »Compound-Heterozygotie«. Enzymaktivität 0,05 bis 0,13 µmol/Min./g Hb. Da in dieser Situation das Auftreten von Spätkatarakten beschrieben wird, sollte zumindest in den ersten 24 Lebensmonaten, also einer Zeit ausgeprägter Milchernährung, eine galaktosefreie Kost eingehalten werden.

INGEBORG ECKERT und H. J. BÖHLES, Frankfurt am Main

Hyperphosphatasie

Frage: Bei einem 4jährigen Jungen mit infektbedingten Bauchschmerzen wurde eine erhöhte alkalische Phosphatase festgestellt (APH 4948 – Kontrolle 4249), die sich nach 4 Wochen wieder normalisierte.

Wie ist ein stark erhöhter APH-Wert zu erklären, und welche Konsequenzen ergeben sich aus diesem Laborwert?

Die alkalische Phosphatase stellt kein einheitliches Enzym dar; sie besteht aus 3 genetisch determinierten Isoenzymen (Leber-/Knochen-, Nieren- und Darm-/Plazenta-Typ), aber auch aus sog. postgenetischen Formen, wie z. B. die Gallengangs-aP und die Tumorphosphatasen. Man kann diese verschiedenen Isoenzyme differenzieren.

Eine Erhöhung der gesamten alkalischen Phosphatase findet sich am häufigsten bei Erkrankungen der Leber, des Knochens oder bei malignen Erkrankungen, sie kann jedoch im Kindesalter auch physiologisch z. B. bei raschem Knochenwachstum beobachtet werden. Man sollte also bei einer so starken Erhöhung der alkalischen Phosphatase, wie sie bei dem Kind gemessen wurde, differenzieren.

Eine Lebererkrankung erscheint aufgrund der vorliegenden Daten unwahrscheinlich, so daß es sich am ehesten um eine sog. Knochenphosphatase handelt, die durch eine Vielzahl von Erkrankungen bedingt sein kann, z. B. Vitamin D-Mangel oder Vitamin D-Stoffwechselstörungen, den Einfluß von Antiepileptika, vor allem Phenytoin, renal tubuläre Defekte im Sinne einer renalen Dystrophie, maligne Erkrankungen.

Alle diese Krankheiten scheinen bei dem Kind nicht vorzuliegen, zumal die alkalische Phosphatase bei diesen Störungen meist über längere Zeit hoch bleibt und sich nicht nach 4 Wochen wieder völlig normalisiert.

Es gibt auch Erhöhungen der gesamten alkalischen Phosphatase ohne erkennbare hepato-biliäre oder skelettale Erkrankungen. Dazu gehört vor allem die isolierte Hyperphosphatasie als transitorische Form, die vor allem im Säuglings-, aber auch noch im Kleinkindesalter vorkommt und zu Werten der alkalischen Phosphatase bis zu 10000 U/l führen kann. Das Isoenzymmuster kann dann dem Leber-/Knochentyp zugeordnet werden. Meist normalisieren sich diese Befunde nach einigen Monaten.

Bei dem in der Frage erwähnten 4jährigen Kind bestand die Hyperphosphatasie wahrscheinlich schon längere Zeit und ist zufällig mit Laboruntersuchungen bei infektbedingten Bauchschmerzen festgestellt worden. Daß sich eine so hohe alkalische Phosphatase innerhalb von 4 Wochen normalisiert, ist unwahrscheinlich. Weitere Untersuchungen, wie Bestimmung von Kalzium, Phosphat, Transaminasen und γ-GT oder Röntgenaufnahmen der Hand oder anderer Skelettteile sind zu diesem Zeitpunkt nicht notwendig.

Fällt allerdings eine hohe alkalische Phosphatase innerhalb von mehreren Wochen oder Monaten nicht ab, sollten Familienmitglieder untersucht werden, da es auch eine familiäre Form der Hyperphosphatasie gibt. Daneben kennt man auch eine permanente Hyperphosphatasie, ebenfalls vorwiegend familiär (aber auch sporadisch), von der ältere Kinder und Erwachsene betroffen sind.

Schließlich gibt es eine Makro-aP (Komplexbildung zwischen Leber-/Knochen-aP mit Immunglobulinen, vor allem des IgG-Typs).

Der früher stark erhöhte Wert der alkalischen Phosphatase bei dem erwähnten 4jährigen Kind hat keinen Krankheitswert, Konsequenzen ergeben sich aus diesem Laborbefund nicht. Eine Kontrolle beim nächsten Wachstumsschub wäre wegen eines evtl. erneuten Anstiegs der alkalischen Phosphatase interessant.

F. C. Sitzmann, Homburg/Saar

Orale Kontrazeptiva und migräneartige Kopfschmerzen

Frage: Welches Vorgehen empfehlen Sie, wenn bei weiblichen Jugendlichen unter der Einnahme oraler Kontrazeptiva migräneartige Kopfschmerzen auftreten? Welche diagnostischen Maßnahmen sind zur Klärung und Zuordnung notwendig? Unter welchen Voraussetzungen ist der Wechsel auf ein anderes hormonelles Kontrazeptivum möglich? Wann können nur nicht-hormonelle Verhütungsmittel empfohlen werden?

Kopfschmerzen gehören zu den bekannten Nebenwirkungen verschiedener Medikamente und auch der oralen Kontrazeptiva. Sind sie von der Patientin zu tolerieren, sollte man die ersten 3 Einnahmezyklen abwarten, da Inzidenz und Intensität danach erfahrungsgemäß deutlich abnehmen.

Anders verhält es sich bei der echten Migräne. Orale Kontrazeptiva sind nicht die Ursache eines Migräneanfalles, sondern nur ein Stimulus bei einer entsprechend disponierten jungen Frau. Auch andere Auslöser, wie Streß, Depression, Alkohol, Medikamente, Licht, Lärm etc. können ebenfalls zu einer Migräneattacke führen.

Bei einem klassischen Migräneanfall, der erstmalig unter hormonaler Kontrazeption aufgetreten ist, ergibt sich selbstverständlich eine Kontraindikation für die weitere Einnahme, besonders bei Sehstörungen oder starken, kaum zu behandelnden Attacken; es besteht die Gefahr eines ischämischen zerebralen Insultes.

Die Leseranfrage erwähnt den migräneartigen Kopfschmerz, eine der Mischformen, bei der man als erste diagnostische Maßnahme den Migränecharakter herausfragen muß. Darüber hinaus ist zu klären, inwieweit die Patientin bereits früher ähnliche Symptome erlebt hat.

Da für Jugendliche die »Pille« die sicherste Empfängnisverhütung ist und alle anderen Verhütungsmaßnahmen durch ihre relative Unsicherheit und möglichen Nebenwirkungen erst in zweiter Linie heranzuziehen sind, ist die Entscheidung, auf orale Kontrazeption beim migräneartigen Kopfschmerz zu verzichten, eine Gratwanderung. Dem Östrogenanteil in der »Pille« wird die auslösende Ursache für die Kopfschmerzen zugeschrieben. Deshalb wird man darauf achten, ein Präparat zu wählen, das die heute niedrigste Östrogendosis enthält (20 µg Ethinylestradiol).

Sollte der Wechsel auf die niedrige Dosierung keine Besserung bringen, kann man auf ein reines Gestagenpräparat übergehen. Die Minipille (Dauereinnahme eines niedrig dosierten Gestagenpräparates) ist aber auch in dieser Situation wegen ihrer Unsicherheit und der Notwendigkeit einer exakten und pünktlichen Einnahme nicht geeignet. Depotgestagene haben eine schlechte Zykluskontrolle (Zwischenblutungen, Amenorrhöen nach Beendigung).

Anbieten würden sich in dieser Situation beispielsweise Chlormadinonacetat 2 mg, Medrogeston 5 mg oder Medroxyprogesteronacetat 2,5 mg. Diese Gestagene gibt man 10 Tage lang 1 Tabl., gefolgt von 11 Tagen 2 Tabl./d. Danach folgt, wie bei der »Pille«, 1 Woche Pause.

Es sind auch Gonadotropin-Releasing-Hormon-Analoga (GnRH-A) für ihre Anwendbarkeit in der Kontrazeption getestet worden. Buserelin und Nafarelin sind als Nasenspray erhältlich. Sie werden wie orale Kontrazeptiva 21 Tage lang angewendet (2 Sprühstöße pro Tag).

Das Problem hierbei sind Ausfallserscheinungen wie im Klimakterium und eine ungenügende Zykluskontrolle. Entweder gibt man am Ende des Behandlungszyklus Gestagene (7 Tage eines der angegebenen) oder substituiert den gesamten

Zyklus mit einer niedrig dosierten Östrogen-Gestagen-Sequenz (1–2 mg Estradiolvalerat + 1 mg Norethisteronacetat). Erschwerend ist der hohe Preis, den man mit der Krankenkasse absprechen muß (bis zum 20. Lebensjahr wird die »Pille« von den Krankenkassen bezahlt).

Nicht-hormonale Verhütungsmittel wird man bei eindeutiger Migränedisposition nur wählen, wenn die Gestagengabe nicht toleriert wird. Die Intrauterinspirale sollte bei einer Nullipara nur ausnahmsweise angewendet werden. Sie wird häufiger ausgestoßen oder kann aszendierende Infektionen – besonders bei einer nicht festen Partnerbeziehung – begünstigen.

Ist die Jugendliche verantwortungsbewußt und leicht lernfähig, wird man auch lokale Verhütungsmethoden, wie z. B. Kondom, Scheidendiaphragma jeweils mit spermiziden Vaginalovula kombiniert empfehlen können.

F. PETERS, Mainz

HbA_{1c}-Bestimmung

Frage: Gibt es einen Unterschied in den HbA_{1c}-Werten aus venösem und kapillärem Blut? Muß man auf Besonderheiten achten, wenn man den HbA_{1c}-Wert kapillär abnimmt?

Zunächst muß auf grundsätzliche Probleme der HbA_{1c}-Bestimmung eingegangen werden.

Es steht außer Frage, daß die Bestimmung des HbA_{1c} die gegenwärtig beste Methode ist, das Ausmaß der mittelfristigen Stoffwechselregulation bei Patienten mit Typ I-Diabetes mellitus zu beurteilen. Die langfristigen HbA_{1c}-Werte sind auch bei Kindern und Jugendlichen mit der langfristigen Prognose assoziiert (1, 2).

Allerdings gibt es gegenwärtig mehr als 20 Methoden zur Bestimmung von Glykohämoglobin, die auf physikalischen, chemischen oder immunologischen Unterschieden zwischen Glykohämoglobin und Hämoglobin beruhen. Da kein international akzeptiertes Referenzsystem vorliegt, werden diese Methoden entweder intern oder gegen eine willkürlich ausgewählte HbA_{1c}-Bestimmungsmethode mit HPLC standardisiert.

Daher sind die Werte, die mit verschiedenen Methoden bestimmt werden, nicht vergleichbar, und selbst Bestimmungen mit der gleichen Methode können durch geringe Abweichungen bei der Probenbearbeitung zu klinisch relevanten Unterschieden in der HbA_{1c}-Einschätzung führen (3).

Zur Zeit laufen Bestrebungen der Internationalen Federation of Clinical Chemists (IFCC), das dringend benötigte Referenzsystem für die internationale Standardisierung der HbA_{1c}-Bestimmung zu entwickeln (4). Derzeit sind zunächst lyophilisierte Standards (niedriger, mittlerer und hoher HbA_{1c}, bezogen auf Werte der amerikanischen DCCT-Studie [2]; Kontakt:

Dr. C. W. WEYKAMP, Regional Hospital Quenn Beatrix, Beatrixpark 1, 7101 BN Winterswijk, Niederlande) erhältlich.

Im Vergleich zu den erheblichen Unterschieden, die durch HbA_{1c}-Bestimmung mit verschiedenen Labormethoden entstehen, sind die beschriebenen Unterschiede zwischen der kapillären und venösen Probenentnahme gering. Sowohl für die Bestimmung mit der HPLC-Standardmethode wie auch für die heute weit verbreiteten immunologischen Methoden ist eine gute Übereinstimmung zwischen kapillären und venösen Proben beschrieben worden (5, 6).

Es empfiehlt sich die Parallelbestimmung einer Probenreihe, wenn beide Abnahmemethoden nebeneinander verwendet werden sollen, da einzelne Autoren geringfügig höhere Werte bei der Analyse kapillärer Proben beschrieben haben (7).

Wie bei jeder kapillären Blutabnahme ist eine Probenverunreinigung zu vermeiden. Bei Verwendung einer Stabilisierungslösung für die kapilläre Probe zeigte sogar eine mehrtägige Aufbewahrung und ein Probenversand per Post über längere Strecken bei einer kürzlich vollendeten internationalen Studie mit über 2800 HbA_{1c}-Proben von Kindern mit Diabetes keinen Einfluß auf das Analyseergebnis (8).

Literatur

1. DANNE, T. u. Mitarb.: Longterm glycaemic control has a nonlinear association to the frequency of background retinopathy in adolescents with type I diabetes. Follow-up of the Berlin Retinopathy Study. Diab. Care **17**, 1390–1396 (1994).
2. DCCT Research Group: Effect of intensive diabetes treatment on the development and progression of long-term complications in adolescents with insulin-dependent diabetes mellitus: Diabetes Control and Complications Trial. J. Pediat. **125**, 177–188 (1994).
3. DANNE, Th. u. Mitarb.: Threshold of HbA1c for the effect of hyperglycemia on the risk of diabetic microangiopathy (letter). Diab. Care **19**, 183 (1996).
4. HOELZEL, W. u. K. MIEDEMA: Development of a reference system for the international standardization of HbA_{1c}/glycohemoglobin determinations. J. Int. Fed. Clin. Chem. **9**, 62–67 (1996).
5. SHAH, A. R. u. Mitarb.: A novel capillary collection method for obtaining current glycosylated haemoglobin levels in diabetic children. Diab. Med. **11**, 319–322 (1994).
6. GUTHRIE, R. u. Mitarb.: A multisite physician's office laboratory evaluation of an immunological method for the measurement of HbA_{1c}. Diab. Care **15**, 1494–1498 (1992).
7. VOSS, E. M. u. Mitarb.: Evaluation of a capillary collection system for HbA_{1c} specimens. Diab. Care **15**, 700–701 (1992).
8. MORTENSEN, H. B. u. P. HOUGAARD for the Hvidore Study Group on Childhood Diabetes: Comparison of metabolic control in a cross-sectional study of 2873 children and adolescents with insulin-dependent diabetes from 18 nations. Diab. Care **20**, 714–720 (1997).

TH. DANNE, Berlin

Wachstumshormonbehandlung bei ULLRICH-TURNER-Syndrom

Frage: Welche Aussicht auf Erfolg hat die Behandlung des Minderwuchses bei TURNER-Syndrom mit STH? Sind die extrem hohen Behandlungskosten auch bei geringem Erfolg berechtigt?

Wachstumshormon ist zum normalen Wachstum erforderlich. Ist die GH-Sekretion vermindert, so muß Wachstumshormon verabreicht werden, um das Wachstum zu stimulieren. Ziel muß eine normale Endgröße sein.

Hier wird aber gefragt, ob Patienten mit Wachstumshormon behandelt werden sollen, welche doch im allgemeinen eine ungestörte GH-Sekretion aufweisen. Nach welchen Patienten wird denn gefragt? Da der Minderwuchs erwähnt wurde, kann es sich nur um Patienten mit ULLRICH-TURNER-Syndrom handeln, da Patienten mit anderen TURNER-Syndromen (z. B. TURNER-KIESER-Syndrom, GARDNER-TURNER-Syndrom) keine Wachstumsstörung aufweisen.

Patienten mit ULLRICH-TURNER-Syndrom sind gekennzeichnet durch eine Chromosomenstörung: Fehlen eines 2. Geschlechtschromosoms in jeder Zelle (45 X), ein abartiges 2. Chromosom (z. B. 46 XisoX) oder Mosaikbilder (z. B. 46 XX:45 X oder 46 XY:45 X). Das Krankheitsbild wurde von ULLRICH 1930 und von TURNER 1939 beschrieben. Die Endgröße dieser Patienten liegt im Mittel etwa 7 cm unter der 3. Perzentile gesunder Menschen.

Solange Wachstumshormon nur in beschränkter Menge vorhanden war, hat man nur einige Mädchen mit ULLRICH-TURNER-Syndrom behandelt, ohne daß bei jeder Patientin das Wachstum beschleunigt werden konnte.

Mit Einsatz der rekombinanten Präparate konnte man Dosis und Frequenz der Applikation steigern. Damit war es möglich, das Wachstum vieler dieser Kinder deutlich zu stimulieren. ROSENFELD berichtet von Endgrößen, welche um 6–9 cm höher als erwartet liegen. Damit wäre die mittlere Endgröße etwa bei der 10. Perzentile der Norm. Das Ziel, eine normale Endgröße zu erreichen, ist also greifbar. Das ist aber nicht zu erwarten, wenn die aktuelle Größe eines Kindes mit ULLRICH-TURNER-Syndrom extrem niedrig ist oder das Wachstum ungenügend stimulierbar ist. Ist die aktuelle Größe eines Kindes mit ULLRICH-TURNER-Syndrom extrem niedrig, sollte alles versucht werden, die Größe soweit wie möglich zu erhöhen; ist das Wachstum ungenügend stimulierbar, muß aber eine einmal begonnene Therapie überdacht und bei mangelndem Erfolg auch abgesetzt werden.

Leider sind die Kosten einer rhGH-Therapie sehr hoch. Bei allen Firmen kostet 1 IE des gentechnologisch hergestellten Wachstumshormons/Somatotropin/STH DM 45,–. Bei den in Frage kommenden Kindern benötigt man etwa 2 IE/d bis manchmal 5 IE/d, je nach Alter und Größe der Patienten und nach Indikation.

Die häufigste verwendete Dosis dürfte wohl 3 IE/d sein, was tägliche Kosten von DM 135,– verursacht und Gesamtjahreskosten von DM 49 275,– ergibt.

Zum Vergleich: Eine beim Sport erworbene Oberschenkelfraktur kostet über DM 40 000,– zusätzlich Arbeitsausfall; für ein Frühgeborenes muß bis zur Entlassung aus dem Krankenhaus mit DM 15 000,– bis 20 000,– gerechnet werden – ohne die eventuell folgende Nachbehandlung. Die Kosten liegen also in vergleichbarer Höhe. Trotzdem sollte man zur Stimulation des Wachstums nach kostengünstigeren Maßnahmen suchen.

O. BUTENANDT, München

Joddepotpräparate – Strumaprophylaxe

Frage: Ist es richtig, daß bei Anwendung von Joddepotpräparaten (Jodetten depot) der Spiegel zu rasch absinkt, als daß es zu einer wirksamen Strumaprophylaxe kommen kann?

HORSTER (1) hat gezeigt, daß in den ersten 24 Stunden nach Applikation von Thyreojoddepot die Harnausscheidung von Jod stark ansteigt und die Serumjodwerte fast unverändert bleiben. Hieraus folgerte er, einer täglichen Jodzufuhr gegenüber einer Depotjodgabe (1×/Woche) den Vorzug zu geben.

In weiteren Untersuchungen (2) stellte sich heraus, daß für Strumaprophylaxe und -therapie nicht in erster Linie die Serumkonzentrationen von Jod entscheidend sind, sondern die intrathyreoidalen Jodkonzentrationen. Diese unterliegen nicht den täglichen Schwankungen und bleiben auch bei Gaben von Depotjod (1×/Woche) hoch (3) (Halbwertszeit 7 Wochen).

Der behandelnde Arzt oder der Patient können somit von Fall zu Fall entscheiden, ob 200 µg Jodid täglich oder 1,5 mg Jodid wöchentlich zur Strumaprophylaxe verabreicht werden. Beide Applikationsformen sind gleichwertig (4).

Der Arbeitskreis Jodmangel empfiehlt für Schwangere (aus Praktikabilitätsgründen!) die wöchentliche Einnahme einer Tablette mit 1,5 mg Joddepot!

Literatur

1. HORSTER, F. A.: Substitution des Jodmangels in der Bundesrepublik Deutschland: 200 µg Jodid täglich oder 1,5 mg Jodid wöchentlich? Nuc. Compact **20**, 37–38 (1989).
2. PETERS, H., D. HACKEL u. H. SCHLEUSENER: Rezidivprophylaxe der endemischen Struma. Dt. med. Wschr. **121**, 752–756 (1996).
3. SALLER, B. u. Mitarb.: Vergleichbarer Anstieg des intrathyreoidalen Jodgehaltes unter einer täglichen Gabe von 200 µg Jodid und einer wöchentlichen Gabe von 1,53 mg Jodid. Klin. Wschr. **67**, 280 (1989).
4. SALLER, B. u. Mitarb.: Verhalten der intrathyreoidalen Jodkonzentration bei Patienten mit endemischer Struma unter Therapie mit Jodid. In: RÖHER, H. D. u. B. WEINHEIMER (Hrsg.): Schilddrüse 1991, S. 31–40. Walter de Gruyter, Berlin-New York 1992.

W. TELLER, Ulm

Fetopathia diabetica

Frage: Was genau ist eine Fetopathia diabetica? Welche Symptomatik gehört dazu?

Kinder von Frauen mit Diabetes mellitus Typ I, aber auch mit Gestationsdiabetes, sind einem erhöhten Risiko von Fehlbildungen und postnatalen Anpassungsstörungen ausgesetzt.

Die Gefährdung korreliert mit der Stoffwechsellage der Schwangeren, d. h. je höher deren Blutzuckerspiegel ist, desto größer ist die Gefährdung des Feten und Neugeborenen. Vor allem die postnatalen Anpassungsstörungen korrelieren eng mit der in Folge der erhöhten mütterlichen Blutzuckerspiegel induzierten Hyperinsulinämie des Feten, die sich in einem erhöhten Insulingehalt des Fruchtwassers widerspiegelt.

Als typische Entwicklungsstörung tritt infolge der Hyperinsulinämie des Feten eine Makrosomie (Geburtsgewicht über der 90er Perzentile für das Gestationsalter) auf. Gleichzeitig besteht eine funktionelle Unreife im Bereich des Leberstoffwechsels (Neigung zu Hyperbilirubinämie) der Lungenreifung (Neigung zum Atemnotsyndrom) sowie der Parathormonbildung (Neigung zur Hypokalziämie).

Weiterhin können hypertrophe Kardiomyopathie sowie Polyzythämie infolge einer Stimulation der extramedullären Blutbildung auftreten und sich als Folge dieser Veränderungen kardiale Probleme oder etwa eine polyzythämiebedingte Nierenvenenthrombose entwickeln. Wegen der Hyperinsulinämie sind die Neugeborenen in den ersten Tagen stark hypoglykämiegefährdet.

Typische Fehlbildungen betreffen die Extremitäten (Hände und Füße), Nieren, Herz (Vorhof- und Ventrikelseptumdefekt, Transposition der großen Arterien, Aortenisthmusstenose) sowie das Gastrointestinalsystem (z. B. small-left-colon syndrome). Selten, dann aber für eine Fetopathia diabetica typisch, ist das kaudale Regressionssyndrom mit Hypoplasie und Fehlbildungen in der unteren Körperhälfte. Die Rate an Fehlbildungen steht wie die Anpassungs- und Entwicklungsstörungen in Bezug zur Stoffwechsellage. Sie scheint gegenüber Kindern stoffwechselgesunder Frauen nicht erhöht zu sein, wenn bei den Müttern schon präkonzeptionell und in der Frühschwangerschaft eine normoglykämienahe Stoffwechsellage besteht.

Zum Symptomenkomplex der Fetopathia diabetica gehören also sowohl Fehlbildungen wie auch Reifungs- und Anpassungsstörungen. Der Begriff Fetopathia diabetica ist insofern inhaltlich unscharf, als daß keineswegs bei jedem Kind alle Charakteristika zu finden sein müssen.

W. Burger, Berlin

Zufuhr von Jodpräparaten – täglich? wöchentlich?

Frage: Ist die tägliche Jodzufuhr (z. B. 200 µg für Jugendliche) besser als die einmalige, sicher mit größerer Compliance verbundene, wöchentliche Gabe von Jodetten depot (hier 1mal 1,5 mg), da die Schilddrüse nur etwa 300 µg speichern könne und der Rest ausgeschieden würde, also 4–5 Tage verminderte Zufuhr zu erwarten wäre?

Der Jodbedarf wird mit 200 µg/d angegeben – ein Kind benötigt weniger, vor allem ein Säugling. Gibt man eine größere Menge an Jod an einem Tag, so wird in einer Jodmangelsituation mehr Jod von der Schilddrüse aufgenommen, als wenn die Schilddrüse durch Jodgabe besser aufgesättigt ist. Der Rest der hohen Jodmenge bei Intervalltherapie wird rasch ausgeschieden. Je später eine Jodzufuhr wieder erfolgt, um so niedriger wird der intrathyreoidale Jodgehalt.

Man muß also damit rechnen, daß gegen Ende des Intervalls ein intrathyreoidaler Jodmangel auftritt (über die Auswirkung soll hier nicht gesprochen werden, weil ja aus der Nahrung zwischenzeitlich auch etwas Jod aufgenommen wird und dieser theoretisch geschilderte Abfall des Jodgehaltes individuell sehr unterschiedlich sein kann).

Beim Menschen wird eine Variation in der alimentären Jodidaufnahme in einem relativ weiten Bereich toleriert, ohne daß die Produktion von Schilddrüsenhormon verändert wird. Steigt die Serumkonzentration über 10 µg/dl an, so wird die Jodaufnahme in die Schilddrüse bereits gehemmt. Werden exzessive Gaben von Jod verabreicht, so kommt es sogar zu einer Hemmung der Schilddrüsenfunktion (sog. WOLFF-CHAIKOFF-Effekt). Mit der Depotform kann eine derart große Menge an Jod (mehr als 400 µg/kg Jodid) allerdings nicht zugeführt werden.

Die physiologischere Art der Applikation ist die tägliche Zufuhr von Jod. Und die Compliance ist bei täglicher und regelmäßiger Verordnung sicher besser als bei einer Therapie in größeren Intervallen. Wird bei einer täglichen Applikation einmal die Joddosis vergessen, so verdoppelt sich das Intervall nur auf 2 Tage; fällt aber eine Dosis bei Depotgabe aus, so beträgt der Abstand zwischen den Jodapplikationen gleich 2 Wochen!

Eine sicher bessere Compliance kann bei Depotpräparaten nur dann erwartet werden, wenn das Depot unter ärztlicher Aufsicht gegeben wird.

O. BUTENANDT, München

Behandlung der Schilddrüsenfunktionsstörungen

Frage: Gilt die Behandlung der Hypothyreose mit Thyroxin oder Jodthyroxin als Standard?

Nein. Der Standard für die Behandlung einer Schilddrüsenfunktionsstörung mit Unterfunktion (Hypothyreose) ist im allgemeinen die Gabe des lang wirksamen der beiden Schilddrüsenhormone, des Thyroxins (Tetrajodthyronin, T_4), und nur unter besonderen Umständen wird das kürzer wirkende Trijodthyronin (T_3) gegeben.

Die Behandlung einer Schilddrüsenfunktionsstörung mit Unter- oder Überfunktion (Hyperthyreose) mit Tyroxin oder Jodthyrosin wird bei der sehr seltenen isolierten hypophysären Resistenz gegenüber Schilddrüsenhormon mit erhöhtem TSH, das oft zu einer vermehrten Bildung von Schilddrüsenhormon mit dem klinischen Bild der Hyperthyreose führt, versucht. Ursache kann eine Fehlbildung des TSH-Moleküls oder eine Störung des TSH-Rezeptors an der Hypophyse sein.

Man geht davon aus, daß das erhöhte Tyrosin/T_3-Angebot an der Hypophyse selbst zu einer Bremsung der überschießenden TSH-Produktion führen kann. Die modernen Untersuchungen der biologischen Wirkung des TSH des Patienten oder molekulargenetische Verfahren erlauben zunehmend bessere Erkenntnisse auf diesem Gebiet.

Literatur

1. GRÜTERS, A.: Störungen der Schilddrüse. In: KRUSE, M. (Hrsg.): Pädiatrische Endokrinologie, S. 24–57. Enke, Stuttgart 1993.
2. KLETT, M. u. D. REINWEIN: Schilddrüse. In: STOLECKE, H. (Hrsg.): Endokrinologie des Kindes- und Jugendalters. 2. Aufl., S. 67–130. Springer, Berlin-Heidelberg 1992.

D. K. Schönberg, Heidelberg

Schilddrüsensonographie: altersabhängiges Volumen, ab wann Jodgabe?

Neben der Jodausscheidung ist die Feststellung der Schilddrüsengröße das wichtigste Kriterium zur Erkennung eines Jodmangels. Es besteht eine gute Übereinstimmung zwischen der palpatorischen und der sonographischen Bestimmung der Schilddrüsengröße bei ausgeprägten Strumen. Bei leichten oder mittleren Strumen werden jedoch in 16,4% (6) bis 30% (2) Diskrepanzen zwischen der sonographischen Schilddrüsenvolumetrie und der Palpation beschrieben. Der Interobserver-Fehler der sonographischen Schilddrüsenvolumetrie liegt bei etwa 5%.

Die Sonographie ist daher besser als die klinische Bestimmung der Schilddrüsengröße geeignet, milde Strumen in Jodmangelgebieten, wozu auch die Bundesrepublik Deutschland zählt, aufzudecken (4).

Normwerte der Schilddrüse wurden von verschiedenen Autoren erhoben (1, 3, 5). Eine Indikation für eine Jodtherapie sehen wir, wenn das Schilddrüsenvolumen oberhalb der zweifachen Standardabweichung des jeweiligen Altersmittelwertes liegt.

Literatur

1. CHANONOINE, J. P. u. Mitarb.: Determination of thyroid volume by ultrasound from the neonatal period to late adolescence. Eur. J. Pediatr. **150**, 395–399 (1991).
2. GUTEKUNST, R. u. Mitarb.: Field assessment of goit: comparison of palpation, surface outline and ultrasonography. Int. Symp. on Jodine and the Thyroid (Abstract 52).
3. KLINGMÜLLER, V., A. OTTEN u. R. BÖDECKER: Sonographisch gemessene Schilddrüsenvolumina bei Kindern. Mschr. Kinderheilk. **139**, 828–831 (1991).
4. NAGEL, B. H. P., P. HERRMANN u. M. B. RANKE: Wie beurteilen Kinderärzte und Kinderärztinnen das Pro-

blem Jodmangel? Ergebnisse einer Umfrage. Mschr. Kinderheilk. **144**, 1257–1259 (1996).
5. SCHÖNAU, E. u. Mitarb.: Unzureichende Jodversorgung in Mittelfranken. Schilddrüsenvolumetrie und Jodausscheidung im Urin bei Kindern und Jugendlichen in Mittelfranken. Extracta Paediatr. **13**, 250–256 (1989).
6. VITTI, P. u. Mitarb.: Thyroid volume measurement by ultrasound in children as a tool for the assessment of mild iodine deficiency. J. clin. Endocr. Metab. **79**, 600–603 (1994).

D. WEITZEL, Wiesbaden

»Verminderte Wachstumsgeschwindigkeit«

Frage: Die Mutter hat bei ihrem 5jährigen Jungen noch nie eine Erektion beobachtet. Im Säuglingsalter habe sich einmal ein Haar um seine Peniswurzel geschlungen und für einige Stunden sei eine Schwellung des Penis aufgetreten. Außerdem hatte das Kind im Säuglingsalter einen Zeckenbiß am Penis. Auch eine Verminderung der Wachstumsgeschwindigkeit wird beobachtet (Zielgröße 189,5 cm, Länge bei Geburt 53 cm, mit 30 Monaten 93 cm, mit 40 Monaten 104,5 cm und mit 59 Monaten 109,5 cm).

Welche diagnostischen Schritte sind sinnvoll?

Über den ersten Teil der Frage kann man sich nur wundern. Ich hatte schon bei einer der letzten Zuschriften, »ob man durch Klarinettespielen eine Struma bekommen kann?«, meine Zweifel an der Ernsthaftigkeit der Frage. Hier macht sich eine Mutter Gedanken, daß ihr Sohn mit 5 Jahren noch keine Erektion hat. Ich weiß nicht, ob die Mutter den Penis ihres Sohnes kontinuierlich rund um die Uhr beobachtet. Das würde mich sehr wundern.

Es gibt meiner Kenntnis nach keine Studie, die besagt, wie viele Erektionen bei einem 5jährigen Jungen normal sind. Das Haar um die Peniswurzel und der Zeckenbiß sind in diesem Zusammenhang bedeutungslos.

Nicht bedeutungslos ist dagegen, daß der Kinderarzt eine verminderte Wachstumsgeschwindigkeit beobachtet. Es wäre besser, wenn die Wachstumsgeschwindigkeit (cm/Jahr) berechnet wird, anstatt einfach nur die Körperhöhen zu verschiedenen Zeitpunkten anzugeben. Außerdem sollten die Längendaten mit einer Perzentilenkurve veranschaulicht werden und danach eine basale Bestimmung von IGF-1 und IGFBP-3 im Serum erfolgen. Außerdem schlage ich vor, eine Röntgenaufnahme der Hand zur Bestimmung des Knochenalters anzufertigen.

Aufgrund der unvollständigen Angaben sind keine weiteren Empfehlungen möglich. Der Junge sollte einem pädiatrischen Endokrinologen vorgestellt werden.

H.-G. Dörr, Erlangen

Laktoseintoleranz

Frage: Seit etwa 6 Monaten führe ich in meiner Praxis bei unklaren abdominellen Beschwerden vermehrt einen Laktosetest durch. Zunächst ergab sich vor allem im pädiatrischen Bereich eine relativ hohe Trefferquote. Ich weitete deshalb die Anwendung des Testes auch auf meine erwachsenen Patienten aus und fand zu meiner Überraschung eine Trefferquote von etwa 70%. Die Laktoseabstinenz führte bei fast 80% der Patienten zur Beschwerdefreiheit.

Ist diese Trefferquote für diesen Test normal oder ist die Laktoseintoleranz wirklich so weit verbreitet?

Eine Laktoseintoleranz wird beim Erwachsenen in unseren Breiten in einer Größenordnung von 15–20% gefunden. Anders ist die Situation in Afrika (50%), Israel (60–80%), China (87%) und Thailand (97%), je nachdem, wie lange in der betreffenden Region Viehzucht betrieben wird. Die Prozentangaben liegen somit zu hoch, es sei denn, es handelt sich um ein sehr heterogenes Patientenkollektiv mit hohem Ausländeranteil.

Möglicherweise erklärt sich die beobachtete Diskrepanz auch aus der Definition der Laktoseintoleranz. Laktasemangel ist definiert als Laktaseaktivität unter 1 U/g Gewebe oder 15 U/g Protein in der Dünndarmbiopsie oder, was den Praxisbelangen eher entgegenkommt, als Blutzuckeranstieg von weniger als 20 mg/dl nach einer oralen Belastung mit 50 g Milchzucker, gelöst in 400 g Tee.

In jüngster Zeit wird zunehmend der H_2-Atemtest zur Diagnose der Laktoseintoleranz herangezogen. 60 Minuten nach Gabe von 50 g Laktose läßt sich dabei ein deutlicher Anstieg der H_2-Konzentration in der Atemluft bei gleichzeitigem Fehlen eines Anstiegs der Blutglukose registrieren.

Die meisten Erwachsenen registrieren die Malabsorption des Kohlenhydrats Laktose nur bei einer Belastung in Form von 1–2 Litern Milch und meiden eine Zufuhr. Kleinere Mengen werden symptomlos vertragen, da nur ein »relativer« Laktasemangel im Bürstensaum der Dünndarmepithelien besteht. Joghurt wird im übrigen fast immer problemlos vertragen, da durch die Enzymaktivität der Yoghurtbakterien die Laktose bereits weitgehend in Galaktose und Glukose aufgespalten wurde.

Da bei den meisten Säugetieren die Laktaseaktivität ihren Gipfel in der perinatalen Periode erreicht und dann langsam bis auf 10% des ursprünglichen Maximalwertes im Erwachsenenalter abnimmt, wundert es nicht, daß die gastrointestinalen Symptome in der Regel zwischen dem 1. und 5. Lebensjahr erstmalig auftreten.

W. RÖSCH, Frankfurt am Main

Magen-Darmtrakt, Ernährung

Milchkefir – Wasserkefir

Frage: Was ist vom gesundheitlichen Wert des Milch- bzw. Wasserkefirs (= Kefirpilz mit Wasser, Zucker und Zitrone angesetzt) zu halten?

Bei Milchkefir handelt es sich um ein sehr altes alkoholhaltiges Sauermilchprodukt von sämiger Konsistenz. Ursprünglich wurde es aus Kuh-, Ziegen- oder Schafsmilch hergestellt und ist vor allem in der ehemaligen Sowjetunion sowie in den Ländern Osteuropas verbreitet.

Heute wird der Kefir mit sog. Kefirknöllchen (einer Symbiose aus Hefen und speziellen Bakterien – Streptococcus lactis, Streptococcus cremoris, Leuconostoc-Arten, Lactobacillus casei, Lactobacillus caucasicus) aus pasteurisierter, im Fettgehalt eingestellter oder entrahmter Frischmilch mit oder ohne Eindampfen oder durch Zusatz von Milchpulver hergestellt.

Mikrobiologisch unterscheidet sich Milchkefir von den anderen Sauermilchprodukten dadurch, daß neben der Milchsäuregärung eine leichte alkoholische Gärung durch Hefen abläuft. Daher enthält der verzehrfertige Milchkefir geringe Mengen an Alkohol (mindestens 0,05% Ethanol; im Durchschnitt zwischen 0,2 und 0,8% Ethanol) sowie Kohlensäure (CO_2) und schmeckt sehr erfrischend. Bei Becherpackungen kann es wegen der typischen Kohlensäurebildung zu Deckelwölbungen kommen – dies ist kein Zeichen von Verderb.

Exakte Daten zu den Inhaltsstoffen – auch im Vergleich zu anderen Milchprodukten – sind der Tab. 4 zu entnehmen.

Im Gegensatz zum Milchkefir ist der Wasserkefir nicht im Handel erhältlich, sondern wird privat weitergegeben; bei der Selbstherstellung des Produkts muß daher stets auf eine hygienische Arbeitsweise geachtet werden.

Zusammensetzung pro 100 g eßbarem Anteil	Milchkefir, vollfett	Milchkefir, fettarm	Joghurt, vollfett	Joghurt, fettarm
Energie	66 kcal 276 kJ	46 kcal 194 kJ	73 kcal 305 kJ	53 kcal 222 kJ
Protein	3,3 g	3,4 g	3,9 g	3,6 g
Fette	3,5 g	1,5 g	3,8 g	1,5 g
Cholesterin	13 mg	6 mg	12 mg	6 mg
Kohlenhydrate	4,8 g	4,9 g	5,4 g	5,6 g
Natrium	46 mg	50 mg	50 mg	45 mg
Kalium	160 mg	150 mg	160 mg	150 mg
Kalzium	120 mg	120 mg	120 mg	115 mg
Retinol	40 µg	20 µg	30 µg	13 µg
Thiamin	0,04 mg	0,04 mg	0,04 mg	0,04 mg
Riboflavin	0,17 mg	0,17 mg	0,18 mg	0,17 mg
Alkohol	0,5 mg	0,5 mg	0 mg	0 mg

Tab. 4
Inhaltsstoffe von Milchkefir

Wasserkefir ist ein Gärgetränk. Laut einem kursierenden Rezept werden 2 l Wasser mit 100–150 g Zucker, 6 Eßlöffeln Kefirknöllchen, 2 getrockneten Feigen und ½ Zitrone angesetzt und 2–3 Tage vergoren. Bei den zur Selbstherstellung empfohlenen Kefirknöllchen handelt es sich um eine Symbiose verschiedener Hefen (Gattungen Torulopsis, Saccharomyces, Candida) und Milchsäurebakterien (z. B. Species Lactobacillus caucasicus). In einer Publikation (5) wird angegeben, daß der Wasserkefir neben Kohlensäure 1–2 Vol.% Alkohol enthält. Genaue Analysedaten liegen nicht vor.

Fazit

Sowohl dem Milch- als auch dem Wasserkefir werden zahlreiche positive Wirkungen zugeschrieben. Heilwirkungen sollen angeblich erzielt werden bei Nervenerkrankungen, inneren Geschwüren, Herzinfarkt, Durchfall, hartem Stuhl, Erkrankungen des Magendarmtraktes bis hin zu chronischen Unterleibserkrankungen von Frauen.

Ein Blick auf die Inhaltsstoffe bzw. Ausgangssubstanzen beider Getränke macht die propagierten Versprechungen mehr als unwahrscheinlich.

Der ernährungsphysiologische Wert von Milchkefir entspricht dem anderer Sauermilcherzeugnisse, d. h., besonders der Gehalt an Kalzium und Riboflavin ist hervorzuheben. Milchkefir ist somit eine mögliche Alternative für Menschen, die ungesäuerte Milchprodukte nicht mögen bzw. nicht vertragen.

Wasserkefir dagegen ist bestenfalls als eine besondere Art von Erfrischungsgetränk anzusehen. Die wertgebenden Inhaltsstoffe der Milch (z. B. Eiweiß, Kalzium und Vitamine) fehlen.

Literatur

1. AID Verbraucherdienst informiert. Milch und Milcherzeugnisse. Heft Nr. 1008, 1993.
2. DELLWEG, H., R. SCHMID u. W. TROMMER (Hrsg.): Römpp Lexikon Biotechnologie. Thieme, Stuttgart-New York 1992.
3. HESEKER, B. u. H. HESEKER: Nährstoffe in Lebensmitteln. Umschau, Frankfurt/Main 1993.
4. N. N.: Wasserkefir – eine neue Sensation auf dem Gesundheitssektor? DGE-info, Dezember 1992.
5. TÄUFEL, A. u. Mitarb.: Lebensmittellexikon A–K, L–Z. 3. Aufl. Behr, Hamburg 1993.

ESTHER SCHNUR, Frankfurt am Main

Nitratgehalt des Trinkwassers

Frage: Nach den EU-Richtlinien ist ein Nitratgehalt von 10 mg/l zulässig. Ist diese Konzentration für die Zubereitung von Säuglingsnahrung unbedenklich? Sind bei höheren Konzentrationen, z. B. 50 mg/l, für die anderen Bevölkerungsgruppen, von den Kleinkindern bis zu den Erwachsenen, gesundheitsschädigende Wirkungen zu erwarten und ggf. welche?

Welche Formen der Düngung sind als hauptverursachend für die Nitratbelastung anzusehen?

Nach der Trinkwasserverordnung darf die Nitratkonzentration im Trinkwasser den maximalen Grenzwert von 50 mg/l nicht überschreiten (§ 2, Abs. 1, Anl. 2). Mineralwasser, das mit der Angabe »geeignet für die Zubereitung von Säuglingsnahrung« angeboten wird, darf nach der Mineral- und Tafelwasserverordnung nur maximal 10 mg Nitrat/l enthalten (§ 9, Abs. 3, Anl. 4). Der besonders niedrige Grenzwert für Nitrat dieser Mineralwässer ist eine spezifische zusätzliche Sicherheitsmaßnahme für Säuglinge vor einer Methämoglobinämie.

Nitrat selbst kommt keine direkte pathophysiologische Wirkung bei der Bildung von Methämoglobin zu. Erst wenn größere Mengen von Nitrat zu Nitrit reduziert worden sind, kann es durch Nitrit zu einer Methämoglobinämie kommen.

Wie die Erfahrungen mit dieser Krankheit in den 50er Jahren zeigen, besteht eine derartige Gefahr jedoch nur dann, wenn der Nitratgehalt des Trinkwassers deutlich über 50 mg/l liegt (meist handelt es sich um Trinkwasser aus Einzelbrunnen in der Nähe von landwirtschaftlichen Betrieben), das Trinkwasser mit nitritbildenden Bakterien stark verunreinigt ist und die zubereitete Nahrung länger bei durchschnittlichen Temperaturen steht und/oder der Säugling kurze Zeit zuvor an einer bakteriellen Darmerkrankung mit nitritbildenden Erregern erkrankt war.

Das Risiko einer Methämoglobinbildung ist bei Säuglingen deshalb besonders groß, weil die frühkindliche Hämoglobinvariante HbF durch Nitrit nahezu doppelt so schnell zu Methämoglobin oxidiert wird wie das HbA der Erwachsenen und die Reduktion von Methämoglobin bei Neugeborenen deutlich langsamer als beim älteren Kind abläuft.

Wie die Praxis der letzten Jahrzehnte zeigt, sind Säuglinge bei einer zentralen Trinkwasserversorgung mit Nitratgehalten bis maximal 50 mg/l nicht durch vermehrte Methämoglobinbildung gefährdet. Angesichts der großen Anzahl von Mineralwässern in Deutschland war es für den Gesetzgeber kein Problem, den Grenzwert für Nitrat in Mineral- und Tafelwässern, die als für die Säuglingsernährung besonders geeignet angeboten werden dürfen, besonders restriktiv auf 10 mg/l festzusetzen. Hierbei entspricht der zusätzliche Schutz durch diesen besonders niedrigen Grenzwert dem Anwendungsbereich für diese die höchste Schutzbedürftigkeit aufweisende Bevölkerungsgruppe.

Der besonders niedrige Grenzwert für Nitrat in diesen Mineralwässern berechtigt jedoch keinesfalls zu dem Umkehrschluß, daß Säuglinge, die Trinkwasser mit einem Nitratgehalt von 10–50 mg/l erhalten, durch die damit verbundene höhere Nitratzufuhr real vermehrt gefährdet wären.

Beim Kind und Erwachsenen besteht das Risiko der Zufuhr hoher Nitratmengen (insbesondere durch den Verzehr von Gemüse und Gemüsesäften) in der Kanzerogenität von N-Nitrosoverbindungen, deren Entstehung aus Nitrat im sauren Milieu des Magensaftes begünstigt wird. In ausgeprägten Jodmangelgebieten kann eine hohe Nitratzufuhr ferner die Strumabildung begünstigen, da hohe Nitratspiegel im Blut die Jodaufnahme durch die Schilddrüse kompetitiv hemmen.

Die hohen Nitratgehalte im Trinkwasser in einigen Gegenden in Deutschland gehen vor allem auf die Überdüngung des Bodens mit organischem (Gülle) oder anorganischem Dünger zurück.

F. Manz, Dortmund

Selenaufnahme mit der Nahrung

Frage: Ist eine ausreichende Selenaufnahme mit der Nahrung gewährleistet?

Diese Frage kann global nicht beantwortet werden, da die regionalen Ernährungsgewohnheiten und die regionalen Selengehalte der Nahrungsmittel, bedingt durch den Selengehalt des Bodens, berücksichtigt werden müssen.

Selen ist ein essentielles Spurenelement und Bestandteil der Glutathionperoxidase, die am antioxidativen Schutz des Organismus beteiligt ist. Es gibt auch noch andere Selen in stöchiometrischen Mengen enthaltende Proteine im Säugetierorganismus, z. B. die Thyronin I-Dejodase.

In extremen Selenmangelgebieten, wie z. B. in Zentralchina wurde eine endemisch vorkommende dilatative Kardiomyopathie gefunden, die Keshan-Krankheit, von der vor allem Kinder betroffen waren. Durch Addition von Selen zum Kochsalz konnte die dilatative Kardiomyopathie weitgehend behoben werden. Selenmangelsymptome, z. B. bei parenteraler Ernährung, sind Makrozytose, Skelettmuskelschmerzen, Myopathien, Pseudoalbinismus, gestreifte Fingernägel.

Deutschland liegt geographisch in einem Gebiet mit niedrigen Selengehalten des Bodens, wie HARTFIELD aus Bonn berichtet. Die Selenversorgung des Bundesbürgers ist mit etwa 47 µg Se/d für den Mann und etwa 38 µg Se/d für die Frau (auf die Gewichtseinheit kg/KG nehmen beide Geschlechter 0,67 µg Se/kg/d auf) im internationalen Vergleich niedrig, vor allem wenn man sie mit westlichen (USA, Kanada) und fernöstlichen (Japan) Industrienationen vergleicht.

Die Selenaufnahme der Bundesbürger mit der Nahrung liegt in dem von der Deutschen Gesellschaft für Ernährung empfohlenen Rahmen von 20–100 µg Se/d. Der National Research Council der USA empfiehlt eine tägliche Selenaufnahme von 1 µg Se/kg KG/d. Dies ist die Menge Selen pro Tag, die auch in der Bundesrepublik empfehlenswert wäre und von 70–80% der Bundesbürger mit der Nahrung nicht erreicht wird. Der Bundesbürger nimmt etwa 65% der täglichen Selen-

---

Gruppen mit dem Risiko eines nutritiven Selenmangels

1. Reine Vegetarier (Vegans)
2. Bei extrem einseitiger Ernährung, z. B. Alkoholiker
3. Mit Sondennahrung ernährte Patienten
4. Parenteral ernährte Patienten
5. Dialysepatienten
6. Im Hungerzustand
7. Bei Anorexia nervosa
8. Bei Bulimie

Gruppen mit dem Risiko eines Selenmangels aufgrund von Verlusten

1. Verluste über den Stuhl:
   schwere langanhaltende Diarrhöen
   Maldigestion
   Malabsorption
     (Malabsorptionssyndrome)
   Laxanzienabusus
2. Verluste über den Harn:
   glomerulärer und tubulärer Nierenschaden mit Proteinurie
   nephrotisches Syndrom
   negative Stickstoffbilanz
   Diabetes insipidus
   Diuretikatherapie
3. Blutverluste:
   starke hämorrhoidale Blutungen
   Hypermenorrhöen
4. Verluste während der Stillzeit:
   lange währende Stillzeit

Tab. 5
Risikogruppen, die zu Selenmangel neigen

aufnahme mit proteinreicher Nahrung (Fleisch, Eier, Fisch) auf. Etwa 35% der Selenaufnahme geschieht durch Fleisch sowie Fleisch- und Wurstwaren, gefolgt von Hühnerei (13%) und Meeresfisch (10%). Selenreiche Nahrungsmittel in der Bundesrepublik sind Meeresfisch, das Hühnerei sowie Hühner- und Schweinefleisch.

Trotz der niedrigen Selenaufnahme mit der Nahrung kann man von einem allgemeinen Selenmangel in der Bundesrepublik nicht sprechen, da keine endemisch vorkommende Symptomatik vorliegt. Es muß jedoch berücksichtigt werden, daß in Populationen mit niedriger Selenaufnahme durchaus Risikogruppen vorhanden sind, die von einem Selenmangel betroffen sein können. In Tab. 5, die mit großer Wahrscheinlichkeit unvollständig ist, sind solche Risikogruppen aufgeführt.

Ein Selenmangel ist übrigens durch die Bestimmung des Selengehaltes im Serum/Plasma und im Vollblut zu diagnostizieren (hierfür liegen Referenzwerte vor). Man kann zwischen einem kurzfristigen und langfristigen subnormalen Selenstatus unterscheiden. Wird ein Selenmangel festgestellt, sollte er durch die Gabe von Selenpräparaten behoben werden, um den antioxidativen Schutz des Betroffenen zu verbessern. Wird in der Praxis an den Arzt der Wunsch nach Selenpräparaten geäußert, um den antioxidativen Schutz zu verbessern, so kann das Doppelte des mit der Nahrung aufgenommenen, also 50–100 μg Se/d zusätzlich empfohlen/verordnet werden.

Literatur

OSTER, O.: Zum Selenstatus in der Bundesrepublik Deutschland. Universitätsverlag Jena 1992.

O. OSTER, Kiel

Therapie bei rezidivierendem Erbrechen oder Trinkverweigerung mit Fieber

Frage: Ist es sinnvoll, bei einem Kind mit rezidivierendem Erbrechen (z. B. azetonämisches Erbrechen) oder Trinkverweigerung bei Fieber eine Rehydratation mit Einläufen durchzuführen? Welche Elektrolytzusammensetzung sollte der Einlauf haben? Wie hoch ist das Risiko einer Elektrolytentgleisung bei dieser Form der Flüssigkeitszufuhr?

Die 1. Frage ist mit einem eindeutigen Nein zu beantworten.

Aus Beobachtungen von kolektomierten Patienten und physiologischen Untersuchungen am Kolon wissen wir zwar, daß dieses Organ zur Aufrechterhaltung des Wasser- und Elektrolythaushaltes wesentlich beiträgt, jedoch sind die physiologischen Bedingungen mit Eintritt von Wasser und Elektrolyten in das proximale Kolon und die endogene und hormonelle Regulation bei einer rektalen Applikation wahrscheinlich nicht gegeben.

Eine Resorption aus den distalen Kolonabschnitten findet zwar statt, aber sie ist mit Sicherheit äußerst variabel und nur schwer kalkulierbar. Fäkale Impaktion im Rektum, Induktion des Defäkationsreflexes mit Wasser- und Stuhlverlusten, Passage des Einlaufes in unterschiedliche Segmente des Kolons und andere Gründe sind die Ursache dafür. Des weiteren wissen wir wenig über die Resorptionsfähigkeit der rektalen Schleimhaut.

Zu bedenken ist außerdem, daß die erforderliche und notwendige Kohlenhydratzufuhr auf diesem Wege nicht möglich ist, da die Kolonschleimhaut Glukose allenfalls passiv, d. h. durch Diffusion, absorbieren kann.

Neben diesen Argumenten scheint mir auch die praktische Durchführbarkeit problematisch. Selbst bei Zurückstellung der genannten Bedenken wäre wohl nur eine kontinuierliche Zufuhr sinnvoll, und die dafür notwenige Fixation eines Verweilkatheters im Rektum dürfte nicht einfach sein.

Langsame Fütterung mit Löffel oder Strohhalm und – falls dies nicht möglich ist – eine Magensonde sind die sinnvollen therapeutischen Maßnahmen in der hier geschilderten Situation.

W. NÜTZENADEL, Heidelberg

Beschaffenheit von Trinkwasser und Mineralwässern – Überwachung, Verkeimung

1. Frage: Bestehen gesundheitliche Bedenken gegen die Verwendung von nicht abgekochtem Leitungswasser als Hauptgetränk für Kinder? Ist eine Voruntersuchung auf Blei, Kadmium, Kupfer, Zink ausreichend?

Nach § 11 des Bundesseuchengesetzes (Abs. 1) muß Trinkwasser sowie Wasser für Betriebe, in denen Lebensmittel gewerbemäßig hergestellt oder behandelt werden, so beschaffen sein, daß durch seinen Genuß oder Gebrauch eine Schädigung der menschlichen Gesundheit, besonders durch Krankheitserreger, nicht möglich ist. Wasserversorgungsanlagen unterliegen der Überwachung durch das Gesundheitsamt.

Die Trinkwasserverordnung § 1 (Abs. 1) schreibt darüber hinaus vor, daß Trinkwasser frei von Krankheitserregern sein muß. Koliforme Keime (E. coli etc.) dürfen in 100 ml nicht enthalten sein. Diese Forderung gilt auch als eingehalten, wenn bei zumindest 95% von mindestens 40 Untersuchungen koliforme Keime nicht nachgewiesen werden. Ebenfalls dürfen Fäkalstreptokokken in 100 ml Trinkwasser nicht enthalten sein.

Im Trinkwasser soll die Koloniezahl den Richtwert von 100 je ml bei einer Bebrütungstemperatur von 20 °C ± 2 °C und bei einer Bebrütungstemperatur von 36 °C ± 1 °C nicht überschreiten (Abs. 2). Im desinfizierten Trinkwasser soll außerdem die Koloniezahl nach Abschluß der Aufbereitung nicht größer als der Richtwert von 20 je ml bei einer Bebrütungstemperatur von 20 °C ± 2 °C sein. Aufgrund dieser Vorgaben ist Trinkwasser in bezug auf den Keimgehalt für gesunde Kinder geeignet.

§ 2 der Trinkwasserverordnung schreibt vor, daß im Trinkwasser die festgesetzten Grenzwerte für chemische Stoffe, z. B. für Arsen, Blei, Kadmium, Chrom, Zyanid, Florid, Nickel, Nitrat, Nitrit, Quecksilber, polyzyklische aromatische Kohlenwasserstoffe, organische Chlorverbindungen u. a. nicht überschritten werden dürfen.

Die Verordnung wird durch das Gesundheitsamt überwacht. Es überwacht ferner in hygienischer Sicht die Wasserversorgungsanlage einschließlich der dazugehörenden Schutzzone sowie die Pflichten des Unternehmers und untersucht mindestens 2mal jährlich Wasserproben mikrobiologisch und chemisch (s. § 2).

Bei der Einzelwasserversorgung ist der Nutzer für die Prüfung der Wasserqualität selbst verantwortlich. Er sollte untersuchen lassen, ob das von ihm verwendete Wasser den Anforderungen der Trinkwasserverordnung entspricht.

Bei Zentralversorgung gilt bundesweit die Trinkwasserverordnung. Diese garantiert, daß im Trinkwasser die angegebenen und geforderten Untersuchungswerte nicht überschritten werden. Dies gilt jedoch nicht bis zur Entnahmestelle, da die dazwischen liegenden Wasserleitungen nicht überprüft werden können.

Im allgemeinen bestehen keine Bedenken, Leitungswasser als Trinkwasser zu verwenden. Man sollte jedoch vorsorglich nach längerer Nichtentnahme von Leitungswasser dieses eine Zeit ablaufen lassen und erst dann als Trinkwasser verwenden.

2. Frage: Kann bei für Säuglingsernährung geeigneten Mineralwässern in jedem Fall von Unbedenklichkeit ausgegangen werden (d. h. ist nur drin, was drauf steht)?

Das für den Hersteller zuständige Lebensmittelaufsichtsamt hat die Pflicht, die Produktion von Mineral- und Tafelwasser regelmäßig zu kontrollieren. Außerdem hat der Hersteller durch Eigenkontrolle (im eigenen oder im Fremdlabor) seine Produktion ständig zu überwachen.

Daß dieses Vorgehen nicht ausreicht, hat eine Untersuchung durch die Stiftung Warentest (Warentest 28/7, 1993) ergeben. Danach wurden bei mehreren von 23 untersuchten Heil-/Mineralwässern Mängel in der Kennzeichnung festgestellt. Darüber hinaus war vereinzelt die Konzentration einzelner Inhaltsstoffe so niedrig, daß die erwünschte Wirkung kaum zu erzielen sein dürfte. Weiterhin wurde in manchen geprüften Heilwässern der für Mineralwasser vorgeschriebene Grenzwert für Schwermetalle überschritten.

Es mag sein, daß sich diese nicht ganz befriedigende Situation unterdessen gebessert hat. Man ist jedoch gut beraten, bei der Anwendung von Heil- und Mineralwässern bei jungen Säuglingen (und immundefizienten Patienten sowie bei Patienten mit bestimmten Grundkrankheiten) nicht in jedem Fall von einer Unbedenklichkeit auszugehen.

3. Frage: Wie ist die Gefahr der Verkeimung bei Leitungs- und Mineralwässern einzuschätzen?

Bei Mineral- oder Tafelwasser besteht ein gewisses Risiko der Verkeimung. Das gilt besonders für farbige Mehrwegflaschen. Da die Flaschen bis zur Rückgabe vereinzelt vielleicht zweckentfremdet genutzt werden, kann es vorkommen, daß die übliche Flaschenreinigung nicht ausreichend ist. Zudem ist bei der technischen Kontrolle Restschmutz nicht immer festzustellen. Die Qualität von Mineralwässern könnte also negativ beeinflußt werden.

Es überrascht daher auch nicht, daß eine Prüfung der Stiftung Warentest (Warentest 28/7, 1993) bei 3 von 23 untersuchten Heil-/Mineralwässern zu hohe Keimzahlen und krankmachende Keime ergeben hat.

4. Frage: In welcher Konstellation sind Legionellen zu fürchten – sind sie auch bei oraler oder nur bei inhalativer Aufnahme gefährlich?

Legionella spp. sind ubiquitär in der Umwelt zu finden. Sie kommen aber vorwiegend in Wasser von Wasserleitungen (vor allem Warmwasser), Kühleinheiten, Klimaanlagen, Luftbefeuchtern vor und können hier längere Zeit überleben. L. pneumophila kann z. B. in Aerosolen bis zu 2 Stunden virulent bleiben.

Bei einer Aufnahme von Bakterien über die Atemwege durch Mikroaspiration oder durch Aerosole, die durch das Zerstäuben von warmem Wasser unter Duschen und Wasserattraktionen, aber auch in Warmsprudelbecken entstehen, kann es zur Infektion kommen. Daß Legionellen auch durch Ingestion übertragen werden können und zu einer Infektion führen, ist nicht bewiesen.

Das Vorkommen von Legionellen im Trinkwasser und die Tatsache, daß bereits bei der Erstbeschreibung der Krankheit eine signifikante Assoziation zwischen dem Trinken von Leitungswasser und der Legionellenpneumonie gefunden wurde, legen zumindest den Schluß nahe, daß es neben der Aspiration und der Inhalation auch noch einen anderen Übertragungsweg geben könnte. Darüber hinaus ist bis heute die Pathogenese der Diarrhö, an der nicht wenige Patienten mit einer Legionellose leiden, nicht geklärt.

H. Scholz, Berlin

Ernährungsbedingter Vitamin B_{12}-Mangel

Frage: Benötigt ein 13jähriger Junge (165 cm, 42 kg), seit 7 Jahren ovovegetarisch ernährt, eine parenterale Vitamin B_{12}-Gabe? Mutter (Lehrerin) und Opa (Internist) bestehen auf einem intrazellulären Vitamin B-Mangel!

Labor: Vit. B_{12}: 437 µg (160–1000), Ferritin 25,4 ng, Folsäure 18,1 ng, Hb 12,8 g%, MCH 28,5, MCV 84,2, MCHC 33,8.

Die Frage zielt auf die Wahrscheinlichkeit eines Vitamin B_{12}-Mangels bei normalen Vitaminserumspiegeln und unauffälligen hämatologischen Weren.

Bei einer ovovegetarischen Ernährung besteht zwar die Gefahr eines ernährungsbedingten B_{12}-Mangels, allerdings ist sie wesentlich geringer als bei reiner veganer Ernährung; die Mehrzahl der Patienten mit einer solchen Diät zeigt keine Zeichen eines B_{12}-Mangels.

Anhalt für einen Vitamin B_{12}-Mangel ergeben sich aus den mitgeteilten Werten nicht, aber die Frage nach einem Vitamin B-Mangel, die mit diesen Werten nicht erkennbar ist, ist nicht völlig unberechtigt. Eine marginale B_{12}-Versorgung muß sich nicht unbedingt in erniedrigten B_{12}-Serum- und/oder pathologischen Hb- bzw. erhöhten MCV-Werten widerspiegeln.

2 Enzyme in menschlichen Zellen (Methylmalonyl-COA-Mutase sowie N5-Methyltetrahydrofolat: Homocystein/Methyltransferase) benötigen als Koenzyme Cobalamin, und ihre Funktionsbeeinträchtigung bei Vitamin B_{12}-Mangel oder kongenitalen Defekten wird biochemisch erkennbar an einer erhöhten Ausscheidung von Methylmalonsäure im Harn bzw. einer Homocystein-Erhöhung in Harn und Plasma.

Die Bestimmung dieser Parameter sind weitere Marker zur Erkennung eines B_{12}-Mangels. Möglicherweise sind sie sensitiver als der B_{12}-Serumwert und hämatologische Werte. In jedem Fall sind sie gute Parameter in der intrazellulären Cobalaminversorgung. Überdies stehen bei den genannten kongenitalen Enzymdefekten die neurologischen Komplikationen gegenüber den hämatologischen Auffälligkeiten im Vordergrund, so daß die Bestimmung von Homocystein und Methylmalonsäure möglicherweise besser geeignet ist, eine subnormale B_{12}-Versorgung und die sich daraus ableitenden Bedenken auf neurologische Komplikationen zu erfassen.

Die Bestimmung dieser Werte mag bei dem Jungen hilfreich für die Entscheidung einer zusätzlichen Vitamin B_{12}-Gabe sein. Eine parenterale Gabe von Vitamin B_{12} halte ich allerdings nicht für erforderlich, da ein intestinaler Defekt wohl nicht vorliegt und sich die Bedenken für die Vitamin B-Versorgung nur aus dem geringen Angebot mit der Ernährung ergeben.

W. NÜTZENADEL, Heidelberg

Kalzium- und Phosphatgabe bei Frühgeborenen

Frage: Indikation? Dosierung? In welcher Form? Therapiekontrolle? Zeitpunkt der Applikation in Beziehung zur Nahrungsgabe? Ambulante Weiterführung der Therapie?

Indikation: Supplementierung bei allen Frühgeborenen <1500 g als Prophylaxe.

Außerdem bei größeren Frühgeborenen, die im Alter von 3–4 Wochen eine deutlich erhöhte alkalische Phosphatase haben (meist bei reiner Muttermilchernährung).

Dosierung: Gesamtkalziumzufuhr von 145 mg/kg KG/d und 87 mg Phosphat/kg KG/d bei einer vollen enteralen Ernährung (180 ml/kg/d). Dies entspricht etwa 80 mg/dl Kalzium und 48 mg/dl Phosphat in der Nahrung.

Applikation: Muttermilchernährung: 5 g FN 85 *(Nestlé)* bzw. 4 g Eoprotin *(Milupa)*/100 ml Muttermilch.

Frühgeborenennahrungen sind oft bereits in dieser Größenordnung supplementiert; Säuglingsanfangsnahrungen müssen je nach Gehalt der verwendeten Nahrung supplementiert werden. Mit 1 ml 10%-igem Kalziumglukonat können 9 mg Kalzium zugeführt werden, mit 1 ml 1molarem Na-glycerophosphat 31 mg Phosphat. Da alle Salze eine hohe Osmolarität haben, sollten sie über den ganzen Tag auf die gesamte Nahrungsmenge verteilt werden.

Therapiekontrollen: Wir bestimmen einmal pro Woche die Kalzium- und Phosphatausscheidung im Harn. Angestrebt ist eine Konzentration beider Substanzen von etwa 1–2 mmol/l. Alle 2–3 Wochen bestimmen wir die alkalische Serumphosphatase, die unter 700–800 U/l liegen sollte.

Ambulante Weiterführung der Therapie: In der Regel beenden wir die Substitution bei der Entlassung (Gewicht etwa 2 kg).

Ausnahmen: Kinder, die bei Entlassung eine erhöhte alkalische Phosphatase haben, erhalten die Empfehlung, weiterhin mit Frühgeborenennahrung ernährt zu werden bzw. bei Muttermilchernährung werden ihnen Kalzium und Phosphat in Form von Kalzium/Phosphatkapseln (Rezept: Calzium phosphoricum 0.206 + Calcium citricum 0.19 als Kapseln oder Briefchen) verschrieben. Hiervon wird 1 Kapsel/100 ml Muttermilch verabreicht.

Therapieende: Sollte in der Regel zum Zeitpunkt des errechneten Geburtstermines möglich sein.

Beginn der Supplementierung: Wenn der volle enterale Nahrungsaufbau erreicht ist. Bis zu diesem Zeitpunkt ist eine ausreichende parenterale Kalzium- und Phosphatsupplementierung anzustreben. Erfahrungsgemäß tolerieren auch sehr kleine Frühgeborene dieses Vorgehen.

EVELYN KATTNER, Hannover

»Schmelzflocken« als Folgenahrung empfehlenswert?

Frage: Es wird vermehrt Werbung für sog. »Schmelzflocken« zur Herstellung von Folgenahrung nach dem 4. Monat mit dem Slogan »Bewährte Alternative zu unterschiedlichen Milchfertignahrungen« betrieben. Nach meiner Berechnung enthält eine solche Nahrung im 7.–10. Monat zu wenig Eisen, Kalzium und Vitamin E, wenn die Zubereitung nach den Empfehlungen des Herstellers erfolgt. Der Energiegehalt liegt ab dem 7. Monat oberhalb der EU-Richtlinie für Folgenahrungen.

Der in der Frage erwähnten Werbung liegt ein Ernährungsplan des Herstellers von Schmelzflocken zugrunde, in dem im 5.–12. Monat selbsthergestellte Milchnahrung auf der Basis einer Halbmilch mit Zugabe von Pflanzenöl und Milchzucker empfohlen wird. Im 7.–12. Monat ist als Alternative zu dem Halbmilchrezept eine Milchnahrung auf der Basis von Vollmilch ohne Zugabe von Fett aufgeführt.

In bezug auf Art und Einführung der Breimahlzeiten entspricht der Ernährungsplan des Schmelzflockenherstellers dem vom Forschungsinstitut für Kinderernährung in Übereinstimmung mit der Ernährungskommission der Deutschen Gesellschaft für Kinderheilkunde entwickelten Ernährungsplan für das 1. Lebensjahr (2).

Die Selbstherstellung von Säuglingsmilch ist nach dem derzeitigen wissenschaftlichen Kenntnisstand zu keinem Zeitpunkt eine empfehlenswerte Alternative zu industriell hergestellter Säuglingsmilchnahrung.

Selbsthergestellte Säuglingsmilch auf der Basis von Vollmilch ist aus verschiedenen Gründen ungeeignet, sie enthält zu viel Protein und zu wenig Spurenelemente und birgt Risiken für die Eisenversorgung (3). Dementsprechend ergaben auch die

Berechnungen des Fragestellers, vermutlich auf der Basis des Schmelzflockenrezeptes mit Vollmilch (ohne Zugabe von Pflanzenöl), niedrigere Gehalte von Eisen und Vitamin E und einen höheren Energiegehalt als in der EU-Richtlinie für Folgemilch (1) gefordert wird.

Allerdings können wir nicht nachvollziehen, welches Kriterium der Fragesteller bei der Feststellung eines zu niedrigen Kalziumgehaltes der selbsthergestellten Milchnahrung verwendet hat. In der EU-Regelung für Folgemilch gibt es keine quantitativen Angaben zum Kalziumgehalt. Es gilt lediglich die pauschale Anforderung, daß der Gehalt an Mineralstoffen in Folgemilch »mindestens den normalerweise in Kuhmilch festgestellten Werten« entsprechen muß (1).

Bei der Verwendung des Halbmilchrezeptes des Schmelzflockenherstellers würde der Kalziumgehalt (etwa 80 mg/100 kcal) der EU-Richtlinie für Säuglingsanfangsnahrung (mindestens 50 mg/100 kcal) entsprechen.

Halbmilch mit Zusatz von Kohlenhydraten und Pflanzenöl ist das Prinzip der früher als »teiladaptiert« bezeichneten, heute die Ziffer »1« in der Bezeichnung führenden Säuglingsanfangsnahrungen. Das Rezept des Schmelzflockenherstellers auf der Basis von Halbmilch entspricht dem vom Forschungsinstitut für Kinderernährung angegebenen, aber nicht empfohlenen (!), Rezept für die Selbstherstellung von Säuglingsmilch nach DROESE und STOLLEY (2).

Fazit

Soll auf die Verwendung von industriell hergestellter Milchnahrung für Säuglinge trotz deren überzeugender Vorteile verzichtet und die Milchnahrung selbst zubereitet werden, so kann eine Halbmilch mit Schmelzflocken und Pflanzenölzusatz entsprechend dem Herstellerrezept akzeptiert werden.

Eine Umstellung auf eine Vollmilchflaschennahrung ist zu keinem Zeitpunkt geeignet.

Literatur

1. Europäische Gemeinschaft: Richtlinie der Kommission über Säuglingsanfangsnahrung und Folgenahrung vom 14. Mai 1991 (91/321/EWG). Abl. der EG Nr. L175/35.
2. Forschungsinstitut für Kinderernährung: Empfehlungen für die Ernährung von Säuglingen. Förderergesellschaft Kinderernährung, Dortmund 1996.
3. KERSTING, M.: Vollmilch in der Ernährung von Säuglingen. pädiat. prax. **52,** 297 (1997).

MATHILDE KERSTING und G. SCHÖCH, Dortmund

Rhabarbermehl bei Obstipation im Säuglingsalter

Frage: Ist es empfehlenswert, im Säuglingsalter bei Obstipation Rhabarbermehl (z. B. alternativ zu Laktulose) der Nahrung bzw. Milch zuzusetzen?

Der getrocknete Wurzelstock (Rhizoma Rhei) von Rhabarber (Gattung Rheum L., Familie Polygonaceae) wird als Abführmittel eingesetzt (2). Die Wirkung beruht auf dem Gehalt an Anthrachinonen, aus deren aglykosidischem Anteil beim bakteriellen Abbau im Darm sog. Anthranole freigesetzt werden, die stuhlerweichende Wirkung haben (2).

Über die pharmakologischen Eigenschaften von Rhabarbermehl und anderer anthranoidhaltiger Abführmittel ist verhältnismäßig wenig bekannt. Daher übersteigt bei langfristiger Anwendung dieser Arzneimittel das Risiko für die Auslösung schädlicher Wirkungen eindeutig den Nutzen (1). Deshalb dürfen anthranoidhaltige Arzneimittel nur kurz bei Verstopfung eingesetzt werden. Für Kinder unter 10 Jahren sowie während Schwangerschaft und Stillzeit sind diese Medikamente nicht indiziert (1).

In der Regel benötigt ein richtig ernährter und ausreichend mit Flüssigkeit versorgter Säugling kein Abführmittel. Wenn überhaupt, sollte Säuglingen ein osmotisch wirksames, mildes Abführmittel gegeben werden, das in seiner Wirkung mit Ballaststoffen vergleichbar ist, z. B. Laktulose oder Laktose (3).

Literatur

1. Bundesinstitut für Arzneimittel und Medizinprodukte: Anwendungsbeschränkungen für anthranoidhaltige Abführmittel. Pressemeldung vom 31. 07. 1996. In: AID Verbraucherdienst **41**, 232 (1996).

2. Hoffmann-La Roche AG (Hrsg.): Roche Lexikon Medizin, Urban & Schwarzenberg, München-Wien-Baltimore 1987.

3. MANZ, F. u. Ch. HECKERT: Bedeutung von Milchzucker (Laktose) als Nahrungsmittelzusatz und »Verdauungshilfe«. pädiat. prax. **49**, 182–184 (1995).

Astrid Bönnemann und G. Schöch, Dortmund

Medikamentöse Therapie bei Kindern mit familiärer Hypercholesterinämie

Frage: Ich betreue 2 Kinder, 10 und 12 Jahre alt, mit familiärer Hypercholesterinämie IIa. Beide Kinder wurden mit einer cholesterinreduzierten Diät behandelt und bekamen zusätzlich Quantalan per os. Die ursprünglich hohen Werte (Cholesterin über 8 mmol/l und LDL über 7, mmol/l) konnten damit auf nahezu normale Werte gebracht werden. Nun weigern sie sich, das Quantalan weiter zu nehmen, worauf die Werte prompt wieder praktisch in den Anfangsbereich hochgeschnellt sind.

Gibt es keine Alternative zu Quantalan, welche auch im Kindesalter angewendet werden könnte?

Bei familiärer Hypercholesterinämie (Hyperlipidämie Typ IIa nach FREDERICKSON) ist eine die Ernährungsmodifikation ergänzende medikamentöse Therapie bei Kindern ab dem Alter von 7–8 Jahren zu erwägen, wenn unter einer über 6–12 Monate adäquat durchgeführten Diättherapie das LDL-Cholesterin wiederholt über 190 mg/dl Serum liegt oder bei Vorliegen weiterer Risikofaktoren (positive Familienanamnese für kardiovaskuläre Erkrankungen bis zum Alter von 55 Jahren) über 160 mg/dl liegt (3).

Medikamente der 1. Wahl sind in der Tat die Anionenaustauscher-Harze Colestyramin und Cholestipol wegen ihrer guten Wirksamkeit (2) und vor allem wegen ihrer während jahrzehntelanger Anwendung dokumentierten Sicherheit.

Einige Patienten haben trotz langsam einschleichender Dosissteigerung und eingehender Motivation dauerhafte Probleme mit der Einnahme von Cholestyramin oder Cholestipol aufgrund der Konsistenz der Granulate (»sandiges Gefühl im Mund«). Bei diesen Patienten kann auf β-Sitosterin (z. B. *Sito-Lande, Sito-Lande-Granulat*, 2–6 g/d) ausgewichen werden, das von vielen Patienten als angenehmer empfunden wird und dessen gute Wirksamkeit ebenfalls auf kompetitiver Hemmung der intestinalen Steroidresorption beruht (1).

Bei ungenügender Effektivität oder Compliance können als Medikamente der 2. Wahl unter streng geprüfter Indikation auch Fibrate (Bezafibrat, Fenofibrat) eingesetzt werden, die eine lipidsenkende Wirkung sowohl auf Cholesterin als auch auf Triglyzeride ausüben, aber mit einem deutlichen Nebenwirkungsrisiko behaftet sind (1).

Erfahrungen zum Einsatz von Cholesterinsynthesehemmstoffen (HMG-CoA-Reduktase-Inhibitoren, z. B. Lovastatin, Pravastatin, Simvastatin) bei Jugendlichen liegen derzeit nur sehr begrenzt aus Einzelberichten sowie aus einer Kurzzeitstudie mit Anwendung von Lovastatin über 8 Wochen bei 69 Jungen im Alter von 12,9±2,4 Jahren mit familiärer Hypercholesterinämie vor (5). Hier zeigte sich eine den Erfahrungen bei Erwachsenen vergleichbare gute Wirksamkeit, ernsthafte Nebenwirkungen wurden in dieser Kurzzeitstudie nicht beobachtet.

Allerdings sind Nebenwirkungsarmut und Sicherheit einer längerfristigen Anwendung bei Jugendlichen nicht ausreichend dokumentiert, und es besteht weiterhin Besorgnis über mögliche Auswirkungen auf den intrazellulären Steroidhormonstoffwechsel (4). Deshalb sollten m. E. die für pädiatrische Patienten in Deutschland nicht zugelassenen HMG-CoA-Reduktaseinhibitoren derzeit nur nach abgeschlossener Pubertät und unter sorgfältiger Prüfung der Indikationsstellung eingesetzt werden.

Literatur

1. BECKER, M., D. STAAB u. K. von BERGMANN: Long-term treatment of severe familial hypercholesterol-

emia in children: effect of sitosterol and bezafibrate. Pediatrics **81**, 138–142 (1992).
2. KOLETZKO, B., I. KUPKE u. U. WENDEL: Treatment of hypercholesterolemia in children and adolescents. Acta paediat. **81**, 682–685 (1992).
3. KOLETZKO, B. u. Mitarb.: Diagnostik und Therapie der Hypercholesterinämie bei Kindern und Jugendlichen. Empfehlungen der Arbeitsgemeinschaft für Pädiatrische Stoffwechselstörungen. Mschr. Kinderheilk. **143**, 1041–1042 (1995).
4. KOLETZKO, B.: Classification and therypy of hyperlipidaemias. Int. Sem. Paediat. Gastroenterol. Nutr. **5**, 10–15 (1996).
5. LAMBERT, M. u. Mitarb.: Treatment of familial hypercholesterolemia in children and adolescents: effects of lovastatin. Pediatrics **97**, 619–628 (1996).

B. KOLETZKO, München

Zubereitung von Säuglingsnahrung mit Trink- bzw. Mineralwasser

Frage: Bis zu welchem Alter muß Trinkwasser (Leitungswasser) abgekocht werden? Muß Flaschenwasser (Mineral-/Tafelwasser) abgekocht werden?

Nach den Empfehlungen der Ernährungskommission der Deutschen Gesellschaft für Kinderheilkunde soll Säuglingsnahrung grundsätzlich mit abgekochtem Trinkwasser zubereitet werden. Laut dem Forschungsinstitut für Kinderernährung Dortmund muß Trinkwasser aus der Leitung im 2. Halbjahr (4.–6. Lebensmonat) nicht mehr abgekocht werden. Ansonsten kann ein übliches stilles bzw. ausgesprudeltes mineralstoffarmes Mineralwasser mit niedrigem Gehalt an Natrium verwendet werden.

Die wichtigste Indikation für »abgepacktes Wasser« ist eine Nitratkonzentration im Trinkwasser oberhalb des von der Trinkwasserverordnung vorgegebenen maximalen Grenzwertes von 50 mg/l. Dabei kommt Nitrat selbst keine direkte pathophysiologische Wirkung zu. Erst bei massiver bakterieller Kontamination und günstigen Wachstumsbedingungen kann es nach Reduzierung von Nitrat zu Nitrit zu einer trinkwasserbedingten Methämoglobinämie kommen. Das bedeutet, daß über längere Zeit geöffnetes Mineral- oder Tafelwasser ebenfalls abgekocht werden sollte.

Bei der Wahl eines Mineral- oder Tafelwassers muß darauf geachtet werden, daß es für die Zubereitung von Säuglingsnahrungen geeignet ist. Nach der neuen Mineral- und Tafelwasserverordnung vom 5. 12. 1990 bedeutet das die Einhaltung eines Grenzwertes/l von maximal 20 mg Natrium, 10 mg Nitrat, 0,02 mg Nitrit, 1,5 mg Fluorid und 240 mg Sulfat.

Außerdem sollte die Analyse einen Mangangehalt von unter 200 µg/l ergeben.

Literatur

1. MANZ, F.: Zubereitung von Säuglingsnahrung mit Mineralwasser – Empfehlung der Ernährungskommission der Deutschen Gesellschaft für Kinderheilkunde. Sozialpädiatrie **13**, 722–728 (1991).
2. MANZ, F. u. J. HÜLSEMANN: Liste Deutsche Mineralwässer, die sich zur Zubereitung von Säuglingsnahrung eignen. Sozialpädiatrie Prax. Klin. **14**, 393–396 (1992).

J. SCHRIEVER, Mechernich

Risiken durch kupferhaltiges Wasser

Frage: In unserem Ort hat das »Trinkwasser« einen durchschnittlichen pH-Wert von 5. Könnten Säuglinge durch Kupferionen gefährdet werden, wenn die Mütter die Säuglingsnahrung mit Wasser aus kupferhaltigen Warmwasserboilern zubereiten?

Der zuständige Betrieb stellt kein »Säuglingswasser« unentgeltlich zur Verfügung. Wäre er dazu verpflichtet?

Wasser mit einem pH-Wert von weniger als 6,5 entspricht nicht der Trinkwasserverordnung. Ein solches Wasser führt in metallischen Leitungen zu intensiver Korrosion. Wasser aus dem Wohnort des Lesers muß vom Wasserversorger unverzüglich auf einen pH-Wert über 6,5 und mittelfristig unbedingt auf den pH-Wert der Kalziumkarbonatsättigung eingestellt werden (1).

Trinkwasser mit einem pH-Wert von weniger als 6,5 löst nicht nur aus Kupferleitungen, sondern auch aus Kupferb o i l e r n namentlich nach Stagnation von 1–2 und mehr Stunden so hohe Kupfermengen heraus, daß Säuglinge, wenn sie ein solchermaßen belastetes Wasser regelmäßig (wochenlang) konsumieren, daran schwer erkranken können. Es bildet sich eine Leberzirrhose, die über Monate hinweg zunächst fast symptomlos verläuft, dann aber u. U. innerhalb weniger Wochen klinisch manifest wird.

Im Zusammenhang mit einem Kupferboiler und saurem Wasser trat ein solcher, besonders tragischer Fall, 1992 in Sachsen in einem Haus mit saurem Brunnenwasser auf.

Erkennungszeichen sind erhöhte Transaminasewerte im Blut, die im Frühstadium nach Wechsel des Wassers aber zurückgehen.

Wasser mit einem pH 5, das in einem Kupferboiler oder in Kupferleitungen vermutlich stagniert hat, darf also keinesfalls zur Zubereitung von Säuglingsnahrung verwendet werden. Die Eltern sollten den zuständigen Wasserversorger unbedingt auf Einhaltung der pH-Vorschriften der Trinkwasserverordnung verklagen und vorerst nur ein als »für die Zubereitung von Säuglingsnahrung geeignet« bezeichnetes abgepacktes Wasser für diesen Zweck verwenden.

Erkrankungen im Zusammenhang mit dem Konsum von kupferhaltigem Trinkwasser, das den pH-Vorschriften der Trinkwasserverordnung genügt, sind bisher, trotz unserer intensiven Nachforschungen zurück bis etwa 1982, keine bekannt geworden.

Literatur

1. Bundesgesundheitsamt (Hrsg.): Empfehlungen des Bundesgesundheitsamtes bei Abweichungen des pH-Wertes von den Vorschriften der Trinkwasserverordnung. Bundesgesundhbl. **37**, 177–181 (1994).

H. H. Dieter, Berlin

Trimenonkoliken

Frage: Wie behandle ich »drückende« Säuglinge bis zum 3. Lebensmonat, die die Beine anziehen und »Stuhlgangsprobleme« haben? Dabei ist nie ein Befund erhebbar, auch keine Analsphinkterstenose oder Blähungen.

Aus der Frage kann leider nicht entnommen werden, wie stark das Beschwerdebild dieser »drückenden« Säuglinge ist. Auch ältere Kinder und möglicherweise sogar der eine oder andere Erwachsene »verzieht« bei ganz normalem Stuhlgang das Gesicht.

Man fühlt sich bei der Frage und dem erwähnten Alter bis zum 3. Lebensmonat an eine leichte Variante der Trimenonkoliken erinnert, besonders, wenn diese Phänomene noch gegen Abend auftreten würden. Die Ursachen dieser Koliken sind multifaktoriell. Über den Grenzstrang und Neuropeptide (z. B. Substanz P) können Schmerzen aus verschiedenen Organen in den Bauchraum und Gastrointestinaltrakt transportiert werden. Man spricht sogar von einem viszeralen Gehirn (»little brain«). So müssen natürlich Erkrankungen wie Harnwegsinfekt, Otitis, Pneumonie, Invagination, Leistenhernie etc. ausgeschlossen sein.

Eine exakte Diätanamnese (auch der stillenden Mutter) lenkt vielleicht den Verdacht auf eine Nahrungsmittelunverträglichkeit. 1 Woche Elimination des verdächtigen Nahrungsmittels und kurzfristige Reexposition helfen dann eventuell weiter.

Eine affirmative Haltung des Arztes den Eltern gegenüber, eine Dokumentation der normalen Längen- und Gewichtskurve und gesunden Entwicklung des Kindes sowie die Aufklärung, daß Schreien und Weinen bei Säuglingen ein normales Ereignis ist und diese Koliken im 1. Halbjahr verschwinden, sind die entscheidenden therapeutischen Maßnahmen.

K.-M. Keller, Bonn

Eiweißbedarf von Kindern und Jugendlichen im Sport

Frage: Die Firma Koelbel-Trainingsforschung, Hannover, produziert ein Aminosäurengemisch namens »M 100«, das besonders den Muskelaufbau unterstützen soll.

Ist diese »Kraftnahrung« sporttreibenden Jugendlichen zu empfehlen? Hat solch ein Nahrungszusatz überhaupt Nutzen oder ist er vielmehr schädlich für den im Wachstum befindlichen Körper (z. B. allergieauslösend)? Genügt bei sporttreibenden Jugendlichen nicht eine ganz normale Gemischtkost?

Der Eiweißbedarf von Kindern und Jugendlichen ist altersabhängig, da er von der Geschwindigkeit abhängt, mit der das körpereigene Eiweiß im Laufe des Wachstums zunimmt. Durch Eiweiß sollen 12 bis 13% der Energiezufuhr abgedeckt sein. Hieraus ergibt sich ein täglicher Eiweißbedarf von 1,1 g/kg KG für 4–7jährige, von 1,0 g/kg KG für 7–15 Jahre alte Kinder und Jugendliche und von 0,9 g/kg KG für 15 bis 19 Jahre alte Heranwachsende (1). Daher ist der Eiweißbedarf durch eine energetisch ausreichende, normale Mischkost in jedem Alter gedeckt.

Tatsächlich gibt es in einzelnen Altersstufen derzeit eine Eiweißüberernährung. So nehmen 9 Jahre alte Kinder mit durchschnittlicher körperlicher Leistungsfähigkeit zur Zeit 2,6 bis 2,9 g, mit überdurchschnittlicher körperlicher Leistungsfähigkeit sogar 3,1–3,4 g Eiweiß/kg KG mit ihrer täglichen Normalkost zu sich (3).

Körperliche Arbeit, also auch Sport, erhöht den Energiebedarf. Jedoch zeigen die Untersuchungen von Tarnopolsky u. a. (2), daß der Anteil von Eiweiß in der Nahrung hierbei nicht erhöht zu werden braucht. Das gilt besonders auch für Kraftsportler! Vielmehr ist der Mehrbedarf an Eiweiß, der tatsächlich besteht, durch die größere Nahrungsaufnahme in Form von normaler Mischkost gedeckt.

Fazit: Sporttreibende Kinder, Jugendliche und Heranwachsende benötigen keine Eiweißzulagen zur normalen Mischkost. Nicht in Form besonders eiweißreicher Nahrungsmittel und erst recht nicht in Form von Eiweißkonzentraten oder Aminosäuren. Dies gilt auch bei kraftbetonten Sportarten.

Literatur

1. Deutsche Gesellschaft für Ernährung: Empfehlungen für die Nährstoffzufuhr. 5. Überarbeitung 1991. Frankfurt 1991.
2. Tarnopolsky, M. u. a.: Influence of protein intake and training status on nitrogen balance and lean body mass. J. Appl. Physiol. **64**, 187–193 (1988).
3. Wever, G.: Ernährung und körperliche Aktivität – 2 Hauptfaktoren der somatischen Entwicklung im Grundschulalter. Dt. Z. Sportmed. **46**, 566–575 (1995).

H. Moeller, Tübingen

Harntrakt

Resistenztestung von uropathogenen Keimen

Frage: Bei Harnuntersuchungen durch unser bakteriologisches Labor erhalten wir u. a. Resistenztestungen von Penicillin V, Erythromycin und Tetracyclin. Nicht getestet werden Trimethoprim und Nitrofurantoin.

Welche Antibiotika sollten unter wirtschaftlichen Gesichtspunkten bei Harnwegsinfekten getestet werden?

Die Resistenztestung von uropathogenen Keimen sollte nach der Häufigkeit der zu erwartenden Keime und Resistenzlage erfolgen. Der häufigste Keim bei bakteriellen Harnwegsinfektionen ist Escherichia coli mit etwa 80%, gefolgt von Proteus mirabilis (7%), Klebsiella-Enterobakter (7%), Enterokokken (3%), Pseudomonas (2%) und seltene Keime, u. a. Staphylokokken (1%). Da die Wirkung von Penicillin V, Erythromycin und Tetracyclin auf gramnegative Keime unzureichend ist, ist eine Testung gegen diese Keime nicht notwendig.

Häufig eingesetzte Antibiotika oder Chemotherapeutika bei Harnwegsinfektionen, u. a. auch zur Reinfektionsprophylaxe, sind Trimethoprim/Co-trimoxazol und Nitrofurantoin. Deshalb sollten diese Antibiotika regelmäßig bei Harnwegsinfektionen getestet werden, ebenso wie Ampicillin, Cephalosporine und Gentamicin (1).

Nicht nur unter wirtschaftlichen Gesichtspunkten, sondern auch um dem Arzt eine testgerechte Antibiotikabehandlung zu ermöglichen, ist eine Resistenztestung für die zu erwartenden Keime bzw. für die in der Klinik verwendeten Antibiotika und Chemotherapeutika notwendig.

Literatur

1. RASCHER, W.: Bakterielle Harnwegsinfektionen. Mschr. Kinderheilk. **140**, F 59–F 70 (1992).

W. RASCHER, Gießen

Verschiedene Formen der Enuresis und ihre Behandlung

Frage: Wie kann man anamnestisch die verschiedenen Formen der Enuresis nocturna erkennen: z. B. zu tiefe Schlaftiefe, falscher Tag-Nacht-Rhythmus, abnorme Traummuster? Mit welchen Maßnahmen ist eine sekundäre Neurotisierung zu verhindern?

Nach Ausschluß von Harntraktinfektionen oder Fehlbildungen im Urogenitaltrakt können folgende Enuresisformen unterschieden werden:

Monosymptomatische primäre Enuresis nocturna

Der Patient ist dabei seit Geburt so gut wie jede Nach sehr naß (»das Bett schwimmt«). Das Kind ist durch Geräusche und Schütteln nur schwer erweckbar, Miktionshäufigkeit sowie Miktionsablauf sind normal.

Als Ursachen für diese Form werden diskutiert: Maturationsverzögerung der Blasenfunktion, Schlafstörungen und gestörter Tag-Nacht-Rhythmus der Diurese.

Alle 3 Möglichkeiten können mit unterschiedlicher Wertigkeit auch in Kombination vorkommen.

Anamnestisch können zeitweise tags auftretender imperativer Harndrang und Pollakisurie auf Maturationsverzögerungen hindeuten. Hilfreich ist das Anfertigen eines sog. »Miktionsprofils«. Dafür werden die Eltern aufgefordert, ohne Änderung und Einfluß auf den Tagesrhythmus, Miktionszeit und Miktionsvolumen über mehrere Tage zu registrieren. Dem Alter entsprechende zu häufige Miktionen sowie schwankende Miktionsvolumina, zum Teil deutlich unter 100 ml, sind Hinweise auf Maturationsverzögerungen.

Obwohl die Verursachung einer Enuresis durch Schlafstörungen in der Literatur sehr diskrepant diskutiert wird, sollte anamnestisch die Erweckbarkeit des Kindes durch Geräusche oder Schütteln, evtl. im Vergleich mit Geschwisterkindern, erfragt werden.

Ein gestörter Tag-Nacht-Diureserhythmus ist ebenfalls durch das erwähnte Miktionsprofil zu erfassen. Die Ergänzung mit dem spezifischen Gewicht bzw. der Osmolarität der einzelnen Harnportionen erhöht die Aussage.

Um die durch das Bettnässen entleerten Harnportionen zu eruieren, kann man sich mit einer Trocken- und Naßwägung einer Zellstoffeinlage behelfen. Allerdings zeigen unsere eigenen Erfahrungen, daß nur 60% aller auf Desmopressin gut ansprechenden Enuretiker ein pathologisches Diurese-Tag-Nacht-Profil zeigen.

Die primäre symptomatische Enuresis mit Miktionsauffälligkeiten

Ursachen können instabile Blase bis hin zu Dranginkontinenz bzw. erhöhter urethraler Widerstand, morphologisch bedingt bzw. funktionell durch Detrusor-Sphinkter-Dyskoordination, verursacht sein. Anamnestisch ist dabei nach typischen Harnverhaltungen zu fahnden bzw. subtil der Miktionsablauf zu erfragen, wobei die Erfassung von Stakkatomiktion oder fraktionierter Miktion im Vordergrund steht.

Psychogene Störung als Ursache der Enuresis

Vielseitige Einflüsse können dabei primär oder sekundär zum Entstehen einer Enuresis beitragen. Anamnestisch sind besonders bei der sekundären Enuresis Umstände und Verhältnisse im familiären Bereich zum Zeitpunkt des Wiederauftretens zu eruieren. Hierbei können der Tod eines Familienangehörigen, die Trennung der Eltern, aber auch ein Schulwechsel bzw. Umzug eine Rolle spielen.

Als Screening für eine kinderpsychiatrische Störung hat sich die Child Behavior Checklist von ACHENBACH (1991) bewährt.

Maßnahmen zur Verhinderung einer sekundären Neurotisierung

Die Therapie einer Enuresis nocturna richtet sich nach der durch Anamnese und evtl. Zusatzuntersuchungen diagnostizierten Enuresisart und sollte stufenweise einsetzen.

Ein allgemeingültiger wichtiger Therapiegrundsatz ist die Verhinderung einer sekundären Neurotisierung. Dazu dient vordergründig eine »Entkrampfung« der Situation. Eltern und Betroffenen muß zunächst glaubwürdig vermittelt werden, daß es sich um eine Krankheit und nicht um Faulheit, Unsauberkeit oder sogar Bösartigkeit des Kindes handelt.

Die Konzentration auf das – zwar belastende und lästige – Symptom muß abgebaut werden. Dazu dient vordergründig die Vermeidung von uneffektiven Maßnahmen, z. B. Bestrafungen, extreme Flüssigkeitsrestriktion, uneffektives Wecken, zum Teil sogar mehrmals in der Nacht, und ungezieltes Blasentraining. Eine psychodynamische Psychotherapie bei einem psychiatrisch unauffälligem Kind mit Enuresis ist nicht indiziert.

Die Stärkung des Selbstbewußtseins und eine Vermittlung von Erfolgserlebnissen sind weitere wichtige Säulen bei der Betreuung von einnässenden Kindern.

H.-J. NENTWICH, Zwickau

Vorgehen bei zu kurzem Harnleiter

Frage: Bei einem 9jährigen Mädchen wurde wegen Ureterostiumstenose im Säuglingsalter eine kutane Ureterostomie angelegt. Es kam zu einer Nekrose des distalen Ureters im Stomabereich, so daß kurze Zeit später ein neues Ureterostoma proximal angelegt werden mußte. Der verbliebene Ureter ist zu kurz für eine Ureterozystoneostomie.

Die Abflußverhältnisse im weiteren Verlauf sind gut. In den letzten 8 Jahren wurde keine Harntransportstörung oder Harnweginfektion beobachtet, die Niere hat sich altersgemäß entwickelt und leistet 50% der Gesamtfunktion (Szintigraphie). Niere und harnableitendes System der Gegenseite sind in Ordnung.

Welche Möglichkeiten der Rekonstruktion werden heute gesehen?

Ist eine Autotransplantation mit Verlagerung der Niere nach kaudal der einzige Weg?

Nach der geschilderten Ausgangssituation hat jetzt die betroffene Niere eine altersgemäße Größe und volle Funktion, allerdings mit relativ hoher Harnleiterhautfistel auf dieser Seite. Die Gegenseite ist normal.

Es sollte mit retrograder Kontrastmittelfüllung über die Harnleiterfistel unter Durchleuchtung und sog. Herausdrehen überprüft werden, ob vielleicht der bogenförmige Harnleiterverlauf nach vorne bis zur Bauchdecke genügend Länge brächte für eine antirefluxive Neueinpflanzung in die Blase mit Psoas-Hitch. Zudem ist es wissenswert, wie weit sich das Kaliber des ursprünglich megasierten Harnleiters unter der Entlastung zurückgebildet hat, möglichst bei durchlaufender, propulsiver Peristaltik.

Bei definitiv zu kurzem Harnleiter stünden 3 Lösungen zur Verfügung:

1. *Transureterostomie*, d. h. Überleitung des zu kurzen Harnleiters auf die gesunde Gegenseite. Das Risiko für diese empfangende Seite ist bemerkenswert gering. Wir hatten bei einem Dutzend derartiger Patienten keine einzige Stenosierung, dies auch bei Überleitung von fingerdick erweiterten bzw. gestauten Harnleitern. Von Bedeutung sind eine spitzwinkelige spannungsfreie Einmündung der End-zu-Seit-Anastomose und eine ausreichende Peristaltik (sonst Jo-Jo-Effekt).

2. *Autotransplantation.* Über eine mediane Laparotomie oder einen lumbal erweiterten Pararektalschnitt wird die Niere mit dem zu kurzen Harnleiter entnommen, sofort perfundiert, gekühlt und danach im Bereich der Fossa iliaca eingesetzt (Gefäßanschlüsse End-zu-Seit an A. und V. iliaca communis nebst antirefluxiver Ureterozystoneostomie). Da Abstoßungen entfallen, sind die Risiken einer Autotransplantation vaskulär und ureteral gering.

3. *Interposition eines ausgeschalteten, isoperistaltischen Ileumsegmentes als Harnleiterersatz.* Dies wirkt antirefluxiv. Ein noch stärker erweiterter Harnleiter kann eventuell mit einem invaginierten Ventil nach Kock eingepflanzt werden. Auch dieser Eingriff ist inzwischen klinische Routine mit beherrschbaren Komplikationen deutlich unter 10%.

Die Lösungen 1 oder 2 dürften nach der in der Frage geschilderten Ausgangssituation zu favorisieren sein.

K. M. Schrott, Erlangen

Hämolytisch-urämisches Syndrom

Frage: Der 4jährige Patient erkrankte im Rahmen eines »banalen« Infekts erstmals im September 1996 an einem hämolytisch-urämischen Syndrom und wurde von einer pädiatrischen Abteilung (Landau) in die Universitätsklinik Heidelberg verlegt, u. a. zur Plasmapherese. Dort entließ man ihn gut gebessert mit der Maßgabe, bei beginnenden fieberhaften Infekten Hb-Kontrollen vorzunehmen, um ihn frühzeitig ggf. zur Plasmapherese einzuweisen.

Impfungen: Diphtherie/Tetanus/Polioschutz besteht (dreifach). Das Kind ist bisher nicht Masern/Mumps/Röteln geimpft; bekanntermaßen können ja auch Impfmasern »erzeugt« werden (Beobachtung auch an »eigenen« Patienten).

Erwähnenswert: Die Mutter des Knaben leidet auch an einem hämolytisch-urämischen Syndrom, genetisch identische Faktoren; von mir bisher beobachtete Auslöser: Mykoplasmenpneumonie nach über 1 Jahr schwerem hämolytisch-urämischem Syndrom (Niereninsuffizienz, erstmals Hypertonus) durch »banalen« Infekt.

Läßt sich eine Auslösung erneuter Schübe eines familiären hämolytisch-urämischen Syndroms vermeiden? Wie?

Das familiäre hämolytisch-urämische Syndrom ist eine Sonderform des hämolytisch-urämischen Syndroms, die sehr selten vorkommt. Deshalb beschränkt sich die Erfahrung auf nur wenige Beobachtungen. Durch kontrollierte Studien gesicherte Therapieschemata liegen nicht vor.

Schon in den 70er Jahren wurde beschrieben, daß banale Virusinfekte, aber auch eine kombinierte Diphtherie-Pertussis-Tetanus-Poliomyelitisimpfung einen Schub eines rezidivierenden hämolytisch-urämischen Syndroms ausgelöst hat. Dies zeigt, daß unterschiedliche Formen einer Immunmodulation die Krankheit auslösen können.

Wir wissen auch durch klinische Beobachtungen, daß viele andere Infektionen und Impfungen sehr wohl vertragen werden und die Krankheit nicht auslösen. Es ist nicht voraussehbar, welcher Mechanismus, welcher Erreger und in welcher Form ein erneuter Schub der Krankheit ausgelöst werden kann.

Die Frage, ob sich die Auslösung eines erneuten Schubes des familiären rezidivierenden hämolytisch-urämischen Syndroms vermeiden läßt, ist mit einem klaren »Nein« zu beantworten.

Für die Betreuung der Patienten ist es jedoch von großem Nutzen, wenn man sie über mögliche Rückfälle und frühe Zeichen der Rückfälle aufklärt und die Patienten in der Frühphase eines Rezidivs in entsprechenden Zentren durch Plasmagabe bzw. therapeutischen Plasmaaustausch behandelt. Durch eine solche frühzeitige Therapie kann die Prognose des Krankheitsverlaufs günstig beeinflußt werden.

Die Frage, ob das Kind gegen Masern, Mumps und Röteln geimpft werden soll, kann nur individuell – nach Abwägen der Risiken und Aufklärung der Eltern – entschieden werden. Die Wahrscheinlichkeit, daß diese Impfung einen erneuten Schub der Erkrankung auslöst, ist m. E. sehr gering. Falls ein Schub der Erkrankung auftritt, kann man eine Therapie (wie erwähnt) anbieten. Die Eltern sind auch darüber aufzuklären, daß eine Infektion mit dem Masern- bzw. Mumpsvirus für den Knaben ernsthafte Konsequenzen haben kann (Masernenzephalitis, subakute sklerosierende Panenzephalitis, Mumpsorchitis).

Ich würde dem Patienten – nach Aufklärung – die Impfung nicht verweigern.

W. Rascher, Gießen

Kryptorchismus – Hypospadie

1. Frage: Sollte man bei einem Kryptorchismus beidseits, der bei der U1 oder U2 schon auffällt, bereits eine Hormondiagnostik zum Ausschluß eines adrenogenitalen Syndroms machen? Es könnte sich ja um ein Prader V-Stadium handeln.

Es wird gefragt, ob bei einem Neugeborenen mit Kryptorchismus (= nicht nachweisbarer Hoden) ein adrenogenitales Syndrom eines Mädchens (Chromosomensatz 46 XX) mit total virilisiertem Genitale (Stadium 5 nach Prader) vorliegen könne.

Das ist durchaus möglich. In diesem Fall sollte sofort Blut asserviert werden für die Bestimmung von 17-OH-Progesteron. Ein Screeningverfahren aus Blutstropfen auf Filterpapier zur Suche nach AGS-Patienten ist etabliert und wird bereits seit langer Zeit als Ergänzung des bereits laufenden Screeningprogrammes gefordert – auch wenn keine derartige Virilisation vorliegen sollte. Es werden gleich viel Knaben wie Mädchen mit adrenogenitalem Syndrom geboren, und die Knaben erkennt man eben nicht an der Virilisierung!

Man sollte auch daran denken, daß bei einer derartig hochgradigen Virilisierung auch mit einem Mineralokortikoidmangel zu rechnen ist, welcher sich eventuell nicht sofort zeigt, aber zu bedrohlichen Salzverlustkrisen führen kann.

Falls der Verdacht auf ein adrenogenitales Syndrom hochgradig ist, sollte also die Diagnostik sofort eingeleitet und die Substitution mit Glukokortikoiden auch schon vor Bekanntwerden des Ergebnisses begonnen werden.

Falls doch kein adrenogenitales Syndrom vorliegt, kann die Therapie ja wieder beendet werden.

2. Frage: Sollte man bei Knaben mit einer Hypospadie bereits eine Hormondiagnostik vornehmen, weil sich ja auch einmal ein Testosteronbiosynthesedefekt dahinter verstecken könnte?

Auch bei Knaben mit Hypospadie muß die Ursache schnell geklärt werden. Unter Umständen zwingen eine zugrunde liegende Synthesestörung oder ein Rezeptordefekt dazu, das Geschlecht des Kindes konträr zum genetischen Geschlecht festzulegen.

Man sollte also keine Zeit verlieren, die Diagnostik einzuleiten, und sich an pädiatrisch-endokrinologische Zentren wenden, in denen Erfahrung mit dem Umgang dieser Störung vorliegt, oder die Neugeborenen zur weiteren Betreuung dorthin verlegen.

Wird ein Kind mit einem intersexuellen Genitale geboren, so handelt es sich um ein Notfallgeschehen. Man muß so schnell wie möglich die Situation klären, um das weitere Schicksal des Kindes richtig zu lenken.

O. BUTENANDT, München

Ureterozele

Frage: Zufällig entdeckte Ureterozele bei einem 10jährigen Kind, von 5–15 mm in der Größe schwankend, beidseits normale Nieren, keine Hohlraumerweiterung, keine Doppelung. Kann auf eine Therapie verzichtet werden?

Der Zufallsbefund einer intravesikal gelegenen Ureterozele, die zu einem singulären Hohlsystem gehört und keine Nierenbeckenkelchdilatation verursacht, entspricht am ehesten dem Bild einer sog. »orthotopen« Ureterozele.

Wichtig ist die differentialdiagnostische Abgrenzung von einer ektopen Ureterozele, die im Kindesalter in der Regel im Zusammenhang mit einer Doppelnierenanlage gefunden wird. Ektope Ureterozelen münden so, daß sie gänzlich oder zumindest teilweise im Blasenhalsbereich oder gar außerhalb der Blase in der Urethra gelegen sind (4).

»Orthotope« oder »intravesikale« Ureterozelen werden im Säuglings- und Kindesalter in erster Linie durch fieberhafte Harnwegsinfektionen symptomatisch. Meist findet sich eine Dilatation des zugehörigen Ureters und des Nierenbeckenkelchsystems (6).

Der in der Frage erwähnte Befund einer wechselnd großen Ureterozele ohne jegliche Aufweitung des Harnleiters ist ungewöhnlich. Mit einer Diuresesonographie (wiederholte Messungen der Nierenbekken- und Ureterweite vor und bis 90 Minuten nach Furosemidgabe in einer oral oder parenteral applizierten Dosis von 0,5–1 mg/kg KG) ließe sich möglicherweise eine zumindest intermittierende Harntransportstörung aufdecken.

Ein vesikoureteraler Reflux wird in 8% der Ureteren entweder ipsi- oder kontralateral gefunden (5). Bei dem asymptomatischen 10jährigen Kind ergäben sich aus einem entsprechenden Befund im Miktionszystourethrogramm keine Konsequenzen.

Solange die orthotope Ureterozele keine Harnabflußbehinderung verursacht und asymptomatisch bleibt, erübrigen sich therapeutische Maßnahmen. Eine operative Korrektur (beispielsweise durch endoskopische Inzision oder durch offene Exzision der Ureterozele mit Harnleiterneueinpflanzung) ist nicht angezeigt (1–3). Regelmäßige sonographische Verlaufskontrollen in jährlichen Abständen zur frühzeitigen Erfassung einer Harnleiterobstruktion sind jedoch auch in weiterer Zukunft ratsam.

Literatur

1. BLYTH, B. u. Mitarb.: Endoscopic incision of ureteroceles: intravesical versus ectopic. J. Urol. **149**, 556 (1993).
2. CONLIN, M. J., S. J. SKOOG u. E. S. TANK: Current management of ureteroceles. Urology **45**, 357 (1995).
3. COPLEN, D. E. u. J. W. DUCKETT: The modern approach to ureteroceles. J. Urol. **153**, 166 (1995).
4. GLASSBERG, K. I. u. Mitarb.: Suggested terminology for duplex systems, ectopic ureters and ureteroceles. J. Urol. **132**, 1153 (1984).
5. SEN, S. u. Mitarb.: Renal function and vesicoureteral reflux in children with ureteroceles. Ped. Surg. Int. **7**, 192 (1992).
6. SNYDER, H. M. u. J. H. JOHNSTON: Orthotopic ureteroceles in children. J. Urol. **119**, 543 (1978).

R. BEETZ, Mainz

Intermittierender Harnstau

Ein jetzt 17 Monate altes Kind mit einer Doppelanlage der rechten Niere zeigt rezidivierend eine Stausymptomatik des oberen Anteils der Niere. Dabei treten in unregelmäßigen Abständen, zum Teil auch täglich, relativer Harnverhalt, Schmerzen, subfebrile Temperaturen sowie Blutdruckerhöhungen auf. Die Beschwerden bessern sich oft erst nach Gabe von Buscopan.

Die nephrologische Diagnostik (Sonographie, Funktionsszintigraphie, Dopplersonographie, Röntgendiagnostik) erbrachte eine normale tubulosekretorische Funktion der Nieren mit einer ausgeprägten Harnabflußstörung der rechten Niere. Zudem besteht bei dem Kind eine Infektanfälligkeit. Bereits postnatal (Schwangerschaftsverlauf, Geburt ohne Besonderheiten) Auftreten einer B-Streptokokkeninfektion (Bronchopneumonie). Im weiteren Verlauf wiederholt Virusinfekte, zuletzt Rota- und Adenovirusinfektion.

Im Harn wiederholt Nachweis dysmorpher Erythrozyten, jedoch keine Proteinurie, keine Leukozyturie, keine Bakteriurie. Paraklinische Untersuchungen erbrachten wiederholt Normalwerte für Blutbild, Elektrolyte, Kreatinin, Fette, AST, HST, FE, CRP, Elektrophorese, Immunglobuline, C3, C4, AP, ALAT, γ-GT, Bilirubin. Auffallend ist eine zunehmende Erhöhung der Cholinesterase seit Ende 1995 von 311 auf 466 μmol/l (Norm 90–220), die sich klinisch nicht einordnen läßt (auch Hepatitisserologie o. B.).

Aufgrund akuter Infekte und zur nephrologischen Diagnostik mehrfache stationäre Aufnahme im hiesigen Krankenhaus sowie in der Kinderklinik Cottbus. Von einer operativen Intervention wurde bisher aufgrund der uneingeschränkten Nierenfunktion Abstand genommen. Zur Infektionsprophylaxe erhält das Kind zunächst Infektotrimet, später Nifuretten.

Das Kind gedeiht trotzdem gut und hat sich altersgerecht entwickelt. Bisher regelrechte Impfung BCG, Hib, DPT, Polio.

Die ältere Schwester leidet ebenfalls an rezidivierenden Infekten, die Mutter an einer Pollinosis.

1. Frage: Wie läßt sich die zunehmende Erhöhung der Cholinesterase erklären? Welche weiteren diagnostischen Maßnahmen sind erforderlich?

2. Frage: Wie sollte man therapeutisch bei der Harnstauung verfahren? Ist ein Abwarten (»verwachsen«) sinnvoll? Wann sollte eine operative Korrektur erfolgen?

Neben üblichen Infekten, mit denen sich ein Kleinkind auseinandersetzt, bleiben als pathologisch-klinische und paraklinische Befunde Schmerzen, intermittierender Harnstau und eine Mikrohämaturie. Diese Befundkonstellation, besonders die Besserung der klinischen Symptomatik auf Gabe von Spasmolytika *(Buscopan)*, ist verdächtig auf das Vorliegen von Konkrementen des harnableitenden Systems.

Möglicherweise wurde die Stauungssymptomatik durch Konkremente verursacht, die spontan abgegangen sind. Prädisponierend könnte eine vorbestehende nichtoperationsbedürftige Dilatation des Nierenbeckens sowie die Ausscheidung lithogener Substanzen (z. B. Hyperkalziurie) mit dem Harn sein. Deshalb sollte eine entsprechende Harndiagnostik vorgenommen werden.

Eine Indikation für die operative Korrektur einer Ureterabgangsstenose ist indiziert, wenn sie zu Infektionen, Nierenfunktionseinschränkung und Schmerzen bzw. zur Steinbildung führt. Aufgrund der geschilderten Symptomatik ist es naturgemäß schwierig, ohne genauere Informationen über das Ausmaß der Obstruktion und der Konstanz der Symptomatik eine klare Stellungnahme abzugeben.

Eine isolierte Erhöhung der Cholinesterase ist aus den vorliegenden klinischen Befunden nicht zu erklären. Da eine Lebererkrankung offensichtlich nicht vorliegt, halte ich weitere diagnostische Maßnahmen bei unauffälliger Klinik derzeit nicht für erforderlich.

W. RASCHER, Gießen

Hydrocele testis im Säuglingsalter

Frage: Wann sollte operiert, wann kann abgewartet werden? Kann die Hydrozele auch bei wechselndem oder geringem Füllungszustand Ursache einer Nebenhoden- oder Hodenatrophie werden?

Im Gegensatz zum völlig andersgearteten Pathomechanismus einer Hydrozele des Jugendlichen oder Erwachsenen resultiert ein Wasserbruch im Säuglingsalter aus dem nicht vollständig verschlossenen Processus vaginalis; über diesen offenen Processus läuft peritoneal Flüssigkeit aus dem Bauchraum in die Hodenhüllen ab.

Je nach Aktivität des Kindes bzw. der Betätigung der Bauchpresse füllt sich die sog. »kommunizierende« Hydrozele – meist gegen Abend – und reduziert sich über Nacht durch die Schlafpause.

Dieser zirkadiane Rhythmus ist um so ausgeprägter, je weiter der Processus vaginalis ist; Größenveränderungen fehlen bei sehr kleinem Verbindungskanal. Da postnatal mit einer anatomischen Nachreifung des Leistenkanals zu rechnen ist (erst recht bei einer ehemaligen Frühgeburt), besteht etwa in den ersten 8 Monaten bei kleinen weichen Hydrozelen ohne Begleitsymptomatik durchaus die Chance des spontanen Verschlusses dieses Processus.

Somit ergibt sich in den ersten Monaten im allgemeinen keine Operationsindikation, sondern es kann abgewartet werden.

Nach dieser Zeit verschwinden bzw. laufen die Hydrozelen nicht selten vorübergehend aus, um bei nächster Gelegenheit in gleicher Größe wieder zu erscheinen. Ein weiteres Hinausschieben des operativen Verschlusses des Processus vaginalis und der Eröffnung der Hydrozele macht also keinen Sinn, ebenso wenig wie Punktionen.

Vorzeitige Operationsindikationen aus klinischen Gründen sehen wir bei großen oder prallen und dadurch oft schmerzhaften Wasserbrüchen, die nicht selten mit nächtlicher Unruhe verbunden sind. Plötzliche Füllungen einer Hydrozele sind oft sehr prall und daher schmerzhaft; sie werden deshalb im Klinikjargon »akute« Hydrozelen genannt.

Bei übergroßen Hydrozelen führen folgende Argumente zur vorzeitigen operativen Versorgung:

Je größer die Hydrozelenhüllen, um so aufwendiger die Operation einschließlich der Notwendigkeit einer Drainage und der Gefahr von postoperativen Schwellungen, Nachblutungen und Rezidiven.

Der Einfluß der Hodenüberwärmung durch die Hydrozelenflüssigkeit wurde von uns mit 2,2°C anhand einer großen Serie intraoperativ nachgewiesen; die normale Differenz zwischen Kerntemperatur des Körpers und intraskrotaler Lage beträgt beim Kind 3,9°.

Ob die erhöhte intraskrotale Temperatur eine Schädigung der Hodenentwicklung auslöst, wurde bisher in keiner Studie definitiv nachgewiesen, ist aber analog der Ergebnisse bei der Retentio testis sehr wohl wahrscheinlich.

Inwiefern eine pralle Hydrozele über ihren Druck eine Hoden- bzw. Nebenhodenatrophie auslösen kann, ist m. E. bisher unklar; in der Literatur wird der Einfluß des Umgebungsdruckes bei einem intraabdominalen Testis verneint.

Durch den bekannten Pathomechanismus des offenen Processus vaginalis liegt oftmals eine begleitende Leistenhernie vor; ist diese diagnostiziert, wird der Operationszeitpunkt auch der Hydrozele von der Hernie bestimmt, d. h., das Kind soll unmittelbar einen Operationstermin erhalten.

K.-L. Waag, Mannheim

Vorgehen bei Retentio testis eines behinderten Kindes

Frage: Bei einem 16 Monate alten Kleinkind mit mäßiggradigem Hydrocephalus internus und spastischer Tetraparese wurden Leistenhoden beidseits festgestellt.

Welches therapeutische Vorgehen ist angezeigt? Stellt die Grunderkrankung des Kindes eine absolute/relative Kontraindikation für eine eventuelle Korrekturoperation dar oder ist auch bei diesen Kindern die Verlagerung der Testes in das Skrotum bis Ende des 2. Lebensjahres eine allgemein anerkannte Forderung?

Die Retentio testis dürfte bei behinderten Kindern nicht häufiger vorkommen als es der Erwartung entspricht.

Die Indikation für eine Behandlung muß **individuell** gestellt werden. Bei einem schwer behinderten Kind kann darauf verzichtet werden: Das Argument für die Erhaltung der Fertilität muß gegenüber dem – wohl sehr geringen – Risiko einer malignen Entartung des ektopen Hodens abgewogen werden, auch das evtl. gegebene Operationsrisiko (bzw. das der Narkose) ist zu berücksichtigen.

Nach meiner Erfahrung gibt es nur selten eine echte Indikation; auch die Hormonbehandlung ist bei schwer behinderten Kindern nicht immer sinnvoll. Es sollten Für und Wider mit den Eltern ausführlich besprochen und die Entscheidung angemessen dokumentiert werden.

Von einer allgemein anerkannten Forderung, die Testes in das Skrotum auch bei schwer behinderten Kindern bis zum Ende des 1. Lebensjahres zu verlagern, kann keine Rede sein; es ist durchaus gerechtfertigt, dies zu unterlassen, zumal die Belege für ein Risiko der malignen Entartung keineswegs überzeugend sind.

G. Neuhäuser, Gießen

Kein Zusammenhang zwischen HCG-Therapie bei Hodenhochstand und späterer maligner Entartung

Frage: Ist ein Zusammenhang bekannt zwischen einer im Kleinkindalter durchgeführten HCG-Behandlung wegen Hodenhochstand und dem späteren Auftreten eines malignen Hodentumors?

Nein. Ein Maldescensus testis muß heute im 2. Lebensjahr (vor dem 2. Geburtstag) behandelt werden, wobei sowohl konservative als auch chirurgische Maßnahmen in Frage kommen.

Das von der Arbeitsgemeinschaft Pädiatrische Endokrinologie (APE) vorgeschlagene Schema der Hodenhochstandstherapie sieht 5 i.m.-HCG-Injektionen à 500 IE (bis zum 2. Lebensjahr), 5mal 1000 IE (2.–6. Lebensjahr) bzw. 5mal 2000 IE (Schulalter) über 5 Wochen vor. Eine andere Möglichkeit besteht in der kombinierten Therapie mit einem GnRH-Analogon *(Kryptocur)* über 4 Wochen und 3 anschließenden HCG-Injektionen à 1500 IE über 3 Wochen.

Über eine maligne Entartung der Testes aufgrund der HCG-Therapie in den empfohlenen Dosen ist in der Literatur nichts bekannt. Man findet im Gegenteil bei nicht korrigierter Hodenfehllage, daß das Entartungsrisiko (50% Seminome) in der 3.–4. Lebensdekade gegenüber der Normalbevölkerung um den Faktor 4–10 erhöht ist.

H. G. Dörr, Erlangen

Purpura SCHOENLEIN-HENOCH im Kindesalter

Frage: Welche weiteren therapeutischen Möglichkeiten bestehen bei kortikoidtherapieresistenter Purpura SCHOENLEIN-HENOCH?

Bei der Purpura SCHOENLEIN-HENOCH handelt es sich um eine Multisystemerkrankung. Hauptsächlich betroffen sind Haut, Gelenke, Gastrointestinaltrakt sowie die Nieren.

Die Ätiologie bleibt weiterhin unklar. Aufgrund zahlreicher Untersuchungen ist jedoch anzunehmen, daß eine Störung der IgA-Synthese vorliegt und diese begleitet ist von zirkulierenden IgA-Immunkomplexen. Letztere führen dann in den Kapillaren der genannten Organe zu einem transitorischen Entzündungszustand.

Während die Erkrankung an den Kapillaren der Haut und des Gastrointestinaltraktes keine Spätfolgen hinterläßt, können durchaus schwere Formen der Glomerulonephritis mit Halbmondbildung, mit und ohne nephrotischem Syndrom bzw. Einschränkung der Nierenfunktion auftreten.

Insgesamt ist die Prognose der Erkrankung im wesentlichen vom Befall der Nieren, der bei jedem 2. Patienten angenommen wird, abhängig. Da auch an der Niere ein herdförmiger Charakter der Erkrankung vorliegt, sind nur selten alle Glomerula gleichmäßig betroffen, und bei der überwiegenden Zahl der Kinder sind deshalb auch nur minimale glomeruläre Abnormalitäten, leichte mesangiale Proliferation und gelegentlich Halbmondbildung nachzuweisen.

Bei diesen Kindern ist auch die Symptomatik weitgehend blande, und es besteht meist nur eine mikroskopische Hämaturie. Bisweilen kann bei einem Rückfall auch vorübergehend eine makroskopische Hämaturie beobachtet werden.

Eine kausale Therapie der Purpura SCHOENLEIN-HENOCH ist bisher nicht bekannt. Bei reinem Befall der Haut an den typischen Stellen, auch bei rekurrentem Verlauf, ist eine Steroidtherapie nicht indiziert. Üblicherweise wird diese Therapie lediglich bei einer massiven gastrointestinalen Symptomatik, z. B. bei Melaena und abdominellen Koliken, bei gleichzeitigem Nachweis von Wandverdickungen der Darmschlingen, kurzfristig und hoch dosiert eingesetzt.

Bei einer ausgeprägten Glomerulonephritis mit begleitender eingeschränkter Nierenfunktion und starker Proteinurie kann man eine längere Steroidbehandlung erwägen. Hier sollte vor einer immunsuppressiven Therapie immer eine Nierenbiopsie vorgenommen werden und die Entscheidung zum Beginn einer Behandlung von den morphologischen Befunden und dem prozentualen Befall der Glomerula abhängig gemacht werden.

Die immunsuppressive Therapie beinhaltet die Kombination von Immunsuppressiva, am häufigsten wird Azathioprin genannt, mit Kortikosteroiden. Steroide allein sind nach den bekannten Untersuchungen von WHITE (3) offensichtlich nicht wirksam. Auch für die Kombinationstherapie mit den Antimetaboliten stehen keine harten Daten zur Verfügung.

Insgesamt ist die Beurteilung schwierig, da der natürliche Verlauf der SCHOENLEIN-HENOCH-Nephropathie auch der einer spontanen Heilung sein kann.

In einer kürzlich publizierten, bisher allerdings nicht bestätigten Behandlungsserie wurde ein günstiger Einfluß auf den Verlauf der SCHOENLEIN-HENOCH-Nephritis durch die Gabe von Rifampicin beschrieben.

Literatur

1. KIM, P. K. u. Mitarb.: Rifampicin therapy in Henoch-Schönlein purpura nephritis accompanied by nephrotic syndrome. Child Nephrol. Urol. **89**, 50–56 (1988).

2. MEADOW, S. R. u. Mitarb.: Schönlein-Henoch nephritis. Q. Jl Med. **41**, 241–258 (1972).
3. WHITE, R. H. R., J. S. CAMERON u. J. R. TROUNCE: Immunosuppressive therapy in steroid-resistant proliverative glomerulonephritis accompanied by the nephrotic snydrome. Br. med. J. **1966/II,** 853–860.

J. Dippell, Frankfurt am Main

In welchem Alter ist die Implantation einer Hodenprothese indiziert?

Frage: Bei einem 18 Monate alten Kind wurde bei der Operation wegen Hodenhochstandes rechts eine Hodenatrophie diagnostiziert und die Restanlage entfernt.

In welchem Alter ist die Implantation einer Hodenprothese indiziert?

Das ein- oder beidseitig leere Skrotum kann angeboren oder erworben sein. Die angeborenen Ursachen bestehen in einer Agenesie, Aplasie, Hypoplasie des Hodens oder im echten Kryptorchismus. Zu den erworbenen Formen sind die Zustände nach Hodentorsion, Atrophie durch inkarzerierte Leistenhernien oder operative Eingriffe in der Inguinalregion oder Entfernung des Hodens aufgrund einer splenogonadalen Fusion oder eines Tumors zu zählen.

Für die Implantation einer Hodenprothese gibt es im Kindesalter 2 I n d i k a t i o n e n :

1. Verbesserung des kosmetischen Erscheinungsbildes.
2. Erreichung oder Erhalt der sexuellen Identität.

Es handelt sich also nicht um harte, sondern eher um sehr relative Indikationen.

Die Skrotalregion ist nicht ständig sichtbar, deshalb spielt die Kosmetik keine so bedeutende Rolle. Aus dem gleichen Grunde wird auch heutzutage eine Retentio testis nicht unbedingt rechtzeitig diagnostiziert.

Die Implantation einer Hodenprothese könnte im Alter zwischen 14 und 16 Jahren erfolgen. Dabei ist dem Wunsch des Patienten selbst Rechnung zu tragen. Ausnahmsweise wären auch schon im frühen Schulalter Situationen denkbar, bei denen Knaben aufgrund eines hypoplastischen, leeren Skrotums den Hänseleien ihrer Schulkameraden ausgesetzt sind und darunter leiden. Bei diesen Kindern wäre eine frühere Operation zu erwägen.

Zur sexuellen Identifikation müßte der Operationszeitpunkt früher, etwa zwischen dem 2. und 4. Lebensjahr angesetzt werden. Es ist dann aber nur die Implantation einer kleineren Prothese möglich, so daß je nach Wachstum später die Prothese gegen ein altersgerechtes Modell ausgetauscht werden müßte.

Literatur

1. FERRO, F., S. CATERINO u. A. LAIS: Cosmetic improvement of testicular protheses for children. Ped. Surg. Int. **6,** 71–73 (1991).

K. HELLER, Frankfurt am Main

Infektionen

Pilze im Darm

Frage: Stuhlproben auf Candida albicans: Gibt es ein standardisiertes Verfahren zur Stuhlentnahme? Pathogenetisch ab welcher Keimzahl, bezogen auf welches Gewicht?

Hefen sind bei etwa der Hälfte aller gesunden Menschen im nahezu gesamten Gastrointestinaltrakt nachweisbar (5, 11). In 50–60% aller Stuhlkulturen finden sich Sproßpilze, meistens Candida albicans, in niedriger Keimzahl (10^1–10^2 Keime/g Stuhl). Hier handelt es sich um eine Kolonisation, nicht um eine Infektion.

Schließt man den Soor bei Säuglingen aus, lassen sich manifeste Krankheiten wie eine Darmcandidose nur bei besonders prädisponierten Patienten mit T-Zelldefekten oder Phagozytosestörungen beobachten. Diesen Risikogruppen gehören Patienten mit malignen Grunderkrankungen und angeborenen oder erworbenen Immundefekten an (1, 7, 8, 14).

Selbst bei Tumorpatienten mit Zytostatikatherapie finden sich häufig über 10^6 Candida-Keime/g Stuhl, ohne daß Symptome bestehen (3).

Es ist unbewiesen, ob eine Quantifizierung der im Stuhl nachgewiesenen Keime zur Differenzierung Kolonisation/Infektion/Erkrankung beitragen kann.

MÜLLER (10) teilt in 3 G r u p p e n ein:

1. Keimzahlen von $>10^6$/g Stuhl sind pathognomonisch für Dickdarmmykosen.

2. Keimzahlen von 10^4–10^5/g Stuhl sind verdächtig und kontrollbedürftig.

3. Keimzahlen $<10^4$/g Stuhl weisen auf eine kommensale Flora hin.

Es liegen aber keine Studien vor, die diese Einteilung überprüft hätten. Sie ist damit s i n n l o s, weil die Keimzahl an Candida von der Verweildauer des Stuhls im Darm, von der Probentransportzeit ins Labor wie auch von der Umgebungstemperatur abhängt.

»Standardisierte Entnahmen« von Stuhl zur quantitativen Candidadiagnostik gibt es nicht und kann es auch aus biologischen Gründen nicht geben. Genausowenig gibt es eine Candidakeimzahl, die absolut oder bezogen auf das Gewicht eine pathologische Bedeutung hat.

Es wird weiterhin postuliert, daß Candida im Darm gesunder Menschen einen Krankheitswert haben könnte. Symptome dieser Darminfektion seien gastrointestinale Beschwerden, wie z. B. Meteorismus.

Argumente dagegen sind:

1. Die hohe Rate der Candidakolonisation im Darm Gesunder.

2. Eine Studie der Arbeitsgruppe MIDDLETON (9) hat gezeigt, daß Patienten mit Meteorismus und »Trommelbauch« keine vermehrte Candidabesiedlung des Gastrointestinaltraktes aufwiesen. Aus mehreren, ebenfalls unspezifischen Symptomen (Müdigkeit, depressive Stimmungslage und Konzentrationsschwäche, Kopfschmerzen, Meteorismus, Hautprobleme, Obstipation, Diarrhö u. a.) setzt sich auch das »Candida-Hypersensitivitätssyndrom« zusammen. Die Existenz dieser Krankheit ist nicht belegt (2, 4). Ein Erwachsener hat alle 4 Tage 4 unspezifische Befindlichkeitsstörungen, welche sich ohne weiteres dem »Candida-Hypersensitivitätssyndrom« zuordnen lassen (6, 12, 13).

Es gibt bis heute keine Studie, die belegt, daß ein Mensch ohne eine schwere Grundkrankheit an einer Darmmykose erkranken kann. Findet man Candida im Stuhl eines Patienten mit unspezifischen gastrointestinalen Beschwerden, wie z. B. Meteorismus, so handelt es sich lediglich um das Aufeinandertreffen zweier Ereignisse mit jeweils hoher Inzidenz. Ein Kausalzusammenhang besteht nicht.

Das Vorkommen von Darmcandidosen bei immuninkompetenten Patienten dagegen ist erwiesen. Allein dieser Patientengruppe sollten eine Diagnostik und konsequente antimykotische Therapie vorbehalten sein.

Literatur

1. CLIFT, R. A.: Candidiasis in the transplant patient. Am. J. Med. **77**, 334–338 (1984).
2. DISMUKES, W. E. u. Mitarb.: A randomized, double-blind trail of nystatin therapy for the candidiasis hypersensitivity syndrome. New Engl. J. Med. **323**, 1717–1723 (1990).
3. ECKHARDT, V. F. u. W. RÖSCH: Pilze im Darm – Krankheitserreger oder Kommensale? Dt. Ärztebl. **92**, 2324–2326 (1995).
4. Executive commitee of the American Academy of Allergy and Immunology: Position statement on »clinical ecology« and »Candidiasis hypersensitivity syndrome«. Allergy Clin. Immunol. **78**, 271 (1986).
5. HOEPRICK, P. D. u. M. G. RINALD: Infectious disease, 4. Aufl. Lippincott, Philadelphia 1989.
6. HOTOPF, M.: Seasonal affective disorder, environmental hypersensitivity and stomatisation. Br. J. Psychiat. **164**, 246 (1994).
7. KENNEDY, M. J. u. P. A. VOLZ: Ecology of candida albicans gut colonization; inhibition of candida adhesion colonization and dissemination from the gastrointestinal tract by bacterial antogonism. Infect. Immunity **49**, 654–663 (1985).
8. KIRKPATRICK, C. H.: Chronic mucocutaneous candidiasis. In: BODEY, G. P. (Hrsg.): Candidiasis: Pathogenesis, diagnosis and treatment. Raven, New York 1993.
9. MIDDLETON, S. J., A. COLEY u. J. O. HUNTER: The role of feacel candida albicans in the pathogenesis of food-intolerant irritable bowel syndrome. Postgrad. Med. J. **68**, 453–454 (1992).
10. MÜLLER, J.: Pilze im Gastrointestinaltrakt. Fortschr. Med. **100**, 936–941 (1982).
11. ODDS, F. C. u. A. B. ABBOTT: Candida and Candidosis. A review and bibliography. 2. Aufl. Balliere Tindall, London 1988.
12. STEWART, D. E.: The changing faces of somatization. Psychosomatics **31**, 153 (1990).
13. TERR, A. I.: Environment illness. A clinical review of 50 cases. Archs intern. Med. **146**, 145 (1986).
14. TILTON, C. u. M. R. McGINNIS: Clinical and pathogenic microbiology, 1. Aufl. Mosby, St. Louis 1987.

INKA LEONHARDT und H.-J. SCHMITT, Kiel

Pilzinfektionen des Harntraktes

Frage: Wie schließe ich bei den üblichen Harnuntersuchungen bei symptomatischen Patienten eine Blasenmykose aus?

Welche Symptome sind dafür charakteristisch, das heißt, wann sollte ich die Möglichkeit einer Blasenmykose in Erwägung ziehen?

Die Candidaspezies verursachen die häufigsten endemischen Mykosen, die den Genital- und Harntrakt befallen können. Andere Mykosen (z. B. Aspergillose, Histoplasmose, Blastomykose o. ä.) sind so selten, daß differentialdiagnostisch primär nicht danach gefahndet werden muß.

Freinamen	Präparate (jeweils nur 1 Beispiel)
Amphotericin B	Ampho-Moronal
Flucytosin	Ancotil
Hydroxystilbamidin	in Deutschland nicht im Handel
Ketoconazol	Nizoral

Tab. 6
Gebräuchliche Antimykotika

Diagnostik

Der Verdacht auf eine **Pilzinfektion des Harntrakts** besteht dann, wenn bei einer lege artis genommenen Harnprobe (Mittelstrahlharn beim Mann, Katheterharn bei der Frau, Blasenpunktionsharn beim Säugling und Kleinkind) sich eine **Fungiurie** nachweisen läßt. Neben der korrekten Harnentnahme ist es für die Diagnosesicherung empfehlenswert, die individuellen Risikofaktoren (AIDS, immunsuppressive Zustände) zu klären.

Bei Patienten mit bestätigter **Candidurie** gilt es, 5 grundsätzliche klinische Gegebenheiten zu klären:

1. Verdeckte asymptomatische Candidurie.
2. Urethritis (mit Balanitis?, Prostatitis?).
3. Zystitis.
4. Primär renale Candidiasis.
5. Hämatogen gestreute, disseminierte Candidiasis.

Symptome

Die Symptome werden durch die Lokalisation des Candidabefalls bestimmt. Ist die **Niere** primär Ort des Pilzbefalls, resultieren Schmerzen in der Flanke und Fieber (wie bei Pyelonephritis); bei Beteiligung der **Blase** wird Pollakisurie, Dysurie und Algurie berichtet; sind die **Harnröhre** oder das **äußere Genitale** befallen, dominieren dysurische Beschwerden und entzündliche Rötungen.

Therapie

Nach derzeitigen Erfahrungen wirken Amphotericin B und Flucytosin am wahrscheinlichsten.

Eine Candidurie spricht auf Flucytosin in einer oralen Dosis von 150 mg/kg/d an, die aufgeteilt alle 6 Stunden über 7–10 Tage eingenommen wird. Die Ausbildung von resistenten Organismen ist jedoch eine häufige Komplikation. Renale Infektionen bedürfen meist einer systemischen Therapie mit Amphotericin B.

Auch die Zystitis spricht meist auf die Instillation von Amphotericin B in die Blase mit einer 6–10tägigen Behandlungsdauer an.

Bei resistenten Infektionen wurde gezeigt, daß sich durch eine kombinierte Verabreichung von Amphotericin B und Flucytosin ein therapeutischer Effekt erzielen ließ.

Seltene Mykosen des Harntrakts

1. Die Blastomykose ist eine seltene Ursache für Prostata-, Skrotum- und Niereninfektionen ebenso wie für Hämospermie und Blasenausgangsobstruktionen. Die vorläufige Diagnose wird durch mikroskopischen Nachweis von runden, sprossenden, hefeähnlichen Zellen gekennzeichnet, die endgültige Diagnose gelingt nur durch Kultur. Eine urogenitale Beteiligung kann bei dieser Infektion bei ⅓ oder mehr der männlichen Patienten auftreten. Die Behandlung erfolgt durch Amphotericin B, Ketoconazol oder (selten) Hydroxystilbamidin.

2. Bei der disseminierten Kokzidioidomykose liegt meist die Beteiligung einer Niere vor. Diese Pilzerkrankung ist extrem selten. Die Entzündungsreaktionen ähneln der bei Tuberkulose, wenn auch eine geringe Ureterbeteiligung vorliegt. Die Behandlung erfolgt hauptsächlich mit Amphotericin B.

D. Bach, Bocholt

Diagnostik von Dermatomykosen

Frage: Wie ist Material zur Diagnose einer Dermatomykose korrekt zu gewinnen? Genügt ein »Abklatsch«-Agar oder ist jedesmal eine Stanzbiopsie erforderlich?

Zur Diagnose einer Dermatomykose gehört der Nachweis des Erregers. Hierzu muß das richtige Untersuchungsmaterial am richtigen Ort mit richtiger Technik abgenommen werden. Man unterscheidet zwischen der orientierenden Schnelldiagnose im Nativpräparat. Dies ist eine mikroskopische Untersuchung, z. B. von Abstrichmaterialien oder von in 15%iger Kalilauge aufgelösten Schuppen oder gezupften Härchen. Wichtiger bei vielen Dermatomykosen ist die exakte Diagnose durch kulturelle Erregeridentifizierung.

Abklatschpräparate auf Agar ermöglichen keine orientierende Schnelldiagnose. Sie sind auch in der Regel für die Diagnose von Dermatomykosen nicht geeignet. Ausnahme: Mykosen durch Candidaarten im Bereich der Glans penis. Hier sind Abklatschpräparate sinnvoll. Abstrichdiagnostik kann bei Schleimhautmykosen sinnvoll sein.

Stanzbiopsien ermöglichen bei richtiger Färbemethodik eine orientierende Pilzdiagnostik. Sie sind jedoch in der Regel zu aufwendig. Ausnahme: Anbehandelte, follikuläre Mykosen, z. B. am Unterschenkel.

Die Diagnose einer Dermatomykose richtet sich auch nach Lokalisation und infizierter Struktur, d. h. ihrem klinischen Bild.

Bei squamös-hyperkeratotischen Mykosen, z. B. im Bereich der Handinnenflächen, sollte nur Hornmaterial untersucht werden, das nach sorgfältiger Entfernung der lose anhängenden Schuppen durch Kratzen mit einem nicht zu scharfen Instrument gewonnen wurde.

Bei dyshidrosiformen Mykosen müssen festanhaftende Schuppen aus dem Randbereich zur Untersuchung gelangen. Abstrich- oder Abklatschuntersuchungen sind nicht sinnvoll. Stanzbiopsien ermöglichen keine Unterscheidung zwischen Krankheit oder Kontamination.

Bei der Nagelmykose ist zur Diagnostik die Entfernung bröckeliger Materialien notwendig. Die Abnahme des zu untersuchenden Materials erfolgt dann mit dem scharfen Löffel aus dem Randbereich oder der Tiefe der Nagelläsion. Abstrich- und Abklatschuntersuchungen sind nur bei Paronychie sinnvoll, eine Stanzbiopsie aus dem Nagelbett erlaubt den Nachweis von Myzelfäden, z. B. mit der PAS-Färbung, häufig auch dann noch, wenn durch Anbehandlung oder technische Schwierigkeiten eine sorgfältige und schmerzfreie Materialentnahme aus dem Nagel erschwert ist.

Bei nicht abszedierenden Dermatomykosen im Bereich der Bart- oder Kopfhaare kann orientierend eine WOOD-Licht-Untersuchung vorgenommen werden. Die kulturelle Diagnose gelingt aus Untersuchungsmaterial in Form festanhaftender Schuppen oder ausgezupfter Lanugohärchen. Abstrich- oder Abklatschuntersuchungen sind nicht sinnvoll. Stanzbiopsien können die orientierende Untersuchung unterstützen, sind aber zu aufwendig.

Abszedierende Dermatomykosen im Bereich des behaarten Kopfes erfordern die Abnahme des Materials für kulturelle Untersuchungen mit großer Sorgfalt. Es müssen ausgezupfte Haarstümpfe aus dem Randbereich der Läsion untersucht werden.

Abstrich- und Abklatschpräparate führen häufig zu falsch-negativen Ergebnissen und sollten unterlassen werden. Dies gilt auch für Stanzbiopsien.

S. W. WASSILEW, Krefeld

Nehmen Chlamydieninfekte zu?

Frage: Wie häufig sind Chlamydien? Welche Therapie ist aktuell – welche Dosis? Gibt es eine hochdosierte Kurztherapie? Sind bei Verdacht auf Chlamydien ein zytologischer Abstrich, eine weiterführende Diagnostik und eine Therapie immer erforderlich, auch bei Beschwerdefreiheit? Wie kann man sich vor Chlamydien schützen bzw. infizieren?

Chlamydia trachomatis ist ein sexuell übertragbarer, pathogener Keim, dessen Häufigkeit bei gesunden, sexuell aktiven Frauen mit 3–8% angegeben wird. Bei aszendierender Infektion, z. B. bei akuter Adnexitis, findet man Chlamydien bei etwa 30% der Patientinnen. Dies haben Laparoskopiestudien aus Skandinavien belegt. Eine multizentrische Studie aus Deutschland hat in jüngerer Zeit bei über 2500 unselektierten Schwangeren, die auf Chlamydien untersucht wurden, eine Prävalenz von 2–11% ergeben (HOYME 1991).

Die klinische Bedeutung des positiven Chlamydiennachweises muß differenziert gesehen werden, da die Kolonisation nicht immer Infektion bedeutet. Von erheblicher Relevanz und der Konsequenz der Notwendigkeit der Behandlung ist der positive Chlamydiennachweis in der Schwangerschaft, nachdem ein enger Zusammenhang zwischen Chlamydieninfektion und Frühgeburtlichkeit zu bestehen scheint. Weiterhin wichtig ist der Nachweis von Chlamydien bei Sterilitätspatientinnen, nachdem Chlamydien offensichtlich sehr viel häufiger als bisher vermutet latent verlaufende Salpingitiden nach sich ziehen. Auch bei akuter Adnexitis sollten Chlamydien im antibiotischen Spektrum liegen und mitbehandelt werden. Bei allen anderen Patientinnen hat der Chlamydiennachweis nur Bedeutung bei gleichzeitiger Symptomatologie, in der Regel bedingt durch eine Zervizitis oder Uretritis.

Die Diagnose erfolgt durch direkten Erreger- bzw. Antigennachweis, der zuverlässig nur aus zellhaltigem Untersuchungsmaterial gelingt. Bei Zervix- und Urethraabstrichen sind diese Bedingungen gegeben, bei Adnexitis erfolgt die Therapie zumeist als kalkulierte Therapie ohne Erregernachweis.

Die geeignete Therapie besteht klassischerweise in der Anwendung eines Tetracyclins, das mindestens über 7 Tage verabreicht werden muß. In der Schwangerschaft wird an Stelle von Tetracyclinen Erythromycin über 10 Tage verabreicht.

Außerhalb der Schwangerschaft stehen zunehmend Gyrasehemmer, wie Ciprofloxazon, zur Verfügung, bei denen eine gute Chlamydienwirksamkeit nachgewiesen wurde. Neuerdings wird auch die Kurzzeit- bzw. Einmaleinnahme anderer Makrolidantibiotika, wie Azithromycin *(Zithromax)* in einer Dosis von 1 g/d empfohlen. Mehrere Studien bestätigten inzwischen die Wirksamkeit einer Kurztherapie.

Da sich auch im Urethraabstrich des Partners einer betroffenen Frau in hohem Prozentsatz (70%) Chlamydien nachweisen lassen, ist eine Partnerbehandlung dringend anzuraten.

Zur Frage der Infektionsquelle: Da Chlamydien zu den sexuell übertragenen Krankheitserregern zählen, muß man auch diesen Infektionsweg als den häufigsten vermuten. Schmierinfektionen betreffen vor allem Neugeborene, die an chlamydienbedingter Konjunktivitis bzw. Pneumonie erkranken.

N. LANG, Erlangen

Spielen Tuberkulose- und Mykobakterienkeimträger eine bedeutsame Rolle als Infektionsquelle?

Zu unterscheiden ist zwischen dem M. tuberculosis-Komplex und atypischen bzw. nicht-tuberkulösen Mykobakterien als Infektionserreger und zwischen einer Infektion und einer Erkrankung.

Der Tuberkuloseerreger besitzt eine relativ hohe Pathogenität für den Menschen, während die nicht-tuberkulösen Mykobakterien für einen gesunden Menschen praktisch nicht pathogen sind. Letztere kommen als Infektionserreger selten und in der Regel nur vor, wenn z. B. eine »lokale Schädigung« der Lunge, also eine Vorerkrankung besteht oder eine primäre oder sekundäre Immunschwäche wie bei AIDS vorliegt.

Die nicht-tuberkulösen Mykobakterien werden auch ubiquitäre Mykobakterien genannt, was darauf hinweist, daß die Infektionsquelle nicht der Mensch, sondern die übrige Umgebung, also die Natur ist. Keimträger spielen bei nicht-tuberkulösen Mykobakterien keine oder nur eine untergeordnete Rolle, eine Übertragung ist jedoch zwischen AIDS-Patienten denkbar und möglich.

Im Gegensatz hierzu wird durch die Aufnahme von Tuberkuloseerregern – hauptsächlich über die Atemwege – immer eine Infektion ausgelöst. M. tuberculosis persistiert in den Makrophagen. Die Infektion läßt sich noch viele Jahre mit einer positiven Tuberkulinhautreaktion nachweisen. Etwa 1½ Milliarden Menschen auf der Welt sind tuberkulinpositiv, demnach tuberkuloseinfiziert und somit »Tuberkulosekeimträger«, ohne tuberkulosespezifische Krankheitszeichen aufweisen zu müssen.

Diese zahlreichen Tuberkulose-»Keimträger« spielen also nahezu keine Rolle als

Infektionsquelle, es sei denn, bei ihnen kommt eine Beeinträchtigung des Immunsystems im weitesten Sinne hinzu. Diese Gefahr besteht z. B. bei alten Menschen, bei Unterernährung, bei Menschen mit Immundefekt und T-Helferzellverminderung usw. Unter diesen Umständen können sich M. tuberculosis-Bakterien vermehren bzw. es kann eine sog. Reaktivierung der Tuberkulose eintreten.

Aber auch dann wird dieser »Keimträger« erst zu einer Gesundheitsgefahr für andere (Keimquelle), wenn sich in ihm eine offene Tuberkulose entwickelt, d. h., wenn ein großer Herd in der Lunge entsteht, der einen Zugang zum Bronchialsystem findet und somit das zerstörte Gewebe mit den ansteckungsfähigen Tuberkulosebakterien nach außen abgehustet werden kann. Extrapulmonale Tuberkulosen, z. B. der Knochen, Nieren usw., spielen hingegen als Infektionsquelle praktisch keine Rolle.

Nur ein kleiner Teil, etwa 5–10% der Infizierten, erkranken im Laufe ihres Lebens und entwickeln eine Tuberkulose-K r a n k h e i t: Nur ein Teil dieser Erkrankten, etwa 20–60%, scheiden dann Tuberkuloseerreger aus und sind infektiös. Werden diese Erkrankten nicht rechtzeitig erkannt, besteht die große Gefahr, daß sie andere Personen, besonders Angehörige und Mitarbeiter, die sich in denselben Räumlichkeiten aufhalten, infizieren und sie somit zu einer bedeutsamen Rolle als Infektionsquelle werden.

Es wird geschätzt, daß 1–4 Monate vergehen, bis eine offene Tuberkulose erkannt wird. In Deutschland erkranken jedes Jahr etwa 7 000 Menschen neu an einer offenen Tuberkulose. Dies sind etwa 17 Erkrankungen je 100 000 Einwohner pro Jahr, die passager eine Infektionsquelle sind.

Das Auftreten von Symptomen, z. B. mehr als 3 Wochen anhaltender Husten, Müdigkeit und subfebrile Temperaturen, besonders bei bestehenden Risikofaktoren, sollten grundsätzlich Anlaß sein, zum Arzt zu gehen und Untersuchungen zum Ausschluß einer Tuberkulose vorzunehmen (z. B. körperliche Untersuchung, Tuberkulinreaktion, Röntgen, bei röntgenologischen Veränderungen: Mikroskopie, Kultur des Sputums u. a.).

H. MAUCH, Berlin

Behandlung der Toxoplasmose

1. Frage: Wann ist eine klinisch apparente Toxoplasmoseinfektion behandlungsbedürftig?

Grundsätzlich müssen 4 F o r m e n von Toxoplasmosen unterschieden werden:

1. Erworbene Toxoplasmosen bei Immunkompetenten;
2. erworbene oder reaktivierte Toxoplasmosen bei Abwehrgeschwächten (Malignom-, Transplantations-, HIV-Patienten);
3. okuläre Toxoplasmosen;
4. kongenitale Toxoplasmosen.

Außer den erworbenen Toxoplasmosen bei Immunkompetenten müssen alle symptomatischen Erkrankungen der übrigen 3 Formen behandelt werden. Dasselbe gilt auch für die asymptomatische konnatale Toxoplasmose beim Neugeborenen.

Von allen erworbenen Toxoplasmainfektionen bei immunkompetenten Erwachsenen verlaufen lediglich 10–20% symptomatisch. Bei den symptomatischen Infektionen ist der klinische Verlauf benigne und selbstlimitierend. Nur bei wenigen Patienten treten neben einer Lymphadenopathie mononukleoseähnliche Symptome wie Fieber, Malaise, Nachtschweiß, Halsschmerzen, Exantheme und Hepatosplenomegalie in Erscheinung; noch seltener kommt es zu Organmanifestationen, besonders Myokarditiden, Pneumonien oder Enzephalitiden.

Eine Therapie mit Pyrimethamin und Sulfadiazin (plus Folinsäuresubstitution) während 2–4 Monaten ist in jedem Fall bei einer viszeralen Beteiligung indiziert, weil fatale Verläufe vorkommen. Außerdem wird eine Therapie bei außergewöhnlich schweren oder hartnäckigen Allgemeinsymptomen empfohlen.

Schließlich können Toxoplasmosen auch durch Laborunfälle oder Bluttransfusionen erworben sein. Bei solchen Patienten wird ebenfalls eine Therapie empfohlen, weil diese Formen besonders schwer verlaufen können.

2. Frage: Wie ist das derzeitig gültige Behandlungsschema für Schwangere bzw. nicht Schwangere?

Die Literaturangaben zur Therapie der Toxoplasmose sind nicht ganz einheitlich. Bei n i c h t s c h w a n g e r e n F r a u e n wird im allgemeinen eine Therapie mit einer Aufsättigungsdosis von 2 mg Pyrimethamin/kg/d in 2 Dosen während 1–3 Tagen begonnen und anschließend mit 1 mg/kg/d in einer täglichen Dosis fortgesetzt, jeweils kombiniert mit 100 mg Sulfadiazin/kg/d in 3–4 Dosen (maximal 8 g/d) während mindestens 4 Wochen (bis 2–4 Monaten). Zur Prophylaxe der Knochenmarkstoxizität sollten 5–10 mg Folinsäure täglich substituiert werden. Bei AIDS-Patienten muß länger behandelt und bei Therapieabschluß eine lebenslängliche Rezidivprophylaxe angeschlossen werden. Als therapeutische Alternative kommt bei Sulfonamidunverträglichkeit eine Kombination von Pyrimethamin mit Clindamycin in Frage. Der Wert von Steroiden bei der Behandlung von okulären oder zerebralen Toxoplasmosen ist umstritten.

Für S c h w a n g e r e mit einer Toxoplasmafrischinfektion gelten nach wie vor die Therapieempfehlungen von COUVREUR und DESMONTS. Spiramycin gilt in der Schwangerschaft als Therapie der Wahl, weil es nicht teratogen ist, im Plazentargewebe hohe Konzentrationen erreicht und die Inzidenz der toxoplasmainduzierten Plazentitis zu verringern vermag. Spiramycin vermag auch die Plazentabarriere zu passieren. Im allgemeinen werden 5wöchige Therapiezyklen (3 Wochen Spiramycin in einer Dosierung von 2–3 g [= 6–9 Mill. IE] in 3 Dosen täglich – 2 Wochen Pause) bis zur Geburt gegeben.

Eine Therapie mit Spiramycin erscheint vor allem dann sinnvoll, wenn der Fetus noch nicht infiziert ist. Mancherorts wird deshalb eine invasive intrauterine Abklärung des Feten empfohlen, um bei erwiesener fetaler Infektion die Therapie ab der 16. Schwangerschaftswoche mit 6wöchigen Therapiezyklen (4 Wochen 50 mg Pyrimethamin/d + 3 g Sulfadiazin/d + Folinsäure 15 mg/d – 2 Wochen Spiramycin) bis zur Geburt durchzuführen.

Aufgrund neuerer Daten sind heute höchstens noch 10% der Kinder, deren Mütter während der Schwangerschaft eine Toxoplasmosefrischinfektion durchmachten und deswegen behandelt wurden, infiziert, und davon wiederum höchstens 10% bei Geburt symptomatisch. Wir verzichten deshalb meist auf eine invasive intrauterine Abklärung des Feten und behandeln betroffene Frauen während der Zeit bis zur Geburt mit prophylaktischen Dosen von *Fansidar* (2 Tabl. zu 25 mg Pyrimethamin und 500 mg Sulfadoxin pro Woche). Allerdings gibt es bis heute keine gesicherten Daten zur Effizienz einer solchen niedrig dosierten Therapie – besonders auch nicht im Vergleich zur herkömmlichen empfohlenen Therapie.

Manche Zentren sind vor allem bei asymptomatischen konnatal infizierten Kindern dazu übergegangen, anstelle der toxischen, empfohlenen hochdosierten Therapie mit 6–8wöchigen Therapiezyklen (1 mg Pyrimethamin/kg/d + 80–100 mg Sulfadiazin/kg/d + 15 mg Folinsäure/Woche während 3–4 Wochen – 100 mg Spiramycin/kg/d während 3–4 Wochen; mindestens 4 Zyklen) nur mit einer prophylaktischen Dosis von *Fansidar* (1 mg Pyrimethamin/kg/Woche + 20 mg Sulfadoxin/kg/Woche ohne Folinsäuresubstitution) während des gesamten 1. Lebensjahres zu behandeln. Auch hierzu fehlen aber noch prospektive und vergleichende Daten.

CH. RUDIN, Basel

Ulkus und Helicobacter pylori – kausale Therapie?

Frage: Besteht beim gesunden Menschen bereits eine Besiedlung der Magenschleimhaut mit Helicobacter oder ist die Besiedlung erst nach lädierter Schleimhaut anzutreffen?

Seit den Selbstversuchen von MARSHALL und MORRIS wissen wir, daß nach Einnahme von 10^9 Keimen eine vorher gesunde Magenschleimhaut krank wird. Klinisch macht sich das durch Zeichen einer akuten Gastritis mit Inappetenz, Übelkeit und schlechtem Mundgeruch bemerkbar, histologisch durch eine Infiltration mit Granulozyten.

Nur bei 7% der Bevölkerung führt eine dann einsetzende Antigen-Antikörperreaktion zu einer Heilung der H. pylori-Infektionen; bei der überwiegenden Mehrzahl der Patienten bedingt die Infiltration der Tunica propria mit Lymphozyten und Plasmazellen eine lebenslang schwelende chronische Gastritis, die jedoch bei der Hälfte der Patienten klinisch stumm verläuft.

Einer von 10 H. pylori-Positiven wird im Laufe seines Lebens an einem Magen- oder Zwölffingerdarmgeschwür erkranken, etwa 1 von 10000 an einem Magenkarzinom. Auch für das noch seltenere Magenlymphom (MALTom) ist die H. pylori-Gastritis der Wegbereiter, da die »gesunde« Magenschleimhaut primär kein lymphatisches Gewebe aufweist.

H. pylori ruft Mikroerosionen der Magenmukosa hervor, die eine Rückdiffusion von H-Ionen ermöglichen. Bei chronischen Erosionen, bevorzugt im Antrum, ist H. pylori bei 97% nachweisbar, beim Ulcus duodeni findet sich H. pylori bei 98%, beim Ulcus ventriculi bei 70–80%.

Da für die Pathogenese des peptischen Geschwürs 2 Hauptfaktoren, nämlich

Säure und Pepsin sowie eine H. pylori-Infektion essentiell sind, kann die Therapie zweigleisig fahren:

Entweder wird der Säurefaktor durch operative Maßnahmen oder durch eine antisekretorische Dauertherapie nachhaltig reduziert oder H. pylori antibakteriell behandelt: Eine Kosten-Nutzen-Analyse zeigt, daß die H. pylori-Sanierung längerfristig das mit Abstand billigste Verfahren darstellt, um das Ulkusleiden zum Erliegen zu bringen.

Nach den Empfehlungen der National Institutes of Health in Bethesda vom 9. 2. 1994 können die beiden folgenden Schemata zur Eradikation von H. pylori gegeben werden:

1. Zweierkombination:
   2 × 20–40 mg Omeprazol präprandial
   + 2 × 1,0 g Amoxicillin postprandial
   für 14 Tage

2. Tripeltherapie:
   4–6× Wismutsubsalizylat oder -dicitrat
   + 3 × 500 mg Tetracyclin
   + 3 × 400 mg Metronidazol für 14 Tage

Bei floridem Ulkus sollte noch für 4–6 Wochen 300 mg Ranitidin oder für 2–4 Wochen 20 mg Omeprazol zusätzlich gegeben werden.

In jüngster Zeit gewinnt eine aus Italien von Bazzoli u. Mitarb. vorgeschlagene Variante zunehmend Anhänger, die sog. »Italian Triple«: Sie besteht aus einer 1wöchigen Kombination von 2 × 20 mg Omeprazol mit 2 × 250 mg Clarithromycin und 2 × 400 mg Metronidazol. Anschließend sollte noch, je nach Größe des Geschwürs, eine 2–4wöchige Omeprazol-Monotherapie angeschlossen werden.

Die H. pylori-Sanierungstherapie wird derzeit in klinischen Studien bei den Frühformen des Malt-Lymphoms erprobt, zur Prophylaxe des Magenkarzinoms wird diese Therapie derzeit noch nicht empfohlen.

Zur Behandlung der H. pylori-positiven nicht-ulzerösen Dyspepsie liegen unterschiedliche klinische Erfahrungen vor. Offensichtlich profitiert ein Teil der Patienten längerfristig von einer Sanierung der H. pylori-Infektion.

W. Rösch, Frankfurt am Main

Helicobacter pylori: Verbreitung und Behandlung

Frage: Welche optimalen Bedingungen sind in der Magenschleimhaut für den Helicobacter pylori vorhanden? Müssen wir unbedingt bei einer Zweierantibiotikakombination noch zusätzlich mit einem H_2-Blocker bzw. Protonenpumpenblocker den pH-Wert drastisch reduzieren? Da bisher nichts Näheres über die Verbreitung des Keimes bekannt ist: Besteht eine Notwendigkeit der Mitbehandlung aller in einer Lebensgemeinschaft lebenden Personen (Kinder)? Wie viele verschiedene Helicobacter pylori-Typen sind gegenwärtig bekannt, die für die Ulkusgenese oder ähnliche Beschwerdesymptomatik als ursächlich angesehen werden?

Magensäure hält den Magen steril – so lautete bis vor wenigen Jahren die gastroenterologische Lehrmeinung. Das mag erklären, warum es seit der Erstbeschreibung von spiralförmigen Bakterien im menschlichen Magen im Jahre 1906 nahezu 80 Jahre gedauert hat, bis die Existenz dieser Bakterien akzeptiert und ihre Bedeutung für Gastritis und Ulkusleiden erkannt wurden.

Mit dem Helicobacter pylori wurde ein Bakterium entdeckt, das in der ökologischen Nische des sauren Magens überleben kann. Helicobacter pylori ist nicht nur an den Magen adaptiert; er kann andererseits auch nur Magenepithel besiedeln. Neben der klassischen Lokalisation im Magen konnte Helicobacter pylori in heterotoper oder metaplastischer Magenschleimhaut im Duodenum, im BARRETT-Ösophagus, in ektoper Magenschleimhaut in MECKEL-Divertikeln und sogar in ektoper Magenschleimhaut im Rektum nachgewiesen werden.

Helicobacter pylori kann Adhäsine produzieren, die an spezifische Bestandteile der Magenepithelzelle binden; weitere essentielle Faktoren für die Kolonisation des Magens sind die hohe Motilität des Keimes und die Produktion größerer Mengen von Urease. Die Urease führt zur Bildung von Ammoniumionen aus Harnstoff und Wasser und ermöglicht es dem Bakterium, inmitten des sauren Magens in einer selbstgeschaffenen alkalischeren Mikroumgebung zu leben. Bei fehlendem Harnstoff ist auch Helicobacter pylori säureintolerant.

Helicobacter pylori findet sich überwiegend in der Magenschleimschicht an der Oberfläche des Magenepithels in einem Milieu, das durch die Sekretion von Bicarbonat aus dem Magenepithel nur leicht azide ist. Als mikroaerophiler Keim bevorzugt Helicobacter pylori eine Sauerstoffspannung von ungefähr 5%, was in etwa den Bedingungen in dieser Zone entspricht. In der Regel findet sich der Keim im Antrum, wo nur wenige Parietalzellen vorkommen; bei supprimierter Säuresekretion wandert der Keim in die Korpusregion.

Auch nach säurereduzierenden Operationen kann der Keim überleben: So findet sich bei etwa 50% der Patienten mit Magenteilresektionen eine Besiedlung mit Helicobacter pylori, Patienten nach selektiver Vagotomie waren sogar bis zu 90% positiv. Seitens des »Wirtes« spielen darüber hinaus genetische und immunologische Faktoren eine Rolle für Prävalenz und Konsequenz der Helicobacter pylori-Infektion.

Mit molekularbiologischen Methoden sind eine Reihe verschiedener Stämme von Helicobacter pylori differenziert worden. Nur ein Teil dieser Stämme produziert ein sog. »vakuolisierendes Toxin«, das von dem 1vacA-Gen kodiert wird; Stämme mit diesem Toxin sind bei Patienten mit gastroduodenalen Ulzera häufiger als bei Patienten ohne Ulzera.

Neben Helicobacter pylori kann (selten) auch Helicobacter h e i l m a n n i i (früher

Gastrospirillus hominis), ein wahrscheinlich von Haustieren übertragener, im Vergleich zu Helicobacter pylori deutlich größerer Keim, zu einer Gastritis führen. Im Vergleich zur Helicobacter pylori-Infektion ist die Helicobacter heilmannii-Gastritis jedoch deutlich weniger aktiv, Erosionen oder Ulzerationen finden sich fast nie.

Über die Übertragung von Helicobacter felis (ein häufig bei Katzen und Hunden gefundener Helicobacter) auf den Menschen gibt es bislang nur 2 Berichte; beide Patienten hatten eine akute neutrophile Gastritis.

Die Infektionsroute wird noch kontrovers diskutiert; sowohl für eine oral-orale wie auch für eine fäkal-orale Transmission des Keimes gibt es Argumente. Helicobacter pylori-Positivität tritt familiär gehäuft auf; in einer kanadischen Studie waren 81% der Geschwister Helicobacter pylori-positiver Kinder ebenfalls Helicobacter pylori-Träger, während bei Helicobacter pylori-negativen Kindern nur 13% der Geschwister infiziert waren. Entsprechend waren 83% der Eltern infizierter Kinder Helicobacter-positiv im Vergleich zu 27% der Eltern nicht infizierter Kinder (4).

Infizierten Kindern scheint bei der Weiterverbreitung des Keimes dabei eine wichtige Rolle zuzufallen, ohne daß die Ursache dafür eindeutig geklärt ist; sowohl eine höhere Helicobacter pylori-Ausscheidung im Stuhl wie auch eine verminderte Sorgfalt bei der Stuhlhygiene gelten als mögliche Ursache.

Vereinzelt ist diskutiert worden, bei Patienten mit Duodenalulkus im gleichen Haushalt lebende kleine Kinder mitzubehandeln, wenn sie Helicobacter pylori-positiv sind, um das Risiko einer Reinfektion zu senken; dieser Vorschlag ist bislang jedoch nicht allgemein akzeptiert und kann nicht als Standardmaßnahme empfohlen werden. Für eine Mitbehandlung anderer im Haushalt lebender Personen ergibt sich aufgrund der bisherigen Datenlage keine Rechtfertigung.

Therapie

In den vergangenen Jahren sind viele Einzelmedikamente und Kombinationspräparate auf die Helicobacter pylori-Eradikation untersucht worden. Protonenpumpenblocker haben in vitro einen direkten antibakteriellen Effekt; dieser Effekt ist für ihre Wirksamkeit bei der Helicobacter pylori-Eradikation jedoch nicht entscheidend.

Antibiotika wirken sehr viel effektiver gegen Helicobacter pylori, wenn der pH nahe am Neutralbereich liegt.

Eine fehlende Säuresekretion im Magen hemmt das Wachstum von Helicobacter pylori, möglicherweise weil die durch das Bakterium produzierten Alkaliäquivalente nicht mehr neutralisiert werden können. Für Zweifachtherapien mit 4×500 mg Amoxicillin und 2×500 mg Tinidazol über 1 Woche werden Eradikationsquoten von 52–62% angegeben.

Für Tripletherapien mit Protonenpumpenblockern und 2 Antibiotika liegen die publizierten Eradikationsraten in der Regel über 80–90%. Darüber hinaus führen Protonenpumpenblocker zu einer raschen Besserung der Symptomatik und zu einer Abheilung eventuell vorhandener Erosionen und Ulzerationen und können so die Compliance günstig beeinflussen.

Eine Zweifachantibiotikakombination ohne zusätzlichen potenten Säureblocker kann nach dem bisherigen Erkenntnisstand somit nicht empfohlen werden.

Literatur
1. CALAM, J.: Clinician's guide to Helicobacter pylori. Chapman & Hall Medical, London 1996.
2. CALAM, J.: Helicobacter pylori. Baillières Clinical Gastroenterology 9, 1–633 (1995).
3. CASPARY, W. F. u. Mitarb.: Diagnostik und Therapie der Helicobacter-pylori-Infektion (DGVS Leitlinien). Z. Gastroenterol. 34, 392–401 (1996).
4. DRUMM, B. u. Mitarb.: Intrafamilial clustering of Helicobacter pylori infection. New Engl. J. Med. 322, 359–363 (1990).

G. LOCK und J. SCHÖLMERICH, Regensburg

Lokale Behandlungsmaßnahmen bei Erysipel

Frage: Hat Rivanol als Umschlag neben Penicillin oral oder parenteral noch einen Stellenwert in der Therapie des Erysipels?

Rivanol ist, chemisch betrachtet, das Laktat des Ethacridin (6,9-Diamino-2-ethoxyacridin). Es wird in wäßrigen Lösungen (0,025–0,1%) zur lokalen Desinfektion und Kühlung eingesetzt, ist in Deutschland aber auch als Salbe (0,2%) im Handel. Zur lokalen Desinfektion eingesetzt, entfaltet es eine unspezifische, d. h. nicht an einen Erreger gebundene Wirkung. Resistenzen sind nicht bekannt.

Ein Erysipel ist definiert als zunächst lokale Infektion der Haut durch β-hämolysierende Streptokokken der Gruppe A, gelegentlich auch Gruppe C, seltener durch Staphylokokken, die eine Eintrittspforte zur Voraussetzung hat und sich über die Lymphspalten ausbreitet.

Die Therapie beinhaltet neben der systemischen Antibiose meistens mit Penicillinen oder Erythromycin auch die Sanierung der Eintrittspforte. Dies erfolgt zumeist bei strenger Bettruhe und Hochlagerung der ggf. betroffenen Extremität über lokal desinfizierende Maßnahmen. Hierbei werden, je nach Eintrittspforte (Mykose, Verletzung durch Fremdkörper, Schürfwunden etc.), unterschiedliche Zubereitungsformen von Therapeutika angewendet.

Das typische Erysipel ist ein hochfieberhafter Infekt, bei dem sich initial immer die adjuvante Therapie mit feuchten Umschlägen, die neben der lokalen Desinfektion auch zu einer (gewünschten) Kühlung des betroffenen Bezirks führt, empfiehlt. Verbunden damit ist oft eine rasche Abschwellung (Lagerung!) und eine Schmerzreduktion. Ob dazu *Rivanol* verwendet wird oder, wie oft empfohlen, Clioquinol (cave neurotoxisch in hohen Dosen bei oraler Aufnahme), Betaisodonalösung, Farbstofflösungen (Brillantgrün, Sol. pyoktanini, Sol. castellani sine et cum colore) oder einfach Isopropanol 70%, sei dahingestellt. Fast allen Lösungen ist gemein, daß sie färben und daher im Alltag schlecht zu händeln sind.

In der neueren Literatur (nach 1985) findet sich zur Therapie des Erysipels kein Hinweis auf *Rivanol* mehr.

Dennoch, *Rivanol*-Lösung ist billig und hat sich im Alltag bewährt. Sie ist frei von organischen Lösungsmitteln. Vor allem, wenn die Diagnose nicht sicher ist (Differentialdiagnose: Phlegmone, Lymphangitis, Erysipeloid), ist der *Rivanol*-Umschlag eine unspezifische, aber wirksame Maßnahme.

Die erwähnte Antibiotikatherapie ist beim gesicherten Erysipel obligat. Feuchte desinfizierende Umschläge unterstützen die Therapie und haben ihre Berechtigung. Es muß nicht *Rivanol* sein, aber der feuchte Umschlag sollte seinen Platz in der Therapie des Erysipels behalten.

M. Tank und D. Reinel, Hamburg

Antibiotikatherapie bei Salmonelleninfektionen

Frage: Bei einer 19jährigen Patientin wurde vor etwa 1½ Jahren zufällig eine Darmbesiedlung mit Salmonella javiana Gruppe DI nachgewiesen. Die junge Frau wollte in ihrer Freizeit in einem Lebensmittelbetrieb arbeiten und hatte sich deshalb den Stuhl untersuchen lassen. Weder vor noch nach dem Nachweis der Salmonellose ist eine ernsthafte Durchfallerkrankung aufgetreten. Auch sonst fühlt sich die Patientin gesund.

Trotz einer langanhaltenden Therapie mit Laktulose und einer »Selbsttherapie« mit einem homöopathischen Präparat ist der Keim auch nach 1½ Jahren nachweisbar. Sollte man mit einer antibiotischen Therapie beginnen? Wenn ja, welches Präparat sollte eingesetzt werden? Kommt der Darmbesiedlung mit Salmonella javiana überhaupt eine pathologische Bedeutung zu?

Antibiotika sollten bei Infektionen mit Enteritissalmonellen nur in besonderen Situationen gegeben werden. Zweifellos verringern beispielsweise Gyrasehemmer, wie die Fluoroquinolone, die Stuhlfrequenz und Erkrankungsdauer bei Patienten mit Salmonellengastroenteritis und sind in kontrollierten Doppelblindstudien den Plazebogaben signifikant überlegen. Ihre Effektivität beruht dabei auf der Empfindlichkeit der meisten Salmonellenstämme (MHK < 0,05 µg/ml) sowie den hohen, erreichbaren Konzentrationen im Darmlumen, der intrazellulären Wirksamkeit, aber auch der Gallengängigkeit dieser Substanzen. Jedoch stimmen die in den letzten Jahren veröffentlichten Studien darin überein, daß eine Therapie wie beispielsweise eine hochdosierte 14tägige Einnahme von Gyrasehemmern (2 × 750 mg Ciprofloxacin/d) die Stuhlausscheidung von Salmonellen nicht zuverlässig sanieren kann, ja sogar bei den meisten Patienten signifikant verlängert (1–3).

Die Antibiotikatherapie von Salmonelleninfektionen sollte daher besonderen klinischen Situationen vorbehalten bleiben:

1. Patienten mit positiven Blutkulturen,
2. schweren Verläufen mit Fieber, starker Systembeteiligung oder >5 Stühlen/Tag oder
3. protrahiertem Verlauf von mehr als 4 Tagen fortgesetzter schwerer Symptomatik.

Eine Behandlung von asymptomatischen Salmonellenausscheidern ist, wie auch bei dieser Patientin, nicht zu empfehlen.

Salmonella javiana kommt in Deutschland selten vor. In den USA liegt diese Enteritissalmonelle in der Häufigkeit der Isolierung an 8. Stelle. Eine Darmbesiedlung, die über 3 Monate hinausgeht, ist äußerst selten. Einer Langzeitausscheidung von Enteritissalmonellen kommt keine pathologische Bedeutung zu, jedoch stellen Stuhlausscheider unter besonderen hygienischen Bedingungen ein Reservoir für Neuinfektionen dar. Aus diesem Grund darf die Patientin nicht in Lebensmittelbetrieben arbeiten, ehe die Ausscheidung sistiert hat.

Literatur

1. CARLSTEDT, G. u. Mitarb.: Norfloxacin treatment of salmonellosis does not shorten carrier stage. Scand. J. infect. Dis. **22**, 553–556 (1990).
2. NEILL, M. A. u. Mitarb.: Failure of Ciprofloxacin to eradicate covalescent fecal excretion after acute salmonellosis: Experience during an outbreak in health care workers. Ann. intern. Med. **114**, 195–199 (1991).
3. WISTRÖM, J. u. Mitarb.: Empiric treatment of acute diarrheal diseases with norfloxacin: A randomized placebo-controlled study. Ann. intern. Med. **117**, 202–208 (1992).

F. DASCHNER und H. GRUNDMANN,
Freiburg im Breisgau

Topische Antibiotikaprophylaxe

Frage: Vor 20 Jahren war es häufig üblich, bei Laparotomien zu kontaminierten oder bedingt kontaminierten Operationen am Ende der Operation ein Antibiotikum vor Verschluß der Bauchdecke intraperitoneal zu verabreichen. Dieser Brauch wurde dann weitgehend verlassen. Nun scheint sich eine Renaissance anzubahnen. Gibt es dafür bewiesene rationale Gründe oder gehört diese Maßnahme in den Bereich der magisch mythischen beschwörenden Medizin?

Ein bestimmtes Antibiotikum ist dann maximal wirksam, wenn es möglichst früh in einer bakteriziden Konzentration im Operationsfeld vorhanden ist, und dies mindestens so lange, bis die Wunde sicher geschlossen ist (2, 4, 6).

Die Antibiotikatherapie sollte dabei spezifisch auf die topographische Region der operativen Intervention ausgerichtet sein (3).

Der »systemischen Prophylaxe« steht dabei die »topische Prophylaxe« gegenüber, die in der Wundbehandlung weit verbreitet ist. Ihre Effektivität allerdings wurde nie abschließend gesichert (3).

Zur topischen Prophylaxe erschienen in den 70er Jahren einige prospektive Untersuchungen (3, 4). Der Vorzug der topischen Prophylaxe wird darin gesehen, daß sehr hohe Konzentrationen in der Wunde erzielt werden. Die topische Prophylaxe ist aber schlecht steuerbar, sie führt zu einer hohen Rate von Überempfindlichkeitsreaktionen, Wundseromen sowie allergischen Problemen (3, 5). Sie erzeugt keine ausreichenden Serum- und Gewebsspiegel.

BERGAMINI u. POLK (1) konnten zeigen, daß etwa in der Magenchirurgie systemisch gegebenes Cefuroxim die Infektionsrate lokal in gleicher Weise senkt wie die topische Anwendung. Allerdings war die Rate intraabdomineller Infektionen nach topischer Applikation des Medikamentes erheblich höher (1).

Die sehr niedrigen Gewebs- und Serumspiegel der Antibiotika, die durch die topische Prophylaxe erreicht werden, könnten u. U. auch im Sinne eines erheblichen Selektionsdruckes auf die Bakterien wirken. Diese Bedenken müssen im Bereich bradytropher Gewebe, Narben- und Sehnenstrukturen sowie Knochen hintangestellt werden. Hier kann die topische Prophylaxe durchaus einen Vorteil bringen (3).

Zusammenfassend: Die topische Antibiotikaprophylaxe zur Wundbehandlung ist ein gängiges Verfahren. Effektivität und Effizienz wurden nicht schlüssig nachgewiesen. Es scheint noch zu früh, eine klare Empfehlung zu geben. Allerdings muß bedacht werden, daß die topische Prophylaxe neben ungenügender Steuerbarkeit und allergischen bzw. Überempfindlichkeitsreaktionen möglicherweise auch Resistenzen induzieren kann.

Literatur

1. BERGAMINI, T. M. u. H. C. POLK: The importants of tissue antibiotic activity in the prevention of operative wound infection. J. antimicrob. Chemother. **23**, 301–313 (1989).
2. CLASSEN, D. C. u. Mitarb.: The timing of prophylactic administration of antibiotics and the risk of surgical wound infection. New Engl. J. Med. **326**, 281–286 (1992).
3. LEAPER, D. J.: Prophylactic and therapeutic role of antibiotics in wound care. Am. J. Surg. **167**, 155–205 (1994).
4. PAGE, C. P. u. Mitarb.: Antimicrobial prophylaxis for surgical wounds. Archs Surg. **128**, 79–88 (1993).
5. PROEBSTLE, T. M. u. Mitarb.: Severe anaphylactic reaction topical administration of Framycetin. J. A. C. Immunol. **96**, 429–430 (1995).
6. WENZEL, R. P.: Preoperative antibiotic prophylaxis. New Engl. J. Med. **326**, 337–339 (1992).

H.-P. BRUCH und C. ECKMANN, Lübeck

Hepatitis B

Frage: Bei einer routinemäßigen Einstellungsuntersuchung einer Pflegekraft wurden folgende Laborwerte ermittelt: GPT 9, Anti-HBc gesamt positiv, Anti-HBc IgM negativ, HBsAg negativ, Anti-HBs negativ. U. E. handelt es sich um eine abgelaufene Hepatitis B ohne hinterlassene Immunität. Ist eine Hepatitisschutzimpfung erforderlich? Sind weitere Laboruntersuchungen zu veranlassen?

Der serologische Befund eines isolierten Anti-HBc als einzigem Marker einer Hepatitis B-Infektion ist mehrdeutig. Vorausgesetzt, das Testergebnis ist spezifisch – Anti-HBc-Tests fallen nicht selten unspezifisch aus, und das Ergebnis sollte daher unbedingt überprüft werden, möglichst mit einem anderen Testkit –, sind prinzipiell 3 M ö g l i c h k e i t e n gegeben:

1. Es handelt sich um eine akute Hepatitis B-Infektion, bei der HBsAg bereits verschwunden bzw. nicht nachweisbar und Anti-HBs noch nicht vorhanden ist.

2. Es liegt eine vor längerer Zeit abgelaufene Hepatitis B vor, bei der Anti-HBs unter die Nachweisgrenze abgesunken ist.

3. Es besteht eine chronische Hepatitis B-Virusinfektion.

Zu 1.

Bei etwa 5% aller akuten Hepatitis B-Erkrankungen ist HBsAg nicht nachweisbar (1). Falls nicht bereits die Symptomatik eindeutig ist, so läßt sich eine akute Hepatitis B-Infektion durch den positiven Ausfall des Anti-HBc-IgM-Tests und durch den Nachweis erhöhter Transaminasewerte eindeutig beweisen.

Zu 2.

Eine akute Hepatitis B heilt bei Jugendlichen und Erwachsenen in 90–95% aus, erkenntlich am Auftreten von Anti-HBs, das meistens lebenslang bestehen bleibt. Gelegentlich kommt es, meist längere Zeit (Jahre bis Jahrzehnte) nach einer durchgemachten Hepatitis B, zum Absinken des Anti-HBs-Spiegels unter die Nachweisgrenze.

Zu 3.

Mehrere Untersuchungen der letzten Jahre (2–4) konnten zweifelsfrei zeigen, daß bei 10–40% aller Menschen mit dem gesicherten Befund eines isolierten Anti-HBc eine chronische Hepatitis B-Virusinfektion vorliegt, meist mit sehr niedriger Virämie, so daß ein Nachweis der Virus-DNA – und damit der Erregernachweis – nur mit Hilfe der hochspezifischen Polymerasekettenreaktion gelingt. HBsAg-negative Hepatitis B-Virusträger finden sich gehäuft bei Personen mit gleichzeitig bestehender Hepatitis C-Virusinfektion sowie bei Menschen mit erhöhten Transaminasewerten.

Wie erwähnt ist bei der akuten Hepatitis B eine eindeutige Diagnose unschwer zu erstellen. Die unter 2. und 3. genannten Möglichkeiten einer abgelaufenen bzw. chronischen Hepatitis B lassen eine Entscheidung allerdings nur durch die zusätzliche Bestimmung der HBV-DNA mit einem hochempfindlichen PCR-Verfahren zu.

Ist eine abgelaufene Hepatitis B gesichert – idealerweise durch die Anamnese, den Nachweis einer Serokonversion HBsAg zu Anti-HBs nach dem akuten Geschehen und den negativem Ausfall der HBV-DNA-Bestimmung –, ist eine Hepatitis B-Impfung nicht notwendig, da eine erneute Erkrankung auch durch zelluläre Immunmechanismen sicher verhindert wird. Im Zweifel kann man impfen und den Impferfolg nach 4 Wochen kontrollieren, im Falle der abgelaufenen Hepatitis B ist mit einem hohen Antikörperspiegel bereits nach einmaliger Infektion zu rechnen (Boostereffekt); weitere Impfungen sind nicht mehr notwendig (schaden aber auch nicht).

Liegt dagegen eine chronische Hepatitis B-Virusinfektion bei nachgewiesenem HBV-DNA vor, so ist eine Impfung nutzlos und daher nicht angezeigt.

Literatur

1. CASPARI, G. u. Mitarb.: Unsatisfactory specificities and sensitivities of six enzyme immunoassays for antibodies to hepatitis B core antigen. J. clin. Microbiol. **27**, 2067–2072 (1989).
2. GROSS, A. u. Mitarb.: Der Hepatitis-serologische Befund »Anti-HBc allein«, zirkulierende virale DNS und Befund-Interpretation. Schweiz. med. Wschr. **123**, 1193–1202 (1993).
3. JILG, W. u. Mitarb.: Individuals with antibodies against hepatitis B core antigen as the only serological marker for hepatitis B infection: high percentage of carriers of hepatitis B and C virus. J. Hepatol. **23**, 14–20 (1995).
4. JILG, W.: Hepatitis B – Bedeutung für die Transfusionsmedizin. Infusionsther. Transfusionsmed. **21**, 20–26 (1994).

W. JILG, Regensburg

Cimetidin bei Mollusca contagiosa

Frage: Ein dermatologischer Kollege behandelt Kinder mit disseminierten Mollusca contagiosa oral mit dem H_2-Blocker Cimetidin. Mir ist diese Therapie nicht bekannt.

Gibt es Studien zum Einsatz von Cimetidin bei Kindern mit Mollusca contagiosa? Ist der Einsatz – selbst bei Wirksamkeit – unbedenklich?

Cimetidin ist ein klassischer H_2-Blocker, dessen hauptsächliche dermatologische Wirkung eine milde antiandrogene Aktivität darstellt, weshalb es auch in Ländern, in denen z. B. Cyproteronacetat nicht erhältlich ist, zur Behandlung von Hirsutismus angewendet wurde.

Auf diesem Effekt beruht auch die bei entsprechend Veranlagten nicht selten beobachtete Gynäkomastie bei längerfristiger Cimetidingabe. Außerdem ist es immer wieder in Kombination mit H_1-Blockern bei therapierefraktären juckenden Dermatosen, besonders bei verschiedenen Urtikariaformen, gegeben worden.

Cimetidin hat auch einen immunmodulierenden Effekt aufgrund seiner Wirkung auf T-Lymphozyten (14). Es ist mit Erfolg bei chronisch rezidivierendem Herpes simplex angewendet worden (7). Es gibt einige Berichte über die Anwendung von Cimetidin beim akuten Herpes zoster, jedoch zeigte eine große kontrollierte Studie keinen günstigen Effekt; möglicherweise ist mit einem besseren Ergebnis bei immunsupprimierten Patienten zu rechnen (12).

Unkontrollierte Studien ergaben gute Resultate bei Warzen (4, 9); in kontrollierten Studien fand sich aber kein Unterschied zwischen Cimetidin und Plazebo (6, 15) bzw. Cimetidin allein und Cimetidin plus Lokaltherapie (10).

Mollusca contagiosa sind eine häufige, harmlose Erkrankung, die vorzugsweise bei Kindern mit atopischem Ekzem, aber auch bei Patienten mit Immundefekten und unter immunsuppressiver Therapie auftreten. Gerade bei Kindern sind immer Zeichen eines Ekzems oder einer atopischen Diathese vorhanden. Nicht selten hat man den Eindruck, die Mollusca contagiosa würden sich entweder nur auf ekzematöser Haut entwickeln oder dort, wo sie vorkommen, ekzematöse Hautveränderungen provozieren.

Die klassische Therapie der Mollusca contagiosa ist die Entfernung mit dem scharfen Löffel, die in EMLA-Anästhesie einfach und schmerzlos vorgenommen werden kann.

Alternativen sind leichtes Anritzen und Ausdrücken des virushaltigen Breis mit einer gebogenen Pinzette oder einem Komedonenextraktor, Applikation eines cantharidinhaltigen Präparates (3), von Phenol (11) oder Tretinoin (all-trans-Vitamin A-Säure) (2), vorsichtiges Ätzen mit Salpetersäure oder Podophyllin, Vereisen mit flüssigem Stickstoff (8), Abkleben mit Guttaplast und nachfolgendes vorsichtiges Kürettieren oder einfaches Abwarten der Spontanheilung, die nach Erfahrungen einiger Autoren in 1–2 Jahren eintritt; wobei das einzelne Molluscum contagiosum sogar nur eine Lebenszeit von etwa 2 Monaten haben soll (1, 13).

Da sich aber in dieser Zeit sehr viele neue Mollusken entwickeln können, ist das Abwarten vielen Eltern und auch manchen Kindern zu langwierig.

Die Erfahrung, daß Mollusca contagiosa besonders bei Immundefekten, zu denen in gewisser Hinsicht auch das atopische Ekzem zu zählen ist, auftreten, hat zu vielfältigen Therapieversuchen mit sog. Immunmodulatoren oder »Immunstimulatoren« geführt. Kontrollierte Behandlungsstudien bei Mollusca contagiosa sind jedoch anscheinend nicht durchgeführt (oder publiziert) worden.

Wir haben mit gutem Erfolg intern Inosiplex *(delimmun)* je nach Gewicht und Alter in einer Dosierung von 4mal ¼ bis 6mal ½ Tablette in Kombination mit *Echinacin*-Salbe ein- bis zweimal täglich angewendet; es muß aber offen bleiben, wie hoch hierbei der Plazeboeffekt dieser den Patienten(-eltern) als »abwehrstärkend« erklärten Therapie ist.

Eine kontrollierte Studie zur Anwendung von Cimetidin bei Mollusca contagiosa ist mir nicht bekannt, und ich habe Cimetidin auch bisher nie bei Mollusken eingesetzt.

Da Cimetidin auch einen immunmodulatorischen Effekt haben soll, könnte man sich eine ähnliche Wirkung auch bei der Behandlung von Mollusca contagiosa denken.

Wegen der – wenn auch schwachen – antiandrogenen Wirkung würde ich Cimetidin nicht zur Therapie der harmlosen Dellwarzen bei Kindern anwenden.

Literatur

1. BROWN, S. T., J. F. NALLY u. S. J. KRAUS: Molluscum contagiosum. Sex Transm. Dis. **8**, 227–234 (1981).
2. FANTA, D. u. E. M. KOKOSCHKA: Mollusca contagiosa: Übersicht und kritische Betrachtung einer neuen Behandlungsmethode. Wien. klin. Wschr. **87**, 154–158 (1975).
3. FUNT, T. R. u. K. A. MEHR: Cantharidin: A valuable office treatment of molluscum contagiosum. Sth. med. J. **72**, 1019 (1979).
4. GLASS, A. T. u. B. A. SOLOMON: Cimetidine Therapy for recalcitrant warts in adults. Arch. Dermatol. **132**, 680–682 (1996).
5. GROSS, G., C. JOGERST u. E. SCHÖPF: Systemic treatment of mollusca contagiosa with inosiplex. Acta derm.-vener. **66**, 76–80 (1986).
6. KARABULUT, A. A., S. SAHIN u. M. EKSIOGLU: Is cimetidine effective vor nongenital warts: a double-blind, placebo-controlled study. Arch. Dermatol. **133**, 533–534 (1997).
7. KURZROCK, R., M. AUBER u. G. M. MAVLIGIT: Cimetidine therapy of herpes simplex virus infections in immunocompromised patients. Clin. exp. Dermatol. **12**, 326–331 (1987).

8. MARCHILDON, A.: Le traitement du molluscum contagiosum par cryothérapie. Can. J. Ophthalmol. **9**, 260–261 (1974).
9. ORLOW, S. J. u. A. PALLER: Cimetidine therapy for multiple viral warts in children. J. Am. Acad. Dermatol. **28**, 794–796 (1993).
10. SÁENZ-SANTAMARIA, M. C. u. Mitarb.: Tratamiento de las verrugas vulgares con cimetidina. Actas dermosifilogr. **87**, 123–127 (1996).
11. STANKA, P.: Bemerkungen zur Behandlung des Molluscum contagiosum. Hautarzt **28**, 208–209 (1977).
12. THIERS, B. H.: Dermatologic therapy in the 1980s. Dermatol. Clin. **6**, 609–625 (1988).
13. WESTON, W. L. u. A. T. LANE: Should molluscum be treated? Pediatrics **65**, 865 (1980).
14. WYSOCKI, J. u. P. KLUCINSKI: Immunoregulacyjne wlasciwosci antagonistow receptora histaminowego H2. Postepy Hig. Med. Dosw. **47**, 365–373 (1993).
15. YILMAZ, E., E. ALPSOY u. E. BASARAN: Cimetidine therapy for warts: a placebo-controlled, double-blind study. J. Am. Acad. Dermatol. **34**, 1005–1007 (1996).

E. HANEKE, Wuppertal

Rezidivierende Herpeserkrankungen

Frage: Ein jetzt 8jähriger Junge war als Kleinkind an einem Eczema herpeticatum erkrankt. Seitdem relativ häufig lokalisierte Herpesrezidive, deren Lokalisation aber sehr wechselt (z. B. an Lippen, Armen, Gesäß usw.). Jetzt, anläßlich eines grippeartigen Virusinfektes, gleichzeitig an Nase, perioral und am Kinn. Der Junge ist nicht oft krank, und das Ekzem ist abgeheilt. Muß man wegen der wechselnden Lokalisationen eine Ursache suchen?

Bei einem sonst unauffällig gedeihenden Kind ist eine ernstere immunologische Störung als Ursache eines häufig rezidivierenden Herpes unwahrscheinlich.

Die Möglichkeiten zur Vermeidung rezidivierender Herpesinfektionen sind sicher sehr begrenzt. Die »Immunmodulation« ist umstritten.

Bei häufig rezidivierenden Herpesinfektionen (6 oder mehr/Jahr) ist eine orale suppressive Behandlung mit *Zovirax* (400 mg 2mal tägl. über 6–12 Monate) zu erwägen. Wichtig ist vor allem bei einem »Atopikerkind« (Barrierestörung!) eine gute Hautpflege, um das erneute Auftreten eines Eczema herpeticatum möglichst zu verhindern.

HJ. CREMER, Heilbronn

»Behandlung« des rezidivierenden Herpes labialis?

Frage: Ein Kollege impft gegen Polio (oral) mit der Indikation rezidivierender Herpes labialis. Gibt es hierfür fundierte Zusammenhänge?

In anekdotischen Berichten wird gelegentlich über eine Unterbrechung oder Beseitigung des rezidivierenden Herpes simplex (Reaktivierung der latenten Infektion mit Herpes simplex-Viren Typ 1 oder 2) durch Verabreichung sehr unterschiedlicher Impfstoffe berichtet. Hierzu werden offenbar sowohl Impfstoffe aus vermehrungsfähigen Viren (z. B. Poliolebendimpfstoff) als auch Impfstoffe aus inaktivierten, d. h. nicht vermehrungsfähigen Viren (z. B. Influenzaimpfstoffe) verwendet.

Die latente Infektion mit Herpes simplex-Virus kann trotz einer bestehenden spezifischen humoralen und zellulären Immunität reaktiviert werden und zu sehr unterschiedlichen Symptomen führen. Die zur Reaktivierung führenden Stimuli sind sehr verschiedenartig, können jedoch bei einzelnen Patienten typisch sein. Welche molekularen Mechanismen die Reaktivierung einer latenten Infektion auslösen, ist nicht bekannt.

Es ist nicht recht verständlich, aufgrund welcher Überlegungen derartige Impfstoffe verabreicht werden; wahrscheinlich unterstellt man ein »immunologisches Training«. Die nach einer Virusinfektion bzw. nach Verabreichung von inaktivierten Impfstoffen einsetzenden Immunmechanismen sind allerdings spezifisch und keineswegs uniform.

Die Immunreaktionen bei der Auslösung eines Rezidivs der latenten Infektion mit Herpes simplex-Virus unterscheiden sich grundsätzlich von den Reaktionen nach einer akuten, selbstlimitierenden Infektion. Der früher gern benutzte Begriff »immunologisches Training« ist demnach eine unzulässige Verallgemeinerung.

Kontrollierte Studien über die Unterbrechung oder Beseitigung des rezidivierenden Herpes simplex durch Verabreichung von Impfstoffen (vermehrungsfähig, inaktiviert) fehlen.

Der Poliolebendimpfstoff ist selbstverständlich für diese Indikation nicht zugelassen.

G. Maass, Münster

Ab welchem Alter können Kinder an Scharlach erkranken?

Die klinische Manifestation einer Streptokokkeninfektion wird von verschiedenen Faktoren beeinflußt, wie Eintrittspforte des Erregers (Nasenrachenraum oder Haut), Art der Streptokokken (Gruppe, Typ), streptokokkenspezifischer Immunstatus und nicht zuletzt Lebensalter des Patienten (3).

Bereits 1944 haben POWERS u. BOISVERT (4) die Bedeutung des Patientenalters für die A-Streptokokkeninfektion betont. Sie unterschieden 3 »pädiatrische Altersgruppen« für eine »Streptokokkosis«: Säuglinge <6 Lebensmonate, Kinder zwischen 6 Monaten und 3 Jahren, Kinder zwischen 3 und 12 Jahren.

Nur bei den Kindern ab einem Alter von 3 Jahren findet man die Streptokokkentonsillitis und den Scharlach als typische Manifestationsformen einer Streptokokkeninfektion.

Die Beobachtung, daß Scharlach in den ersten Lebensmonaten und -jahren praktisch nicht vorkommt, kann mit dem transplazentaren Übertritt mütterlicher Antikörper gegen das erythrogene Streptokokkentoxin erklärt werden (1), das für die Scharlachgenese verantwortlich ist. Es bedarf wahrscheinlich einer Ausreifung allergischer Zellmechanismen, um mit diesem Toxin klinisch manifest in Reaktion zu treten (2).

Literatur

1. FEIGIN, R. D. u. J. D. CHERRY (Hrsg.): Textbook of pediatric infectious diseases. 3. Aufl. Saunders, Philadelphia-London-Toronto-Tokyo 1992.
2. KIM, Y. B. u. D. W. WATSON: Streptococcal exotoxins. Biological and pathological properties. In: WANNAMAKER, L. W. u. J. M. MATSEN (Hrsg.): Streptococci and streptococcal diseases, recognition, understanding and management, S. 33–50. Academic Press, London 1972.
3. KRUGMAN, S. u. Mitarb.: Infectious diseases of children. 9. Aufl. Mosby Year Book, St. Louis-Baltimore-Boston 1992.
4. POWERS, G. F. u. P. L. BOISVERT: Age as a factor in streptococcosis. J. Pediat. **25**, 481 (1944).

B. SCHNEEWEISS, Berlin

Muß ein Kind mit Ringelröteln isoliert werden?

Der Erreger der Ringelröteln, das Parvovirus B 19, vermehrt sich in mitotischen Zellen, bevorzugt in Erythroblasten. Der Mensch ist das einzige Erregerreservoir. Die Viren werden durch Sekrete des Respirationstraktes (Tröpfchen), kontaminierte Hände und selten auch infizierte Blutprodukte übertragen.

2 Studien mit Freiwilligen haben gezeigt, daß nach einer intranasalen Inokulation zwischen Tag 6 und Tag 12 eine Virämie besteht, begleitet von einer Virusausscheidung im Respirationstrakt und einem Abfall der Retikulozytenzahl. In der 2. Woche nach der Inokulation wird erstmalig IgM gebildet, IgG erscheint in der 3. Woche. In dieser Zeit entwickelt sich auch das typische Exanthem. Die Virämie ist dann aber in der Regel bereits abgeklungen.

Die Infektiosität ist also in den ersten (4–) 6–12 Tagen nach der Inokulation am höchsten. Da aber die Infektion bei den meisten infizierten Personen klinisch stumm bleibt oder sich mit grippalen Symtpomen ohne Exanthem äußert und nur etwa 15–20% der Infizierten an dem typischen Exanthem erkranken, wird deutlich, daß bei den meisten infizierten Personen das Stadium der höchsten Infektiosität überhaupt nicht erkannt wird bzw. daß bei Ausbruch des Exanthems keine Ansteckungsfähigkeit mehr besteht.

Kinder mit einem Exanthem brauchen demzufolge auch nicht isoliert zu werden. Wenn ihr Allgemeinzustand es erlaubt, können sie Schulen und Gemeinschaftseinrichtungen besuchen, auch dann, wenn das Exanthem mehrere Wochen persistiert.

Etwas anders ist die Situation bei einer persistierenden Infektion. Eine Infektion mit dem Parvovirus B 19 kann bei Patienten mit bestimmten Formen einer chronischen Anämie (hereditäre Sphärozytose, Thalassämie, Enzymopathie der Erythrozyten, autohämolytische Anämie, Eisenmangelanämie, Anämie nach Nieren- oder Knochenmarktransplantation) eine aplastische Krise auslösen. In dieser Zeit besteht eine Virämie mit bis zu 10^{14} Viruspartikel/ml.

Darüber hinaus kann eine Infektion mit Parvovirus B 19 bei Patienten mit einem angeborenen oder erworbenen Immundefekt zu einer chronisch-aplastischen Anämie führen. Die Virämie ist bei diesen Patienten mit bis zu 10^6 Viruspartikel/ml relativ niedrig. Dennoch sind auch diese Patienten, wie die Patienten mit einer aplastischen Krise, über längere Zeit infektiös und müssen isoliert werden.

Literatur

1. ANDERSON, M. J. u. Mitarb.: Experimental parvoviral infection in humans. J. infect. Dis. **152**, 257–265 (1985).
2. Deutsche Gesellschaft für pädiatrische Infektiologie: Parvovirus B 19-Infektionen. In: Handbuch 1997, 2. Aufl., S. 448–450. Futuramed, München 1997.
3. KERR, J. R.: Parvovirus B 19 Infection. Eur. J. clin. Microbiol. Infect. Dis. **15**, 10–29 (1996).
4. POTTER, C. G. u. Mitarb.: Variation of erythroid and myeloid precursors in the marrow and peripheral blood of volunteer subjects infected with human parvovirus (B 19). J. clin. Invest. **79**, 1486–1492 (1987).

H. Scholz, Berlin

Infektiosität bei Ringelröteln

Frage: In welchem Zeitraum ist ein Patient mit Ringelröteln ansteckend, vor Ausbruch des Exanthems oder auch noch während der (mehrere Wochen dauernden) Exanthemphase?

Die natürliche Übertragung des Parvo-Virus B19 geschieht durch Tröpfchen. Die maximale Infektiosität besteht in den Tagen vor Auftritt des Exanthems. Danach, wie lange dieses Exanthem auch dauern mag, ist bei Immungesunden nach klinischen Beobachtungen keine wesentliche Infektiosität mehr vorhanden.

Studien im strengen Sinn in der natürlichen Umgebung von Kleinkindern sind deswegen wenig aussagekräftig, da ein guter Teil der Infizierten ohne Exanthem erkrankt. Diese inapparent Erkrankten sind gleichwohl auch infektiös und verfälschen damit die Beobachtungen, die bei der Infektiosität exanthematisch erkrankter Kinder gemacht werden.

Ausnahmen von der geschilderten Regel sind Kinder mit Immundefekten oder unter Immunsuppression, die länger infektiös sein können. Die an Freiwilligen gemessene Virämiephase liegt zwischen dem 3. und 10. Tag post infectionem. Durch solche noch nicht apparent erkrankte Blutspender kann natürlich auch eine hämatogene Übertragung stattfinden.

Literatur

1. Deutsche Gesellschaft für Pädiatrische Infektiologie e.V. (DGPI) (Hrsg.): Ringelröteln: DGPI-Handbuch 1995, Infektionen bei Kindern und Jugendlichen, S. 410–412. Futuramed, München 1995.

J. FORSTER, Freiburg

GT10-Test zur seriellen Überwachung?

Frage: Die jetzt 52jährige Großmutter eines Säuglings hat nach eigener Aussage mit 12 Jahren eine Lungentuberkulose ohne weitere Folgen überstanden. Röntgenologisch sei vor einigen Jahren ein verkalkter Herd festgestellt worden.

Sind in diesem Herd noch inaktive Tuberkelbakterien denkbar, die wieder reaktivierbar sein können, und kann eine regelmäßige i.c.-Testung mit GT10 Sicherheit über die Aktivität des Herdes geben? Wenn ja, welche Indurationsgröße wird nach überstandener Tuberkulose als positiv gewertet?

Der Säugling wurde in der 1. Lebenswoche BCG-geimpft mit einer Induration von 4 mm nach GT10 i.c. zur U 6.

Nach Infektion mit Tuberkulosebakterien bleiben diese wahrscheinlich lebenslang im Körper des Infizierten zumindest teilweise lebensfähig. Derzeit ist es unmöglich, alle diese »Restbakterien« mit Sicherheit durch die Gabe von Medikamenten abzutöten. Prinzipiell ist die 52jährige Großmutter daher eine mögliche Infektionsquelle für den Säugling. Tatsächlich wird aber nur jeder 20. Infizierte wieder selbst infektiös, nämlich dann, wenn bei einem relativen »T-Zell-Defekt« eine Reaktivierung der endogenen Tuberkuloseherde stattfindet. In der Regel liegt dieser endogene Herd in der Lunge, nur bei etwa jedem 7. Patienten wird eine extrapulmonale Tuberkulose diagnostiziert.

Es ist nun unsinnig, die Großmutter in vorgegebenen zeitlichen Abständen mit einem Tuberkulinhauttest zu evaluieren, weil selbst bei jährlicher Testung der Krankheitsbeginn eben gerade zwischen 2 Testperioden liegen kann. Sinnvoller ist es, sich von Symptomen leiten zu lassen. Auch bei regelmäßiger Überwachung des

Tuberkulinstatus des Säuglings (etwa in jährlichen Abständen) würde ich aus statistischen Gründen erwarten, daß, wenn der Patient denn schon krank wird, diese Erkrankung am wahrscheinlichsten zwischen 2 Testungen stattfindet.

Negative »Tuberkulinhauttestergebnisse« kommen früh bei einer aktiven Tuberkulose vor. Mit Krankheitsprogredienz ist aber zu erwarten, daß die Induration eines Tuberkulinhauttests deutlich über 15 mm liegt.

H.-J. Schmitt, Kiel

Behandlung einer Lyme-Borreliose, Stadium 3, Acrodermatitis chronica atrophicans

Frage: Bei einem jetzt 17jährigen Jugendlichen wurde vom Hautarzt eine Acrodermatitis chronica atrophicans diagnostiziert.

Vor 2 Jahren war der Patient 4 Wochen nach einem Wanderurlaub in der Schweiz an einer nichteitrigen, leichten Meningitis erkrankt. Der Liquor war steril. Serologisch konnte eine Borreliose nicht verifiziert werden. Ein Zeckenbiß war nicht beobachtet worden. Im Nacken soll jedoch eine Rötung wie nach einem Stich aufgefallen sein. Die Meningitis heilte ohne antibiotische Therapie nach kurzer Zeit komplikationslos ab.

Fast 2 Jahre später ist jetzt die serologische Untersuchung auf Borrelien mit erhöhtem IgG und negativem IgM positiv. Am rechten Unterbauch des Patienten trat vor etwa 3 Monaten ein markstückgroßer, nicht erhabener schuppiger, roter Fleck auf. Unter Behandlung mit einer cortisonhaltigen Salbe nahm die Effloreszenz eine gelbbraune Farbe an, ohne ganz abzuheilen. Atrophisch ist die Haut an dieser Stelle noch nicht.

Zusammen mit der Anamnese, der Effloreszenz und dem serologischen Befund wurde die Diagnose Acrodermatitis chronica atrophicans gestellt. Der Jugendliche hat keine Beschwerden.

Muß eine orale oder parenterale antibiotische Therapie durchgeführt werden?

Die Acrodermatitis chronica atrophicans als klassisches Zeichen des 3., späten Stadiums der Lyme-Borreliose kommt gelegentlich auch im Kindesalter vor. Das wird dann verständlich, wenn man bedenkt, daß schon ab dem 1. Lebensjahr Zeckenstiche möglich sind und damit eine sehr frühe Ansteckung mit B. burgdorferi erfolgen kann.

Bei dem in der Frage erwähnten Patienten entsprach die im Nacken beobachtete Rötung möglicherweise einem Erythema migrans. Letzteres kommt bei Kindern relativ häufig am Kopf vor (1). Es ist auch gut vorstellbar, daß die Meningitis des Jungen borrelienbedingt war. Die von B. burgdorferi verursachte Meningitis kann gelegentlich seronegativ verlaufen und heilt in der Regel folgenlos ab. Dies bedeutet aber nicht, daß damit die Erkrankung ausgeheilt wäre.

Retrospektive Erhebungen bei Patienten mit Acrodermatitis chronica atrophicans haben ergeben, daß bei einem Teil der (erwachsenen) Patienten eine Meningoradikuloneuritis mit Beschwerden in derjenigen Region um Jahre vorausging, in der sich später die Acrodermatitis chronica atrophicans zuerst entwickelte.

Beispielsweise kann man sich folgenden zeitlichen Ablauf vorstellen: Zeckenstich am linken Bein mit nachfolgendem Erythema migrans, einige Wochen danach Meningoradikuloneuritis mit starken Schmerzen im linken Bein und etwa 1 Jahr später Beginn der Acrodermatitis chronica atrophicans am linken Knie.

So eindeutig stellen sich die Verhältnisse beim Kind selten dar, weil im Kindesalter die reine Meningitis ohne periphere Symptomatik überwiegt. Im übrigen kommt die Acrodermatitis chronica atrophicans typischerweise an den dorsalen Aspekten der Extremitäten und nur selten am Rumpf vor.

Ob es sich bei dem geschilderten Patienten um eine atypische Acrodermatitis chronica atrophicans handelte, läßt sich ohne Histologie schwer sagen. Nachdem der Junge aber noch nicht antibiotisch behandelt wurde, würde ich angesichts der Anamnese, die eine unbehandelte Lyme-Borreliose nahelegt, **antibiotisch behandeln**. Als Mittel der Wahl empfehle ich Doxycyclin 200 mg/d oder eventuell auch Amoxicillin 3 × 750 mg/d über 3 Wochen (2).

Von einer parenteralen Therapie ist abzuraten.

Literatur

1. CHRISTEN, H.-J. u. F. HANEFELD: Lyme Borreliosis in Childhood and Pregnancy. In: WEBER, K. u. W. BURGDORFER (Hrsg.): Aspects of Lyme Borreliosis. S. 228–239. Springer, Berlin 1993.
2. WEBER, K. u. H.-W. PFISTER: Clinical management of Lyme borreliosis. Lancet **323**, 1017–1020 (1994).

K. WEBER, München

Behandlung der Condylomata acuminata

Frage: Gibt es eine wirksame Behandlung der Condylomata acuminata?

Natürlich gibt es wirksame Behandlungsmethoden. Die Wahl der Methode hängt von der jeweiligen Erfahrung des Therapeuten ab.

Die Condylomata acuminata sollte prinzipiell stationär behandelt werden. Als Behandlungsmethoden kommen in Frage:

1. Abtragen mit elektrischer Schlinge.
2. Kontaktkryochirurgie.
3. *Verrumal* 1mal/d über 1 Woche.

Podophyllinlösung 15–25% in Alkohol ist zwar ebenfalls sehr wirksam, jedoch sehr toxisch. Es wurden schon Todesfälle beschrieben.

HJ. CREMER, Heilbronn

Aphthen der Mundschleimhaut – Ursachen und Behandlung

Frage: 11jähriges, sonst gesundes Mädchen leidet seit Jahren unter immer wieder auftretenden Aphthen der Mundschleimhaut. Seit dem Tragen einer zunächst losen, jetzt festen Zahnklammer hat sich diese Neigung noch weiter verstärkt.

Was ist die Ursache für das Auftreten von Aphthen? Wie kann man sie erfolgreich behandeln und vor allem die Schmerzen nehmen? Muß ggf. auf das Tragen der Klammer verzichtet werden?

Aphthen sind Epithelläsionen der Mundschleimhaut mit Fibrinbelag und entzündlichem Randsaum.

Klar definiert sind aphthöse Effloreszenzen bei Virusinfektionen wie Varizellen, Stomatitis aphthosa (Herpes simplex-Virusinfektion), Herpangina (Coxsackie A-Virusinfektion), Hand-Fuß-Mund-Krankheit (Coxsackie A-Virusinfektion Serotyp 16) oder von bakteriellen Infektionen wie Stomatitis ulcerosa (fusiforme Stäbchen, Spirillen). Bei letzteren sollte besonders bei wiederholtem Auftreten differentialdiagnostisch an Agranulozytose und/oder Leukämie gedacht werden.

Bei den genannten Erkrankungen handelt es sich in aller Regel um fieberhafte Krankheitsverläufe mit mehr oder weniger stark ausgeprägtem Krankheitsgefühl, bei denen Aphthen nur ein Begleitsymptom darstellen.

Aphthen als isolierte Mundschleimhautveränderung (Blasenbildung und/oder Ulzerationen) findet man nicht selten auch rezidivierend bei Kindern, die sich durch Vasolabilität auszeichnen. Ohne daß man die eigentliche Ursache kennt (Streß, Trauma, Allergie, Eisenmangel, Vitamin A-

oder B-Mangel, Hormondysbalance?) treten einzelne 2–3 mm große, zumeist sehr schmerzhafte Aphthen an der Mundschleimhaut auf, die nach etwa 1 Woche vom Rand her epithelisieren und ohne Narbenbildung abheilen.

Die Therapie ist undankbar. Symptomatisch kann folgendes versucht werden: Betupfen mit Myrrhentinktur; panthenol- oder kortikoidhaltige Präparate *(Volon A-Haftsalbe, Dynexan, Betnesolpastillen)*; als Lokalanästhetikum hat sich *Herviros* bewährt.

Die (Mit)Ursache der Zahnklammer müßte aus der Lokalisation der Aphthen abzuleiten sein. Nur dann wäre ihre Entfernung anzuraten.

B. SCHNEEWEISS, Berlin

Übertragung des Diphtherieerregers auf Kontaktpersonen

Frage: Kann eine gegen Diphtherie geimpfte Kontaktperson die Krankheit auf eine nicht geimpfte Person übertragen?

Zu meinem Patienten: Das Kind ist an Neurodermitis erkrankt. Die Diphtherieimpfung wird von den Eltern bisher abgelehnt, der Vater arbeitet als Rettungssanitäter und ist vollständig gegen Diphtherie geimpft.

Das Reservoir für den Erreger der Diphtherie, Corynebacterium diphtheriae, ist der Mensch. Die Bakterien werden mit den Expirationströpfchen von Mensch zu Mensch übertragen. Voraussetzung dafür ist aber ein enger face-to-face-Kontakt. Gesunde Personen können Keimträger sein, unabhängig von deren Impfstatus.

In unseren Regionen, in denen Diphtheriebakterien nicht mehr in der Bevölkerung zirkulieren und die Diphtherie nur noch als Einzelerkrankung (meist bei Einreisenden aus Endemiegebieten) vorkommt, ist eine derartige Übertragung außerordentlich selten.

In Deutschland ist 1994 folgende Beobachtung bekanntgeworden:

42jähriger Mann, Aufenthalt in Sri Lanka; bei Rückkehr Wunddiphtherie (mit Corynebacterium diphtheriae infizierte Kratzwunden nach Insektenstichen an Fuß und Oberlippe), Rachendiphtherie mit leichtem Verlauf, aus dem Tonsillarabstrich wurde ebenfalls Carynebacterium diphtheriae, Biovar mitis, toxinbildend, isoliert.

Bei Umgebungsuntersuchungen wurden nur die beiden Kinder des Erkrankten als gesunde Keimträger des gleichen Bakterienstammes ermittelt.

Neurodermitis ist keine Kontraindikation gegen eine Impfung.

WALTRAUD THILO, Berlin

Gemeinsame Benützung eines Mundstückes (Trompete) – Infektionsrisiko?

Frage: In der Musikschule wird eine Trompete von mehreren Schülern benützt. Besteht ein Infektionsrisiko z. B. für Hepatitis B, C, wenn das Mundstück nur mit Sagrotan abgewischt wird?

Prinzipiell ist die Benützung eines Mundstückes von verschiedenen, möglicherweise hepatitisinfizierten Kindern nicht zu empfehlen. Mit bestimmten Desinfektionsmitteln, auch mit *Sagrotan* (Benzalkoniumchlorid) oder *Sagrosept Tüchern* (Propanol und Benzoesäure), ist eine Abtötung von Bakterien, Pilzen und z. B. Hepatitisviren möglich. Entscheidend ist jedoch, daß die in der Herstellervorschrift und von der Deutschen Gesellschaft für Hygiene und Mikrobiologie anerkannten Konzentrationen und Einwirkzeiten eingehalten werden, was möglicherweise im Schulbetrieb illusorisch sein könnte. Auch heißt es bei allen diesen Desinfektionsmitteln, »das Arzneimittel soll für Kinder unzugänglich aufbewahrt werden, nicht in die Augen bringen«. Es müßte also zusätzlich garantiert sein, daß die Desinfektionsmittel sorgsam vom Lehrpersonal kontrolliert werden.

Wenngleich das Hepatitisinfektionsrisiko in der Musikschule gering einzuschätzen ist, so sollte doch aus prinzipiellen Gründen die Mehrfachverwendung von Mundstücken innerhalb eines Unterrichtszeitraumes vermieden werden. Anders stellt es sich dar, wenn zwischen der Benützung durch 2 Schüler mehrere Stunden bzw. Tage vergehen, so daß die Desinfektionseinwirkzeit garantiert ist.

H. HELWIG, Freiburg im Breisgau

Behandlung der kindlichen Vaginitis

1. Frage: Welche Vaginalsalbe bei Ausfluß brennt nicht?

In der hormonellen Ruheperiode kommt es sehr häufig zu Entzündungen des Scheidenepithels wegen der Atrophie. Da es sich um unspezifische Infektionen handelt, empfehle ich die Applikation von Östriolcreme kurzfristig über 3 Tage. Es kommt zu einem Aufbau des Vaginalepithels, und meistens klingt die Infektion dann von selbst wieder ab.

2. Frage: Welche Sitzbäder sind besser geeignet? Kamille oder Permanganat?

Grundsätzlich ist jedes Sitzbad wirksam, weil es das äußere Genitale reinigt. Permanganat besitzt eine milde desinfizierende Wirkung und ist durchaus empfehlenswert.

ISOLDE WACHTER, Dresden

Infektionsprophylaxe nach Katheterharnentnahme

Frage: Ist eine – über 3 Tage durchgeführte – Infektionsprophylaxe (mit Nitrofurantoin oder Trimethoprim) nach Katheterharnentnahme gerechtfertigt (Harnbefund o. B.)?

Eine über 3 Tage durchgeführte Infektionsprophylaxe mit Nitrofurantoin oder Trimethoprim nach Katheterharnentnahme ist bei sauberem Arbeiten und Fehlen der Harntransportstörung nicht erforderlich. Sie sollte nur bei komplizierter, ggf. unsauberer Katheterisierung oder bei Harnabflußstörungen durchgeführt werden.

H. HELWIG, Freiburg im Breisgau

Zähneputzen und Bakteriämie

Frage: Beim Zähneputzen kommt es bekanntlich zu einer vorübergehenden Bakteriämie. Wie ist es zu erklären, daß daraus im Regelfall keine Infektionen entstehen, wo doch durchaus bis 20% der Bevölkerung in bestimmten Jahreszeiten hämolysierende Streptokokken im Rachen tragen können?

Betahämolisierende Streptokokken der serologischen Gruppe A nach LANCEFIELD sind nur dann pathogen, wenn sie über ein M-Protein verfügen. Asymptomatische Träger haben in der Regel in ihrem Rachen nicht M-proteinhaltige A-Streptokokken. Daher sind diese Personen auch weder für sich noch für andere eine Gefahr.

Gelegentlich können Streptococcus pyogenes-Stämme darüber hinaus mit Phagen infiziert sein, die als weiteren Pathogenitätsfaktor Streptokokken-pyogenes Exotoxin produzieren. Durch das genannte Toxin kommt es zum Krankheitsbild des Scharlachs, sehr selten einmal, und wahrscheinlich über Superantigeneigenschaften vermittelt, zum toxic-shock-like-syndrome.

Diese Krankheit ist im wesentlichen eine fulminant verlaufende Infektion mit rasch auftretender Gewebsnekrose und Schock, die bereits vor langer Zeit in der deutschen Literatur beschrieben worden war.

Bakterien des Mundraumes mit niederer Pathogenität können nur dann eine Krankheit verursachen, wenn der Wirt einen vorbestehenden Abwehrdefekt hat.

H.-J. SCHMITT, Kiel

»Augustpocken« – »Sendlinger Beiß«

Frage: Wie gestaltet sich die effektive Therapie der Augustpocken? (Synonyma: aoûtat, Erythema autumnalis, Herbstbeiß, Erntebeiß, Sendlinger Beiß, Heukrätze, Erntekrätze, Trombidiose, Trombidiosis, Trombidiasis). Erreger: Leptus autumnalis, Trombicula autumnalis.

Eigene Erfahrung: Abduschen jeden Abend, Kleiderwechsel, ggf. Desinfektion der infizierten Hautareale mit Tannosynt, Anaesthesulf.

Welche Therapieempfehlungen gibt es noch?

Die Verursacher der »Augustpocken« – ein mir bisher unbekannter Begriff trotz langjähriger Erfahrung mit der »Sendlinger Beiß« – lassen sich als Parasiten am besten abtöten mit einem lokal wirksamen Insektizid, z. B. durch Abtupfen mit Lindan *(Jacutin)*, unter Beachtung von Risiken und Nebenwirkungen. Will oder kann man diese nicht in Kauf nehmen, bleibt nur die intensive Ganzkörperwäsche bzw. -dusche unmittelbar nach jeder Exposition und die symptomatische Juckreizstillung.

Die gleiche Frage wurde auch von STEIGLEDER, Köln, beantwortet, der eine Abtötung der Milben für unnötig erachtet (Mschr. Kinderheilk. **145**, 158, 1997).

H. HELWIG, Freiburg im Breisgau

Stuhluntersuchungen auf pathogene Keime

Frage: Stuhluntersuchungen auf Bakterien und Viren sind sicher notwendig bei Patienten einer Neugeborenenstation, einer Intensivstation, einer onkologischen Station oder bei Patienten mit schweren Grunderkrankungen (Herzfehler, Mukoviszidose).

Meine Frage betrifft aber Kinder, die bisher vollkommen gesund waren, an einer Diarrhö erkranken und deren Eltern einen Arzt (bzw. ein Krankenhaus) aufsuchen.

Ist es in Zusammenhang mit den allseits erforderlichen Sparmaßnahmen wirklich sinnvoll, bei allen diesen Kindern mit Verdacht auf infektiöse Enteritis Stuhluntersuchungen vorzunehmen?

1. Die hygienischen Konsequenzen sind unabhängig vom Erreger gleichartig (vor allem Händewaschen, Toilettenhygiene).

2. Therapeutische Konsequenzen ergeben sich im allgemeinen aus dem Erreger auch nicht.

3. Oft erhält man das Ergebnis der Untersuchung erst nach Ausheilung der Beschwerden.

4. Einige Infektiologen schätzen den epidemiologischen Wert von 3 erregerfreien Stuhlproben nach z. B. Salmonellenenteritis gering ein, da die direkte Übertragung der Bakterien von Mensch zu Mensch als Infektionsquelle eher selten ist.

5. Noch weniger Konsequenz haben positive Virusbefunde.

Wäre es nicht denkbar, Stuhl z. B. nur dann zu untersuchen, wenn der Patient im Ausland war oder hohes Fieber hat oder die Beschwerden schon länger als 4 oder

5 Tage anhalten? Ist dann die Untersuchung auf Bakterien nicht ausreichend?

Der Fragesteller hat alle Antworten schon selber gegeben. Stuhluntersuchungen auf pathogene Keime sind nur sinnvoll:

1. bei länger anhaltender Symptomatik;
2. bei Allgemeinsymptomen, besonders bei jungen Säuglingen;
3. aus epidemiologischen Gründen und nach Vorschrift des Bundesseuchengesetzes;
4. bei gehäuftem Auftreten einer infektiösen Enteritis, vor allem in Gemeinschaftseinrichtungen;
5. bei oder in der Umgebung von Risikopatienten.

Krankenhäuser und andere Gemeinschaftseinrichtungen können jedoch von ihrer Verantwortung bei der Erkennung und Begrenzung von nosokomealen Infektionen nicht entbunden werden.

H. HELWIG, Freiburg im Breisgau

Behandlung der Oxyuriasis

Frage: Eine Familie (Eltern und 2 schulpflichtige Kinder) hat in mehr oder weniger regelmäßigen Abständen eine Oxyuriasis. Von der Erkrankung sind in erster Linie die beiden Kinder und die Mutter betroffen. Es wird jeweils mit Molevac behandelt, der Behandlungserfolg mit Klebestreifen kontrolliert und ausführliche Gespräche über Hygienemaßnahmen geführt.

Ist diese Vorgehensweise sinnvoll oder gibt es Zweifel an der Wirksamkeit von Molevac?

Die Unwirksamkeit des Anthelminthikums *Molevac* (Pyrviniumembonat) ist unwahrscheinlich. Viel eher handelt es sich um eine Reinfektion, zu der es auch außerhalb des Familienkreises kommen kann (z. B. Schule, Kindergarten, Sportverein), häufiger jedoch innerhalb der eigenen Familie.

Das liegt besonders in der großen Resistenz der Eier des Madenwurmes (Enterobius vermicularis).

Nach der Ablage der Eier im Analring gelangen diese von dort in die Wäsche und damit in alle möglichen Bereiche der persönlichen Umwelt. Die Eier können Wochen, u. U. Monate überleben. So ist nach unterschiedlichen Zeiten eine Reinfektion, bei anderen Bewohnern auch eine Neuinfektion möglich. Schließt man eine externe Infektion aus, läßt sich die Infektionskette nur durch Vermeidung der Eiablage bzw. kontinuierliche Vernichtung der Eier unterbrechen.

Der Bonner Parasitologe SEITZ empfiehlt bei der Beantwortung einer ähnlichen Anfrage folgendes Vorgehen:

Häufiges Wechseln der Unter- und Bettwäsche, die anschließend gekocht werden müssen. Die Behandlung einer nachgewiesenen Oxyuriasis geschieht über 6–8 Wochen mit Mebendazol, 1 Tablette à 500 mg/Woche bzw. in altersentsprechender Dosierung. So wird die Zahl der infektiösen Eier reduziert und durch ausbleibenden Nachschub der Entwicklungszyklus endgültig unterbrochen und damit eine Reinfektion vermieden.

Literatur

1. SEITZ, H. M.: Oxyuriasis: Fragen aus der Praxis. Dt. med. Wschr. **118**, 1174 (1993).

J. SCHRIEVER, Mechernich

HBsAg-Trägerstatus und Interferonbehandlung bei Kindern

Frage: 7jähriges, aus Rumänien adoptiertes Mädchen: HBsAg+, anti-HBs-, HBctoto+, anti-HBc-IgM-, HBeAg-, anti-HBe+; klinisch unauffällig, alle Leberwerte seit Jahren normal. Genügt eine regelmäßige Überwachung sowie Kontrolle der Werte? Welche Erfahrung mit Interferon bei Kindern mit chronischer Hepatitis liegt vor?

Die serologische Konstellation entspricht einem sog. wenig oder nicht infektiösen HBsAg-Trägerstatus. Dieser als Serokonversion zu anti-Hbe bezeichnete Zustand tritt bei chronischer Hepatitis B dann ein, wenn es dem zellulären Immunsystem gelungen ist, die virusreplizierenden Leberzellen zu eliminieren.

Der nicht infektiöse Carrierstatus ist das erreichbare Ziel der Interferonbehandlung. Deshalb ist diese Therapie bei dem Mädchen nicht mehr indiziert.

Erfahrungsgemäß ist die Interferontherapie bei Erwachsenen und Kindern vor allem dann wirksam, wenn eine chronische Hepatitis im strengen Wortsinn, d. h. mit histologischen Veränderungen vorliegt, bei der die Transaminasen relativ stark erhöht sind (Werte über 100 U/l), die quantitativ bestimmte HBV-DNS-Konzentration aber relativ niedrig ist.

Kinder, die perinatal oder im Kleinkindesalter infiziert wurden, sprechen auf Interferon nur selten an, da bei ihnen meist keine ausreichende zytotoxische T-Zellreaktion gegen infizierte Leberzellen vorliegt.

Da bei dem in der Frage erwähnten Mädchen keine wesentliche Änderung der virusserologischen Konstellation mehr zu erwarten ist, genügen Kontrolluntersuchungen in 1–2jährigen Abständen.

D. FEIST, Ladenburg

Skabiesbehandlung bei Kindern

Frage: Wie schädlich ist die wiederholte Anwendung von Jacutin?

Sicher ist *Jacutin* in beiden Formen, sowohl als lindanhaltige wie als allethrinhaltige Präparation bei Kindern, mit Vorsicht anzuwenden wegen resorptiver Toxizität und möglicher Kanzerogenität. Andererseits gibt es bei bestimmungsgemäßem Gebrauch keine akute Intoxikationsgefahr. Unter wiederholter Anwendung würde ich verstehen, innerhalb einer Skabiesbehandlung 2 bis maximal 3 Anwendungen bzw. nach längerem Intervall von 6–12 Monaten erneute Anwendung. Sicher sollte nicht mehrmals jährlich mit *Jacutin* behandelt werden.

H. Helwig, Freiburg im Breisgau

Frequenz der Infektepisoden im Kleinkind- und Schulalter

Frage: Im Schulalter werden Infektionen der Luftwege und Otitiden deutlich seltener. Dafür sind einerseits die entstandenen Immunitäten aus Infekten der Vorschulzeit ausschlaggebend. Ändert sich andererseits auch die Beschaffenheit der Schleimhäute im Schulalter, so daß eine bessere Immunantwort resultiert?

Während des 3.–6. Lebensjahres liegt die Frequenz jährlich auftretender Infektepisoden in der Tat deutlich höher als im Schulalter. Dies ist einerseits durch erhöhte Exposition, u. a. im Kindergarten, zu erklären, andererseits auch mit der natürlichen Immunität gegen zahlreiche Viren, die erst erworben werden muß. Dieser »natürliche Verlauf des Infektionsrisikos im Kindesalter« ist also am ehesten die Folge eines verbesserten lokalen und systemischen Abwehrvermögens.

U. Wahn, Berlin

Schutzkittel auf Kinderintensivstationen

Frage: Ist es aus hygienischen Gründen heute noch sinnvoll, daß sich Besucher auf Kinderintensivstationen Schutzkittel überziehen müssen, die, häufig mit Namensschildern versehen, über 1 Woche Seite an Seite mit anderen Besuchskitteln an der Garderobe hängen? Es wäre ohne Kittel für den Besuchten vertrauter.

Für die Kliniken ergäbe sich ein hohes Einsparpotential (Besucher gehen nur an ein Krankenbett; Personal dagegen wechselt von Bett zu Bett).

Besucherkittel sind auch auf Kinderintensivstationen aus hygienischen Gründen nicht notwendig. Besucher haben in der Regel mit dem Kind nur sozialen Kontakt, sie führen in der Regel keine Venenpunktionen Verbandswechsel, tracheales Absaugen etc. durch. Nur bei infektionsgefährdenden Maßnahmen oder bei Kontakten, bei denen nicht der Patient, sondern die Kontaktperson gefährdet sein könnte, und zwar im Sinne einer Infektionsgefahr, wäre ein Schutzkittel notwendig.

Die Praxis von »Kittelumziehorgien« der Besucher, besonders aber des Personals, wie sie heute in vielen Kinder-, vor allem aber Erwachsenenintensivstationen üblich sind, bewirken häufig genau das Gegenteil von dem, was sie eigentlich bewirken sollen.

Es ist hygienisch falsch, vor der Intensivstation einen Kittel überzuziehen, der meist an irgendeinem Haken hängt und schon von einem anderen benutzt wurde, mit diesem Kittel dann an ein oder mehrere Patientenbetten zu treten, ggf. sogar irgendwelche Maßnahmen mit diesem Patienten durchzuführen und diesen Kittel dann wieder vor der Intensivstation, mehr oder weniger geordnet, an einen Haken zu hängen.

Wenn überhaupt, dann findet der Kittelwechsel am Patientenbett statt, und der gebrauchte Kittel bleibt dann am Patientenbett und kann ggf., so er zwischenzeitlich nicht kontaminiert wurde, vom nächsten Besucher benützt werden.

Es ist auch sinnlos, wenn sich das Personal der Intensivstation für irgendwelche Botengänge in der Klinik umkleidet.

Wichtigste Maßnahme für alle, einschließlich Besucher, beim Betreten und Verlassen einer Intensivstation: Händewaschen oder Händedesinfektion.

F. Daschner, Freiburg im Breisgau

Muß bei einem erhöhten Antistreptolysinwert immer antibiotisch behandelt werden?

Frage: Gesundes Kind, ASL: 560, keine weiteren Infektionszeichen klinisch und laborchemisch. Wie ist vorzugehen?

Ein Antistreptolysinwert (ASL) von 560 ist keine Seltenheit bei einem sonst gesunden Patienten. Nach dem Prinzip, daß keine Laborwerte, sondern Symptome behandelt werden, ist eine Therapie mit Antibiotika bei einem Titer der genannten Höhe nicht erforderlich bzw. nicht sinnvoll.

Dieser ASL bedeutet schließlich nur, daß eine Auseinandersetzung mit Streptokokken im Organismus des Patienten stattgefunden hat. Er bedeutet jedoch nicht, daß es sich um einen aktiven infektiösen Prozeß, hervorgerufen durch Streptokokken, handeln muß. Die Frage einer Behandlung tritt erst dann auf, wenn der Titer ansteigen sollte und erhebliche Symptome, wie z. B. Fieber und die Veränderung anderer Laborwerte oder ein typisches klinisches Bild für eine Streptokokkeninfektion auftreten sollten.

Etwas schwieriger ist die Entscheidung, wenn ein Patient mit einem Titer der genannten Höhe z. B. Gelenkbeschwerden und Fieberschübe hat. Aber auch hier steht eine Antibiotikatherapie im allgemeinen nicht zur Debatte, sondern eher eine Behandlung mit Antirheumatika.

D. ADAM, München

Kontrollmaßnahmen nach Streptokokkeninfekt

In der Praxis sehen wir häufig Streptokokkeninfekte unterschiedlichster Ausprägung – mit leichten Halsschmerzen und erhöhter Temperatur bis hin zum Vollbild des Scharlachs, aber im Tonsillarabstrich immer mit positivem Streptokokkennachweis.

Zum Ausschluß von Komplikationen (Nephritis/Karditis) wird allgemein empfohlen, Kontrollen nach Abschluß der Antibiotikatherapie durchzuführen.

1. Frage: Zu welchem Zeitpunkt sollte die Nachuntersuchung stattfinden?

Da die Streptokokkeninfekte recht unterschiedliche Verläufe zeigen können und aus der Symptomatik weder eine mögliche Komplikation noch eine Folgeerkrankung vorausgesagt werden kann, sollte 2–3 Wochen nach Beendigung der Therapie nachuntersucht werden.

2. Frage: Ist in allen Fällen Ekg- und Harnkontrolle notwendig?

Eine Kontrolle des Harns ist, da wenig aufwendig, immer empfehlenswert. Ein Ekg sollte nur dann geschrieben werden, wenn ein – auch noch so geringer – klinischer Anhalt für eine kardiale Beteiligung nach überstandener Streptokokken A-Infektion besteht.

3. Frage: Was sollte beim Harn genau untersucht werden?

Bei der Harnuntersuchung genügen ein übliches Sediment im Mikroskop sowie ein Stix-Test vollkommen. Von besonderem Interesse ist dabei das Vorhandensein von Erythrozyten.

4. Frage: Sind neben Anamnese, klinischer Untersuchung, Harnuntersuchung und Ekg weitere Kontrollmaßnahmen notwendig?

Weitere Kontrollmaßnahmen, vor allem ein bakteriologischer Abstrich von den Tonsillen oder gar die Bestimmung des Antistreptolysintiters, sind nicht erforderlich bzw. kontraproduktiv, da jeweils ggf. positive Befunde keine prognostischen Aussagen zulassen.

Eine Kontrolle ist nach Abschluß der Antibiotikatherapie bei Streptokokkeninfekt empfehlenswert.

D. ADAM, München

Adstringenzien zur Wundbehandlung

Frage: Ich verwende mit etwa gleichem Effekt Argentum-Cictricum-Stifte sowie Eisen-III-Chlorid-Lösung zur Blutstillung nach Warzenentfernung und zur Ätzung von Granulationsgewebe. Wie wirken diese Substanzen? Welche Nebenwirkungen sind zu berücksichtigen?

Mit der erwähnten medizinischen Anwendung macht man sich die adstringierende Wirkung verschiedener chemischer Verbindungen zunutze. Adstringenzien sind Substanzen, die, auf Wunden oder Schleimhäute aufgetragen, eine Proteinfällung (-fixierung, -denaturierung, Gewebeverdichtung) bewirken, eine oberflächliche feste Schichte herbeiführen und damit eine Blutstillung unterstützen und auch ein Eindringen des Wirkstoffes in tiefere Gewebsschichten verhindern. Weiter wirken Adstringenzien entzündungshemmend, antibakteriell und schmerzstillend. Sie sind Bestandteil von Wundpudern, Gurgelmitteln und von Mitteln gegen Magenschleimhautentzündungen. Vertreter sind Gerbstoffe, Schwermetallsalze, schwache Säuren und Oxydationsmittel.

A r g e n t u m   c i t r i c u m , Silberzitrat, ist das Silbersalz der Zitronensäure ($C_6H_5Ag_3O_7$), ein weißes, geruchloses, kristallines Pulver, das unter Lichteinwirkung grau wird und wasserlöslich ist.

Bei Kontakt von Silberzitrat mit biologischem Gewebe kommt es durch Oxydation zur Abspaltung von Silber und Zitronensäure. Silber verbindet sich dann teilweise mit aromatischen Aminosäuren zu Silberalbuminat bzw. bildet in kolloidaler Form eine an ihrer grau-schwarzen Farbe erkennbare oberflächliche Schicht. Kolloidales Silber hat wie viele Metalle eine antibakterielle (zytotoxische, oligodynamische) Wirkung. Zitronensäure wirkt hier als mildes Ätzmittel und begünstigt durch Proteinfällung eine Gewebsabdichtung und Blutstillung.

Nebenwirkungen sind bei externer lokaler Anwendung nicht bekannt.

Häufiger als Silberzitrat wird der sogenannte Höllenstein (Lapis infernalis), das Silbernitrat (Ag NO_3, Argentum nitricum), verwendet. Die hier durch Hydrolyse entstehende Salpetersäure (HNO_3) hat eine wesentlich stärkere Ätzwirkung (Koagulationsnekrosenbildung), die vor allem übermäßig gebildetes Granulationsgewebe (caro-luxurians, »wildes Fleisch«) reduziert und so eine saubere Epithelialisierung begünstigt.

Eisen (III)-Chlorid (Fe Cl_3) liegt als sehr stark hygroskopische Substanz als Hexahydrat vor und entsteht unter Luftsauerstoff aus Fe Cl_2 in salzsaurer Lösung. Hergestellt wird es durch Chlorierung von Eisenschrott bei Rotglut. Es riecht nach Salzsäure und seine schmutzig-gelben Kristalle sind in Wasser, Alkohol, Aceton und Äther leicht löslich. Die dann rot- bis gelbbraune Flüssigkeit reagiert bei Hydrolyse stark sauer (Fe Cl_3 + 3 H_2O → Fe $[OH]_3$ + 3H Cl). Verwendung findet es u. a. in der Farbstoff-, Textil- und Glasindustrie.

Die adstringierende und blutstillende Wirkung beruht auf der relativ leichten Abspaltung von Chlorionen und der daraufhin sich bildenden Salzsäure.

Mit der beschriebenen Flüssigkeit oder auch als Eisenchloridwatte (gelbliche mit Fe Cl_3-Lösung durchtränkte und getrocknete Watte) erfolgt die lokale Applikation.

Auch hier sind bei allerdings nicht sonderlich verbreitetem Gebrauch keine abträglichen Nebenwirkungen bekannt.

Literatur

1. FANG-KIRCHER, S.: Persönliche Mitteilung.
2. JÄGER, W.: Persönliche Mitteilung.
3. KAISER, E., H. GOLDENBERG u. F. SALVENMOSER: Medizinische Chemie (Bd. 1 u. 2). Facultas, Wien 1990.
4. KLEBESITS, W.: Persönliche Mitteilung.
5. Lexikon der Biochemie und Molekularbiologie, Bd. 1. Herder, Freiburg-Basel-Wien 1991.
6. The Merck Index. 11. Aufl. Rahway, N. J. USA, 1989.
7. NEUMÜLLER, O. A.: Römpps Chemie-Lexikon. Franckh'sche Verlagshandlung, Stuttgart 1973.
8. SOTRIFFER, A.: Persönliche Mitteilung.

H. ZACHERL, Hainburg

Allergien

Konjunktivale Allergietestung

Frage: Was ist der Stellenwert konjunktivaler Allergietestungen?

Der konjunktivale Allergentest wurde um 1870 von CHARLES BLACKLEY offenbar erstmals zum Nachweis einer Pollenallergie benutzt. NOON benutzte den Test zur Kontrolle der von ihm inaugurierten Hyposensibilisierung. Um 1930 empfahl man den Test zur Anwendung bei Patienten, bei denen der Verdacht auf eine Pollenallergie trotz negativem Hauttest bestand.

In späteren Publikationen aus Deutschland und Skandinavien galt der Test als in seiner Durchführung einfach, im Ergebnis nützlich und nebenwirkungsfrei. Heute wird der Test selten benutzt, da besonders Reproduzierbarkeit und Standardisierung skeptisch beurteilt werden.

Als Indikationen zum Einsatz des Tests gelten:

1. Als Bestätigungstest der klinischen Aktualität eines Allergens in der konjunktivalen Schleimhaut, das heißt zum Nachweis einer allergischen Konjunktivitis.

2. Als Bestätigung der klinischen Aktualität bei Patienten, bei denen nasale Allergenprovokationen kontraindiziert oder nicht durchführbar sind.

3. Als Bestätigung der klinischen Aktualität eines Allergens für die Bronchialschleimhaut bei Patienten, bei denen eine bronchiale Provokation kontraindiziert oder nicht durchführbar ist. Diese Indikation wurde speziell für das Kindesalter empfohlen.

4. Der Test wurde in den letzten Jahren als Modell einer allergischen Entzündung mit direkter lokaler Beobachtungsmöglichkeit und leichter Gewinnbarkeit von Untersuchungsflüssigkeit in der allergologischen Forschung und in der Medikamentenprüfung eingesetzt.

Untersuchungsbedingungen, Geräte und Materialien sowie der Untersuchungsablauf sind neben Beurteilung und Dokumentationsmöglichkeit von uns zusammengefaßt worden (1). In unserer Klinik wird der konjunktivale Allergentest besonders dann herangezogen, wenn nasale Provokationen nicht möglich sind bzw. die vom Patienten geschilderte Symptomatik sich nahezu ausschließlich auf die Konjunktiven beschränkt.

Bei der Interpretation ist zu beachten, daß unter der Voraussetzung eines negativen Kontrolltests mit Extraktlösungsmittel ein positives Ergebnis nach einem Allergen praktisch immer ein richtig-positives Ergebnis darstellt. Wiederholungstestungen nach 3 Tagen bestätigten in einer Untersuchung in 87% die positive Reaktion bei der Erstuntersuchung.

Für eine allergologisch ausgerichtete Praxis bzw. Klinik ist es sinnvoll, den konjunktivalen Allergentest bei Bedarf anwenden zu können.

Literatur

1. BERGMANN, K.-Ch. u. H. MÜSKEN: Durchführung und Bewertung des konjunktivalen Allergentests. Allergo J. **3**, 274–276 (1993).

K.-CH. BERGMANN, Bad Lippspringe

Kortikoidwahl bei Asthma bronchiale

Frage: In der Asthmatherapie werden bei Asthmaanfall und für die systemische Langzeittherapie überwiegend Prednisolon und auch Methylprednisolon ohne wesentlichen Unterschied empfohlen. Die Asthmaliga empfiehlt in ihrem Stufenplan auch die Therapie mit Prednisolon oder Prednisolonäquivalent.

Wäre es nicht sinnvoll, bei der Asthmatherapie wegen der höheren Wirkstoffkonzentration des Methylprednisolons im Alveolar- und Bronchialraum und der linearen Pharmakokinetik – und damit einer klareren Therapiewirkungsrelation – nur Methylprednisolon zu verwenden? Oder gibt es einen anderen Grund für die Beibehaltung der Empfehlung der Prednisolontherapie?

Unter Berücksichtigung der noch vorhandenen geringen Mineralokortikoidwirkung bei Prednison und Prednisolon kann von einer gleichartigen Wirkung aller Cortisolderivate ausgegangen werden, wobei der Wirkungseintritt von der Bioverfügbarkeit, der Pharmakokinetik, der Rezeptoraffinität, der Halbwertzeit und der Applikationsart abhängig ist.

Es liegen keine kontrollierten klinischen Vergleichsstudien vor, auch keine überzeugenden Gründe für oder gegen den Einsatz eines bestimmten Kortikoids in der Asthmabehandlung, so daß – wie von NOLTE hingewiesen – ein typisches »Asthmasteroid« nicht vorhanden ist.

In Deutschland, wie auch weltweit, gilt Prednisolon als Standardkortikoid für die systemische Pharmakotherapie, mit dem auch die umfangreichsten Erfahrungen vorliegen. Nicht zuletzt werden auch aus diesem Grunde die Dosisäquivalenzen in Anlehnung an Prednisolon angegeben.

Die Unterschiede zwischen den beiden Substanzen sind gering, Methylprednisolon zeigt gegenüber Prednisolon eine stärkere antiphlogistische Wirkung; zur Erzielung gleicher therapeutischer Effekte genügen 80% der Wirkstoffmenge von Prednisolon. Die Einwirkungen auf den Stoffwechsel sind bei Anwendung äquivalenter Dosen unter Methylprednisolon geringer, auch wird diesem Derivat eine schwächere psychisch aktivierende Wirkung (Depression/Manie) nachgesagt.

Bei den wasserlöslichen Zubereitungen finden sich zwischen Hemisukzinatestern (Prednisolon, Methylprednisolon) und Phosphatestern (Dexamethason, Triamcinolonacetonid) unterschiedliche Hydrolysegeschwindigkeiten. Für die Spaltungsgeschwindigkeit hochdosierter Hemisukzinate werden von MÖLLMANN u. BARTH (9) Halbwertzeiten von 23–24 Minuten, für Phosphate 4–9 Minuten angegeben. Neben einem rascheren Wirkungseintritt bieten die Phosphatester auch den Vorteil einer spritzfertigen Zubereitungsform.

Eine allein auf Prednisolon oder Methylprednisolon beschränkte Asthmatherapie muß abgelehnt werden. Bei der Frage, welchem Kortikoid in der Asthmabehandlung der Vorzug zu geben ist, sei auf die Empfehlungen der Deutschen Atemwegsliga verwiesen: danach sind Cloprednol, Fluocortolon, Methylprednisolon, Prednison, Prednisolon und Triamcinolon Standardpräparate in der Pneumologie, wobei Cloprednol und Fluocortolon die kürzesten Halbwertzeiten aufweisen.

Literatur

1. BETHGE, H.: In: RIECKER, G. (Hrsg.): Therapie innerer Krankheiten. Springer, Berlin 1988.
2. CEGLA, H. u. Mitarb.: Glukokortikoidtherapie bei obstruktiven Atemwegserkrankungen. Münch. med. Wschr. **134**, 825 (1992).
3. FABEL, H.: Corticosteroide bei Atemwegserkrankungen. Verlag für angewandte Wissenschaften, München 1985.
4. FEHM, H.: Gezielter Einsatz von Glukokortikoiden bei obstruktiven Atemwegserkrankungen. Vieweg, Braunschweig 1988.
5. FIEGEL, G.; H. HEYENGA; H. MAGNUSSEN; W. T. ULMER, R. WETTENGEL: Umfrage: Asthmatherapie mit Kortikosteroiden. internist. prax. **34**, 23–31 (1994) und tägl. prax. **35**, 741–749 (1994).
6. GEISLER, L.: Asthma-Bronchitis-Emphysem. Pharm & Med Inform, Frankfurt 1982.
7. KAISER, H. u. H. K. KLEY: Cortisontherapie. Thieme, Stuttgart 1992.
8. KUNKEL, G.: In: FEHM, H. L. u. Mitarb. (Hrsg.): Glukokortikoide: Forschung und Therapie. Perimed, Erlangen 1983.
9. MÖLLMANN, H. W. u. J. BARTH: In: NOLTE, D. u. P. DOROW (Hrsg.): Pneumologisches Kolloquium 4, Asthma bronchiale. de Gruyter, Berlin 1988.
10. NOLTE, D.: Asthma. Urban & Schwarzenberg, München 1987.
11. NOLTE, D.: Glukokortikoide bei obstruktiven Atemwegserkrankungen. de Gruyter, Berlin 1989.
12. WETTENGEL, R. u. Mitarb.: Empfehlungen der Deutschen Atemwegsliga zum Asthmamanagement bei Erwachsenen und bei Kindern. Med. Klin. **89**, 57 (1994).

G. FIEGEL, Duisburg

Allergien auf Roggenpollen

Frage: Kann jemand, der unter einer inhalativen Allergie gegen Roggenpollen leidet, unbedenklich Roggenbrot essen?

Die inhalative Allergie auf Roggenpollen ist neben einer Gräserpollenallergie – die zumeist gleichzeitig besteht – in Mitteleuropa die häufigste Pollenallergie (1). Aufgrund von gemeinsam vorkommenden Allergenen in Roggenpollen und -mehl sind bei vielen Roggenpollenallergikern auch spezifische IgE-Antikörper gegen Roggenmehl mit Hauttest und/oder RAST nachzuweisen. Dies gilt vor allem für Patienten mit atopischem Ekzem, die Sensibilisierungen gegenüber zahlreichen Nahrungsmitteln und anderen Soforttypallergenen aufweisen (2, 5).

Es konnte nachgewiesen werden, daß Erhitzung die Allergenität der Roggenmehlproteine um 60% vermindert (6). Da für die Hauttestungen Extrakte aus rohem Getreide verwendet werden, Roggen jedoch fast nur erhitzt verzehrt wird, sind nur wenige positive Hauttestbefunde klinisch bedeutsam (7). In der Literatur finden sich wenig Hinweise auf Roggenmehl als Nahrungsmittelallergen.

Dem Roggenpollenallergiker mit einer Sensibilisierung gegenüber Roggenmehl im Hauttest und/oder RAST kann sicherlich nicht pauschal Roggenbrot als unbedenklich empfohlen werden.

Es sollte vielmehr bei Patienten mit anamnestischen Hinweisen auf eine Nahrungsmittelunverträglichkeit (z. B. Mehlprodukte) mit einer weiterführenden allergologischen Diagnostik die Bedeutung der Sensibilisierung individuell überprüft werden, ggf. mit einer oralen Provokationstestung, zur besseren Objektivierbarkeit der Symptome und Überwachung des Patienten möglichst unter stationären Bedingungen.

Um psychosomatische Einflüsse auszuschalten, empfiehlt sich ein plazebokontrolliertes »Einfach«- oder »Doppelblind«-Verfahren (3, 4). Sofern dieses recht aufwendige Verfahren nicht durchführbar ist, könnte man den Patienten Roggenbrot in kleinsten Portionen in langsam steigender Menge unter Überwachung verzehren lassen.

Literatur

1. HORAK, F. u. S. JÄGER: Die Erreger des Heufiebers. Urban & Schwarzenberg, München-Wien-Baltimore 1979.
2. RING, J.: Nahrungsmittelallergie und atopisches Ekzem. Allergologie **7**, 300–306 (1984).
3. RING, J. u. D. VIELUF: Adverse reactions to food. In: VERMEER, B. J. u. Mitarb. (Hrsg.): Metabolic disorders and nutrition correlated with skin. Curr. Probl. Derm. **20**, 187–202 (1991).
4. SAMPSON, H. A.: Adverse reactions to foods. In: MIDDLETON, E. jr. u. Mitarb. (Hrsg.): Allergy. Principles and practice, 4. Aufl., S. 1661–1686. Mosby, St. Louis 1993.
5. SAMPSON, H. A. u. C. McCASKILL: Food hypersensitivity and atopic dermatitis: evaluation of 113 patients. J. Pediat. **107**, 669–675 (1985).
6. URISU, A. u. Mitarb.: 16-kilodalton rice protein is one of the major allergens in rice grain extract and responsible for cross-allergenicity between cereal grains in the Poaceae family. Int. Archs Allergy appl. Immun. **96**, 244–252 (1991).
7. VOCKS, E. u. Mitarb.: Common allergenic structures in hazelnut, rye grain, sesame seeds, kiwi and poppy seeds. Allergy **48**, 168–172 (1993).

INES VIELUF, Hamburg

Häufung von Krupp in Gebirgshöhe – weitere diagnostische Klärung

Frage: Ein 2 Jahre alter Junge litt im Mai 1996 an einem mehrere Tage anhaltenden Pseudokrupp, der nur durch die inhalative Behandlung mit Micronephrin zu beherrschen war. 2 Monate später beobachtete die Mutter im Urlaub in den Bergen an 2 verschiedenen Tagen eine Zunahme des Stridors als sie mit dem Kind in eine Höhe von etwa 2000 m wanderte und beim 2. Mal mit dem Auto in diese Höhe fuhr. Jedesmal normalisierte sich die Situation durch Verlassen der Höhe.

Haben andere Kollegen so etwas schon beobachtet? Was ist die Ursache? Sollte eine weitere diagnostische Klärung durch den HNO-Arzt, z. B. mit Laryngoskopie, erfolgen?

Eine Assoziation oder Häufung von Krupp in Gebirgshöhe wurde bisher in der Literatur nicht berichtet. Dennoch ist die Höhenkrankheit (klinische Bedeutung bei Aufstiegen in Höhen ab 2000 m) auch bei Säuglingen und Kindern bekannt und durch Symptome wie Kopfschmerzen, Appetitverlust, Erbrechen, Müdigkeit und Schlaflosigkeit sowie Kurzatmigkeit und Schwindel charakterisiert (3).

Ursache ist ein verminderter inspiratorischer Sauerstoffgehalt (16,4% in 2000 m Höhe im Vergleich zu 21% in Meereshöhe), der über eine nicht homogene pulmonale arterielle Vasokonstriktion zu einer Retention von Flüssigkeit in der Lunge mit der Entwicklung eines Kapillarlecksyndroms und Lungenödem (in größeren Höhen) führen kann. Säuglinge mit subakuter Höhenkrankheit (3600 m) entwickeln über die genannten Symptome hinaus Husten und Gesichtsödeme. Eine Häufung von Kruppsymptomen wurde nicht berichtet, auch in einer ausgiebigen Medline-Literaturrecherche nicht gefunden.

Da in den Atemwegen von Säuglingen im subglottischen Bereich eine Zunahme der Mukosadicke um 1 mm zu einer Reduktion des Querschnitts um 75% führt (beim Erwachsenen nur um 20%), ist es leicht denkbar, daß sich bei diesen kleinen Kindern eine Erhöhung des Atemstromwiderstandes sehr rasch entwickelt. Hier wirkt sich auch die verminderte Dichte der Umgebungsluft, von der ein günstigerer Fluß in engen Atemwegen erwartet wird, in nicht ausreichendem Maße aus (1).

Da bei diesem Kind ursächlich eine virale Laryngitis, d. h. ein infektiöser Krupp, aufgrund der Anamnese unwahrscheinlich ist, kommt als Diagnose ein spasmodischer Krupp mit zugrundeliegendem hyperreagiblem oberem Atemtrakt sowie auch anatomische Engen in Frage. Letztere könnten entweder Fehlbildungen, ein Hämangiom, partielle Stimmbandparesen u. ä. umfassen.

Aus diesem Grunde sollte eine weitere diagnostische Klärung durch einen pädiatrischen Pneumologen erfolgen, die neben einer Allergiehauttestung auch die flexible Endoskopie des oberen Atemtrakts einschließlich der Trachea umfaßt.

Literatur

1. MARUGG, D.: Lung problems in acute to subacute exposure to medium altitudes. Schweiz. Rdsch. Med. **84**, 1101–1107 (1995).
2. NIERMEYER, S. u. Mitarb.: Arterial oxygenation and pulmonary arterial pressure in healthy neonates and infants at high altitude. J. Pediat. **123**, 767–772 (1993).
3. THEIS, M. K. u. Mitarb.: Acute mountain sickness in children at 2835 meters. Am. J. Dis. Child. **147**, 143–145 (1993).

M. GRIESE, München

Behandlung des akuten Pseudokrupps

Frage: Ist die Behandlung des akuten Pseudokrupps mit 1 Hub Adrenalin Medihaler über Aerochamber beim Kleinkind erlaubt? Bei 1 Hub sind meines Wissens keine systemischen Nebenwirkungen zu erwarten.

Beim akuten Pseudokrupp, der subglottischen stenosierenden Laryngitis, kommt es im Rahmen der Virusinfektion zu einer Schleimhautschwellung im Kehlkopf. Diese führt zu der typischen Symptomatik mit inspiratorischem Stridor und bellendem Husten. Therapeutisch kommen daher vor allem Maßnahmen in Betracht, die abschwellend auf die respiratorische Mukosa wirken. Dazu zählen in erster Linie sympathomimetische Medikamente, wie Adrenalin.

Am gebräuchlichsten ist wahrscheinlich nach wie vor die Verwendung von *microNephrin*, einem 2,25%igen racemischen Gemisch aus links- und rechtsdrehendem Epinephrin, das für eine Dauer von etwa 1–2 Stunden zu einer deutlichen Symptomlinderung führt. Die überlegene Wirkung gegenüber Plazebo ist sicher dokumentiert (1). In der Regel werden 0,5 ml (auf 4 ml mit Kochsalzlösung verdünnt) per Kompressorvernebler verabreicht. Diese Dosis kann wiederholt werden.

microNephrin ist jedoch bisher in Deutschland nicht zugelassen und muß über die internationale Apotheke bezogen werden. Eine Alternative bieten daher Präparate aus linksdrehendem Adrenalin (L-Epinephrin), wie z. B. *Adrenalin* (1:10000) und *Suprarenin* (1:1000). Das L-Epinephrin ist das hauptsächlich aktive Isomer des Epinephrins (4). Historisch gesehen wurde das Racemat verwendet, da man sich weniger kardiale Nebenwirkungen erhoffte. Dies konnte aber nie belegt werden (4).

Erfahrungen zur Inhalation von Adrenalin per Kompressorvernebler liegen bisher nur spärlich vor: ein Bericht (3) und eine kontrollierte Studie an 31 Kindern, die zeigen konnte, daß L-Epinephrin mindestens ebenso gut wirksam ist wie das Racemat (4). Um eine äquivalente Wirkung zu erzielen, wurden bei Verwendung von L-Epinephrin wesentlich höhere Dosen verwendet, z. B. 5 ml der 1:1000-Lösung (!). Ein weiterer Bericht über 4 Erwachsene zeigte (bei wenig Nebenwirkungen) einen befriedigenden Effekt auch bei Verwendung einer niedrigeren Dosis (1 mg in 1 ml = 1 Ampulle) (2).

Über die Verwendung des Epinephrins per Dosieraerosol (*Adrenalin Medihaler Dosieraerosol*) sind in der Literatur keine Angaben zu finden. Theoretisch ist der Einsatz aufgrund seiner leichten und raschen Anwendbarkeit sinnvoll; im Kleinkindalter sollte dann – wie in der Frage erwähnt – eine für das Säuglings- und Kleinkindalter geeignete Inhalationshilfe gewählt werden. Leider ist der *Adrenalin Medihaler* seit dem 1. 7. 1996 in Deutschland nicht mehr im Handel. Man kann das Präparat aber über das europäische Ausland als *Medihaler Epi* beziehen.

Für die Dosierung gilt, daß bei der oben genannten Verneblung von 5 ml 1:1000 Epinephrin im Kompressorvernebler 5 mg eingesetzt werden, rechnerisch (bei einem Faktor 10:1 gegenüber dem Dosieraerosol) ungefähr 2 Hübe (je 0,35 mg) aus dem Dosieraerosol eingesetzt werden müßten. Dies entspricht auch der Dosis, die in der Behandlung hypotoner Zustände empfohlen und verwendet wird.

Wir setzen bei hypotonen Zuständen 2 Hübe/10 kg KG ein, wiederholend alle 5–10 Minuten bis zur Besserung. Bei der Verabreichung von 1 oder 2 Hüben *Adrenalin Medihaler* ist daher auch im Kleinkindalter und der Indikation Pseudokrupp nicht mit beeinträchtigenden Nebenwirkungen zu rechnen. Über die positive Wirkung gibt es bei dieser Indikation bisher allerdings keinen (kontrollierten) Nachweis!

Literatur

1. KRISTJÁNSSON, S., K. BERG-KELLY u. E. WINSÖ: Inhalation of racemic adrenaline in the treatment of mild and moderately severe croup. Clinical symptom score and oxygen saturation measurements for evaluation of treatment effects. Acta paediat. **83**, 1156–1160 (1994).
2. Mac DONNELL, S. P. J., A. C. TIMMINS u. J. D. WATSON: Adrenaline administered via a nebulizer in adult patients with upper airway obstruction. Anaesthesia **50**, 35–36 (1995).
3. REMINGTON, S. u. G. MEAKIN: Nebulised adrenaline 1:1000 in the treatment of croup. Anaesthesia **41**, 923–926 (1986).
4. WAISMAN, Y. u. Mitarb.: Prospective Randomized Double-Blind Study Comparing L-Epinephrine and Racemic Epinephrin Aerosols in the Treatment of Laryngotracheitis (Croup). Pediatrics **89**, 302–306 (1992).

B. NIGGEMANN, Berlin

Adrenalin Medihaler vom deutschen Markt genommen

Frage: Der wichtigste Bestandteil eines »Notfallsets« für Insektengiftallergiker (und Nahrungsmittelallergiker) ist ein Adrenalinpräparat. In der Pädiatrie hat sich der Adrenalin Medihaler (Dosieraerosol) bewährt, der nunmehr in deutschen Apotheken nicht mehr erhältlich ist.

Welches Ausweichpräparat gibt es (außer Adrenalin-Fertiginjektions-Präparate)?

Für einige FCKW-haltige Dosieraerosole, z. B. *Adrenalin Medihaler Dosieraerosol,* wurde aufgrund der FCKW-Halon-Verbotsverordnung vom 6. 5. 1991 die Zulassung nicht verlängert. Die Arzneimittel sind deshalb nicht mehr erhältlich.

Eine Ausnahmeregelung, welche für andere Dosieraerosole unter bestimmten Umständen eine Zulassung noch bis zum 31. 12. 1999 zuläßt, greift für den *Adrenalin Medihaler* nicht, da er in der Ausnahmeregelung nicht eigens aufgeführt ist.

Als Alternative steht derzeit der *Medihaler Epi* zur Verfügung, der über eine internationale Apotheke als Einzelimport lebensnotwendiger Medikamente aus dem Ausland selbstverständlich möglich ist (Auskunft der Arzneimittelkommission der Deutschen Apotheker, Deutsches Apothekerhaus, Herr HERKNER, 25. 9. 1996).

Für die Verordnung des *Medihaler Epi* sind allerdings folgende **Angaben auf dem Rezept** notwendig:

Rp. *Medihaler Epi* 1 OP
Dg.: Lebensbedrohliche Anaphylaxie (z. B. Insektengiftallergie) oder lebensbedrohliches Glottisödem und Bronchokonstriktion im Rahmen von Medikamenten- und Nahrungsmittelallergien oder akute stenosierende Laryngotracheitis.

Wichtig ist der Hinweis, daß es sich um eine lebensbedrohliche Situation handelt.

Inhalative β2-Adrenergika sind keine Alternative, da die abschwellende Wirkung fehlt. Auch inhalative Steroide oder Antihistaminika haben keine ausreichende bzw. keine ausreichend rasche Wirkung.

Es ist sicher anzustreben, daß adrenalinhaltige Dosieraerosole wieder auf den deutschen Markt kommen, auch wenn das Nachfolgeinstitut des Bundesgesundheitsamtes, das BfArM, ebenfalls keine Bedenken gegen einen Import in dringenden Situationen erhoben hat.

Zu hoffen ist, daß der Hersteller des *Adrenalin Medihaler* und *Medihaler Epi* trotz relativ geringen wirtschaftlichen Interesses dennoch dafür Sorge trägt, daß es zu einer Neuzulassung des Adrenalindosieraerosols mit chlorfreiem Treibgas kommt, zumal gerade dieser Hersteller als erster ein β2-adrenergikahaltiges Dosieraerosol mit chlorfreiem Treibgas auf den Markt gebracht hat.

D. BERDEL, Wesel

Ist bei Kindern mit Kuhmilchallergie oder bei alternativer Ernährung eine ausreichende Kalziumzufuhr gewährleistet?

Der tägliche Bedarf an Kalzium für Säuglinge und Kinder wird in Übereinstimmung mit internationalen Empfehlungen von der Deutschen Gesellschaft für Ernährung mit 500 mg bzw. 1000 mg angegeben. Die Skeletteinbauraten liegen zwischen 100 mg Ca/d (Säuglinge und Kleinkinder) und 200–300 mg/d (Pubertätswachstumsphase, Mädchen und Jungen).

Ein voll gestillter Säugling erhält mit der Muttermilch im Durchschnitt 230 mg Ca/d, wovon etwa 67% = 154 mg resorbiert werden. Bei Ernährung mit Säuglingsformelnahrungen sowie gemischter Kost sinkt die Ca-Resorption häufig unter 40% der Zufuhr. Bei Berücksichtigung eines Sicherheitsfaktors von 25% und einer Bioverfügbarkeit des Ca von <50% gilt die Zufuhr von 500 ml Kuhmilch entsprechend einem Gehalt von etwa 450 mg Ca und eine zusätzliche Ca-Zufuhr von etwa 50 mg aus pflanzlichen Nahrungsmitteln der Beikost und Mischkost als bedarfsdeckend für Säuglinge und Kinder.

Bei Säuglingen und Kleinkindern mit Kuhmilcheiweißallergie sind unter den heutigen Bedingungen Unterversorgungen mit Ca nicht zu befürchten, sofern geeignete Formelnahrungen verwendet werden. *Alfaré, Pregomin* und *Pregestimil* enthalten z. B. bedarfsdeckende Ca-Anreicherungen in Größenordnungen von 510–630 mg/l und Ca-resorptionsfördernde Zusätze von 9,2–12,0 μg/l Vitamin D. Milchfreie Gläschenkost ist zum Teil mit Ca angereichert (z. B. Vollkornreisbrei mit Früchten und Vielkornapfelbrei der Firma *Hipp*).

Ist eine bedarfsdeckende Ca-Zufuhr mit Formelnahrungen nicht möglich, müssen zur Vermeidung hypokalzämischer Tetanien zusätzliche Kalziumgaben in einer Dosis von etwa 500 mg/d z. B. in Form von Brausetabletten (z. B. *Calcipot, Calcipot D₃, Calciumcarbonat, Löscalcon*) – am besten verteilt auf 5 Mahlzeiten – gegeben werden.

Alternative Ernährungsformen unter Meidung von Milch, Fleisch und Eiern bergen für Säuglinge und Kinder die Gefahr der mangelnden Versorgung mit Eisen, Vitamin B_{12}, Kalzium und anderen essentiellen Nährstoffen in sich und können zu lebensbedrohlichen Erkrankungen führen.

Prinzipiell bieten hier Formelnahrungen auf Sojabasis, die bedarfsgerecht mit Kalzium und allen anderen essentiellen Makro- und Mikronährstoffen supplementiert sind, die Gewähr für ein normales Gedeihen der Säuglinge. Fertignahrungen auf Sojabasis werden jedoch ebenso wie Kalzium- und Vitamintabletten als Industrieprodukte von alternativ lebenden Eltern häufig abgelehnt.

Im Interesse der betroffenen Kinder sind Kinderärzte als Ernährungsberater verpflichtet, diese Eltern mit allem Nachdruck über die deletären Folgen extremistischer Ernährungsformen aufzuklären und nach akzeptablen Kompromissen zu suchen, um ernährungsbedingte Gesundheitsschäden zu vermeiden.

W. HEINE, Rostock

Desinfektion des Spirometer-Meßrohrs

Frage: Seit kurzem verwende ich ein Spirometer der Type ZAN 100H mit auswechselbarem Meßrohr. Ist für jeden Patienten ein frisch desinfiziertes Meßrohr notwendig oder genügt es, das Meßrohr über Nacht in Desinfektionslösung einzulegen (ein neues Pappmundstück für jeden Patienten ist selbstverständlich)?

Für jeden Patienten ist ein frisch desinfiziertes Meßrohr notwendig. Das bedeutet, daß man nach jedem Patienten das Meßrohr in eine Desinfektionslösung einlegen und nach der erforderlichen Einwirkzeit die Desinfektionsmittelreste gründlich abspülen muß. Anschließend muß das Meßrohr vollständig getrocknet werden. Eine lediglich einmal tägliche Aufbereitung des Meßrohres ist aus hygienischer Sicht dagegen nicht zu empfehlen.

INES KAPPSTEIN, Freiburg im Breisgau

Insektenallergieverlauf im Kindesalter

Frage: Ein 10jähriges Mädchen hat nach einem 2. Wespenstich mit Urtikaria und QUINCKE-Ödem reagiert. Im Blut fand sich für Wespe und Biene die RAST-Klasse 3 bei hohem IgE.

Wäre eine Desensibilisierung mit anschließendem Lebendstich empfehlenswert?

Der Insektenallergieverlauf im Kindesalter unterscheidet sich von dem im Erwachsenenalter dadurch, daß das Wiederholungsrisiko im Kindesalter niedriger liegt als im Erwachsenenalter.

Bei 58% der Kinder mit verstärkter Lokalreaktion tritt beim nächsten Stich überhaupt keine allergische Reaktion auf, bei 40% ist die Reaktion so stark wie beim vorausgegangenen Stich, und nur bei 2% kommt es zur systemischen Reaktion. Damit liegt das Risiko für eine systemische Reaktion nur gering höher als bei einem Normalkollektiv.

Bei Erwachsenen kommt es im Vergleich zum vorausgegangenen Stich in etwa 10% zu einer schweren Reaktion beim nächsten Stich.

Aufgrund dieses geringeren Wiederholungsrisikos im Kindesalter wird derzeit allgemein empfohlen, bei einer verstärkten Lokalreaktion einschließlich einer Urtikaria lediglich eine Notfallapotheke einschließlich eines inhalierbaren Adrenalins (im Ausland erhältlich als *Medihaler Epi*) zu rezeptieren.

Kommt es zu einer leichten Allgemeinreaktion, wozu leichte Kreislaufsymptome (Kollaps), eine geringgradige bronchiale Obstruktion sowie auch ein QUINCKE-Ödem zu zählen sind, k a n n bei gleichzeitigem Nachweis von spezifischen IgE (Hauttest, RAST) eine Hyposensibilisierung durchgeführt werden.

Ist die Allgemeinreaktion schwer, d. h. kommt es zu ausgeprägter bronchialer Obstruktion sowie zu anaphylaktischem Schock, muß nach Bestimmung des spezifischen IgE im Hauttest oder im RAST möglichst rasch eine spezifische Immuntherapie eingeleitet werden. Im Frühling und im Sommer sollte dies in Form einer Schnellhyposensibilisierung unter stationären Bedingungen, im Herbst und im Winter ambulant mit einem Semidepotpräparat erfolgen.

Eine Stichprobe zum Nachweis der »Stichfestigkeit« ist nicht nötig. Die normale Therapiedauer beträgt 3 Jahre. Eher sollte diese Behandlung nur beendet werden, wenn das spezifische IgE im RAST verschwindet oder der Hauttest negativ wird.

Die Reallergisierungsrate ist auch bei Kindern mit 1–2% anzusetzen, deshalb wird von einigen Therapeuten bei schwerer Allgemeinreaktion eine Langzeithyposibilisierungsbehandlung mit Injektionsintervallen von 3 Monaten empfohlen.

E m p f e h l u n g : Da mit zunehmendem Alter das Wiederholungsrisiko ansteigt, würde ich bei dem bereits 10jährigen Mädchen, das zusätzlich zur Urtikaria auch ein QUINCKE-Ödem aufwies und bei dem sich im RAST eine spezifische Sensibilisierung gegen Wespengift (RAST-Klasse 3) nachweisen ließ, eine Hyposensibilisierungsbehandlung einleiten.

Literatur
1. FORSTER, J. u. Mitarb.: Spezielle Probleme der Insektengift-Allergie im Kindesalter. Allerg. Immunol. **37**, 59–62 (1991).
2. KOCHUYT, A.-M. u. E. A. M. STEVENS: Safety and efficacy of a 12-week maintance interval in patients treated with Hymenoptera venom immunotherapy. Clin. exp. Allergy **24**, 35–41 (1993).
3. MÜLLER, U. u. H. MOSBECH: Position paper: Immunthherapy with hymenoptera venoms. Allergy **48**, 37–46 (1993).
4. PRZYBILLA, B. u. F. RUEFF: Besteht bei einer Insektengift-Allergie immer die Indikation für eine Hyposensibilisierung? Dt. med. Wschr. **119**, 1093–1095 (1994).

D. BERDEL, Wesel

»Wasserallergie« – aquagene Urtikaria, Kälteurtikaria

Frage: In der Presse wurde über ein Kind mit »Wasserallergie« berichtet. Gibt es dieses Krankheitsbild wirklich?

Mit großer Wahrscheinlichkeit wird in der Veröffentlichung Bezug genommen auf ein Kind mit einer physikalisch induzierten Urtikaria, die nicht nur nach Druck, Reibung, Wärme oder Sonneneinstrahlung, sondern auch nach Berührung mit Wasser, oftmals kaltem Wasser, auftreten kann. Zu unterscheiden ist die rein aquagene Urtikaria (Wasserkontakt unabhängig von der Temperatur) von der Kälteurtikaria, die zu schweren generalisierten Reaktionen bis zum anaphylaktischen Schock führen kann, wenn im Sommer ohne vorherige Temperaturadaptation ins kalte Wasser gesprungen wird.

Aus der Gruppe der Patienten mit Kälteurtikaria lassen sich zum Teil Kryoproteine wie Kälteagglutinine, Kryoglobuline und Kryofibrinogen sowie DONATH-LANDSTEINER-Antikörper im Serum nachweisen, die die Kälteempfindlichkeit übertragen können und eine Komplementaktivierung induzieren; es wird auch ein IgE-abhängiger Mechanismus vermutet.

Bei allen etwaigen Kälteunverträglichkeiten sollte ein Expositionstest durch Auflegen eines Eiswürfels auf der Volarseite des Unterarmes erfolgen.

U. WAHN, Berlin

Hauttestung bei Kindern

Frage: Sind Hauttests in Abhängigkeit vom Alter des Kindes sinnvoll und spezifische labordiagnostische Maßnahmen notwendig?

Nach der Anamnese ist die Hauttestung im Kindesalter – vornehmlich der modifizierte Pricktest – die nächste wichtige Säule, auf der die Allergiediagnostik ruht. Neben der Frage nach dem »Wie« interessiert den Pädiater vor allem die Frage nach dem »Wann« der Hauttestung. Das Alter ist kein limitierender Faktor für eine Hauttestung, da die IgE-Synthese bereits in der 11. Gestationswoche in der fetalen Lunge und in der Leber nachzuweisen ist und die Haut von Säuglingen und auch schon von Neugeborenen eine positive PRAUSNITZ-KÜSTNER-Reaktion zeigt und auf Histamin ausreichend reagiert.

Somit sind die Reaktionspartner – die Mastzelle und ihre Mediatoren sowie die Fähigkeit zur Synthese von spezifischem IgE – schon ausreichend früh entwickelt. Eine Hauttestung bei Säuglingen sollte jedoch nur bei klarem anamnestischem Verdacht und klinischem Befund durchgeführt werden. Dies gilt auch für junge Kleinkinder.

Alternativ zur Hauttestung können auch labordiagnostische Untersuchungen herangezogen werden. Dies gilt besonders für die Serumuntersuchung auf spezifische IgE-Antikörper.

Nachteil des RAST und anderer labordiagnostischer Maßnahmen zum Nachweis von spezifischem IgE sind jedoch das verzögerte Ergebnis, die höheren Kosten, der größere technische Aufwand, die Schwierigkeit einer Qualitätskontrolle sowie die geringere Sensitivität im Vergleich zum Hauttest.

Vorteilhaft ist, daß die in vitro-Tests unabhängig vom Hautzustand und der Patientencompliance sind, daß sie durch Medikamente nicht beeinflußt werden, weniger zeitaufwendig und weniger unangenehm, aber sicher in der Durchführung sind.

D. BERDEL, Wesel

Pollenallergie – Krankheitsverlauf und Therapie

Frage: Bei einem 2½jährigen Kleinkind fielen im vergangenen Sommer ab und zu Niesen, geringe Schwellung und Rötung der Augenlider und häufiges nächtliches Aufwachen infolge behinderter Nasenatmung auf. Keine Beschwerden im gräserpollenfreien Urlaubsort, den man wegen der Pollinose des Vaters gewählt hatte. Bisher keine Hauttestungen. Im Blut hoher Wert für IgE-Antikörper gegen Gräserpollen.

1. Welche Therapiemöglichkeiten gibt es? Was ist von der oralen Allergentherapie zu halten?

2. Gibt es Erfahrungen über die Wirkung einer Allergenkarenz in Form eines mehrwöchigen Aufenthalts in allergenfreiem Milieu, d. h., ist außer vorübergehender Symptomfreiheit mit einem Einfluß auf das allergische Leiden zu rechnen, etwa im Sinn einer Milderung (wegen des in dieser Saison insgesamt geringeren Allergenkontaktes) oder etwa im Sinn einer Verstärkung (wegen des zweimaligen, erneuten Allergenkontaktes in der gleichen Saison, vor Abreise und nach Rückkehr)?

Der natürliche Krankheitsverlauf der Pollenallergie im Kindesalter ist dadurch gekennzeichnet, daß im ersten Sommer fast nie allergische Symptome auftreten, während die Inzidenz der Pollenallergie zwischen dem 2. und 7. Lebensjahr an Bedeutung gewinnt. Die Inzidenz wird signifikant mitbestimmt durch die familiäre Atopiebelastung.

Zu 1.

Die Therapie ist in der Regel symptomatisch. Die Vermeidung einer Allergenexposition läßt sich in der Praxis kaum umsetzen. Zur antiallergischen symptomatischen Therapie eignen sich nicht sedierende Antihistaminika (Cetirizin, Loratadin), ggf. in Kombination mit topischen Kortikoiden (Beclometason-Diproprionat, Budesonid) oder DNCG-haltigen Augentropfen.

Eine orale Hyposensibilisierungsbehandlung, wie sie derzeit von interessierter Seite propagiert wird (sublinguale Immuntherapie), kann nach dem derzeitigen Stand der Literatur nicht empfohlen werden, da die Wirksamkeit der Behandlung nicht ausreichend dokumentiert ist.

Zu 2.

Vorübergehender Aufenthalt in allergenfreiem Milieu sollte zu einer ebenso vorübergehenden Milderung der allergischen Symptomatik führen. Eine Auswirkung auf den Langzeitverlauf der Pollenallergie ist davon nicht zu erwarten.

Ob eine Triggerung allergischer Beschwerden durch einen zweimaligen Allergenkontakt vor und nach einer Klimakur eintritt, ist bisher nicht systematisch untersucht worden.

U. WAHN, Berlin

Atopie und Stillen

Frage: In einer Fachzeitschrift erschien vor kurzem ein Artikel über Atopie und Stillen, in dem der Autor zum Ergebnis kam, daß atopische Mütter ihre Kinder nicht langfristig stillen sollten, um eine Atopie zu verhindern.

Sollte man Kinder atopischer Mütter nur noch mit hypoallergenen Nahrungen ernähren?

Inwieweit und in welcher Stärke der natürliche Verlauf der Atopiekrankheit durch die Art der Ernährung im frühen Säuglingsalter beeinflußt werden kann, ist immer noch Gegenstand der Diskussion. Die in der Literatur veröffentlichten Befunde sind zum Teil widersprüchlich. Gleichwohl sprechen Ergebnisse verschiedener prospektiver Kohorten eine so deutliche Sprache, daß zumindest einige Empfehlungen im Sinne der Allergieprävention bedenkenlos an Betroffene weitergegeben werden können:

1. Alle Säuglinge, vor allem solche mit erkennbar erhöhtem Atopierisiko, sollten über 4–6 Monate konsequent gestillt werden. Eine Zufütterung mit Milchprodukten vor Einschießen der Muttermilch sollte auf der Entbindungsstation vermieden werden, ggf. sind einige Tage mit Glukosetee, nötigenfalls auch mit einer Aminosäurenmischung oder einem Hydrolysat zu überbrücken.

2. Die Einführung von Beikost sollte bei den erkennbar zur Atopie disponierten Kindern nicht zu früh, d. h. nicht vor dem 4. Lebensmonat erfolgen.

3. Die Diskussion über Hydrolysatnahrungen ist bis heute nicht abgeschlossen. Säuglinge mit familiärer Disposition zur Atopie sollten dann mit Hydrolysatnahrungen ernährt werden, wenn Muttermilch nicht oder nicht ausreichend zur Verfügung steht.

Es ist angesichts der derzeitigen Datenlage unverantwortlich, eine verunsicherte Öffentlichkeit oder betroffene Familien dadurch zu irritieren, daß man den Wert des Stillens in Frage stellt.

U. Wahn, Berlin

Expositionsprophylaxe bei Hundeallergie

Frage: Bei einem 5jährigen Mädchen besteht über Monate hinweg ein Reizhusten. Die Untersuchung der Lungenfunktion ergab eingeschränkte Werte. Klinische Verschlechterung bei häufigen Infekten. Bei der Laboruntersuchung Infekthinweiszeichen, IgE altersgemäß, im RAST-Test (besonders beim Hund) keine erhöhten Werte (alles Stufe 0).

Ein hinzugezogener, allergologisch versierter HNO-Arzt führte zusätzlich einen Pricktest durch, der positive Ergebnisse beim Hund ergab. Seine Behauptungen: Der Pricktest ist bei einem jungen Kind aussagekräftiger – der RAST-Test wird später auch noch positiv – IgE-Spiegel sind in diesem Alter zu vernachlässigen – die beiden Hunde muß die Familie weggeben.

Kann man diese Aussage so einfach akzeptieren? Für die Familie bedeutet die Trennung von den Hunden eine massive Belastung.

Die Überlegungen des Allergologen gehen davon aus, daß bei gesicherter atopischer Disposition prinzipiell von Tierhaltung (vor allem feder- und felltragende Tiere) abgeraten wird. Tiere bringen nicht nur das Risiko einer Sensibilisierung gegen das betreffende Tierallergen mit sich: es ist zu bedenken, daß es auch zu einer intensiven Exposition gegenüber den mit Tieren häufig vergesellschafteten Allergenen der Vorratsmilbe und einiger Schimmelpilze kommt. Ferner ist bei einem Asthmatiker die durch größere Staubentwicklung verstärkte unspezifische Irritation der Bronchialschleimhaut in Rechnung zu stellen.

Der positive Pricktest ist ein zusätzliches ernstes Warnzeichen, selbst wenn im Serum noch kein spezifischer IgE-Nachweis gelang: Er weist darauf hin, daß sich das Immunsystem des Patienten bereits mit dem Allergen auseinandersetzt. Diskrepanzen zwischen beiden Testmethoden sind aus verschiedenen Gründen keine Seltenheit.

Die aktuelle Bedeutung eines Allergens für die spezifische bronchiale Überempfindlichkeit ist durch einen positiven Hauttest noch nicht bewiesen. Sie würde durch einen positiven Reibtest mit den Haaren des als Allergenquelle dienenden Hundes wahrscheinlich gemacht und durch einen Lungenfunktionstest vor und nach Tierexposition gesichert. Andererseits sind die Hunde, auch wenn dieser Test negativ ausfallen sollte, in der beschriebenen Situation eine ständige Bedrohung (»Zeitbombe«).

Meine E m p f e h l u n g : Entschärfung der Situation durch Abgabe der Hunde an Freunde oder Bekannte des Kindes bzw. der Familie. Dadurch ist noch ein begrenzter Kontakt möglich. Die Trennung fällt dann nicht so schwer.

H. LINDEMANN, Gießen

Vorgehen bei Hausstaubmilbenallergie

Frage: Meine 10jährige Patientin leidet seit Jahren unter einer schweren Rhinitis allergica bei gesicherter Hausstaubmilbenallergisierung. Als Folgekrankheiten traten gehäuft obstruktive Bronchitiden und jetzt erstmals eine schwere Pansinusitis und Migräneattacken mit Gesichtsfeldeinschränkung auf. Die Wohnung wurde schon vor Jahren saniert (Parkett, Spezialmatratze und Bettwäsche etc.), eine Hyposensibilisierung erfolgt seit 3 Jahren.

Eine Kinderkur wurde jetzt vom medizinischen Dienst der Krankenkassen mit dem Hinweis abgelehnt, man sollte einen Hochdruckwasserdampfreiniger besorgen und Ferien an der Nordsee machen. Aufgrund meiner Kenntnis sind Wasserdampfreiniger bei Parkett ungeeignet und bei Hausstaubmilbenallergien auch nicht ganz unumstritten.

Über eine kompetente Stellungnahme zu dem Thema Hausstaubmilbenallergie und Wasserdampfreiniger wäre ich dankbar.

Die Therapie einer klinisch aktuellen Hausstaubmilbenallergie basiert auf den klassischen Säulen:

1. Elimination vermeidbarer Allergene;

2. antiallergische Pharmakotherapie;

3. spezifische Immuntherapie.

Bei dem in der Frage erwähnten Verlauf ist es zu einer angemessenen und nach dem heutigen Stand der Erkenntnis vernünftigen Sanierung des häuslichen Milieus gekommen. Ein feucht wischbarer Fußboden sollte bei stärkerer Hausstaubmilbenexposition mit einem milbenabdichtenden Matratzenüberzug kombiniert werden.

Sollten diese Maßnahmen nicht ausreichen, um die Symptomatik deutlich zu verbessern und andere Hausstaubmilbenreservoirs schwer zu sanieren sein, ist bei der geschilderten Symptomatik eine antiallergische Dauerprophylaxe mit topischen Kortikosteroiden oder topischen Antihistaminika in Kombination mit geeigneten Tagesantihistaminika indiziert.

Die spezifische Hyposensibilisierung kann dazu beitragen, mittel- und langfristig das medikamentöse Therapieniveau auf ein Minimum zu reduzieren.

Zusätzliche Maßnahmen, wie die Verwendung eines Hochdruckwasserdampfreinigers, sind mit hoher Wahrscheinlichkeit sinnlos, Ferienaufenthalt in milbenarmem bzw. milbenfreiem Milieu können die geschilderten Therapiemaßnahmen ggf. unterstützen, jedoch nicht ersetzen.

U. Wahn, Berlin

Neurologie, Psychiatrie

Edu-Kinestetik und kranio-sakrale Therapie

Frage: Kinesiologie und kranio-sakrale Therapie: Wie ist die Effizienz aus kinderneurologischer Sicht? Wie lauten Theorie und geschichtlicher Hintergrund? Was besagen praktische Erfahrungen?

Als Kinesiologie wird eigentlich die Lehre von den Bewegungsabläufen des Körpers bezeichnet; sie gilt als Teilgebiet der Sportwissenschaften. In der Frage aber ist die von PAUL E. DENNISON (2) propagierte Edu-Kinestetik gemeint, die in den letzten Jahren auch bei uns eine relativ weite Verbreitung gefunden hat.

Edu-Kinestetik ist »die Anwendung bestimmter kinetischer Muster (= Bewegungsmuster) auf die ›Erforschung‹ der rechten und linken Gehirnhälfte mit dem Ziel, Streß zu unterbinden und das volle Lernpotential zu verwirklichen«. »Educational Kinesiology« gilt als »die Erforschung des Muskelsystems des Körpers und seiner Beziehungen zum integrierten Lernen mit beiden Gehirnhälften«.

Die Vorstellungen basieren auf Erfahrungen und Spekulationen, sie entbehren meiner Ansicht nach jeder wissenschaftlichen Begründung.

Daß bestimmte Trainingseffekte nach gewissen Übungen erreicht werden können, sei unbestritten. Ob allerdings damit funktionelle und sogar strukturelle Veränderungen am Nervensystem zu erzielen sind, muß man bei allem Glauben an »Plastizität« und »Selbstorganisation« als zweifelhaft ansehen. Deshalb sollte der Methode mit großer Kritik und mit Skepsis begegnet werden, gerade wegen ihrer »plausiblen« Erklärungen.

Die kranio-sakrale Therapie ist den Methoden der Manualtherapie zuzurechnen. Mit bestimmten Handgriffen will man eine Lockerung bzw. »Deblockade«

der Wirbelsäule erreichen und damit Einfluß nehmen auf den Muskeltonus.

Am besten begründet und untersucht erscheint mir die von ARLEN (siehe in 4) angegebene Atlas-Therapie, bei der Effekte auf den Muskeltonus bei Kindern mit Zerebralparese überzeugend nachgewiesen sind. Neuerdings werden die manuellen Verfahren stark propagiert, so von KOZIJAWKIN (3) oder von BIEDERMANN (1).

Bei allen diesen Verfahren gilt es, kritisch die Indikation zu stellen und von einer gut definierten Diagnose auszugehen. Bisher sind kontrollierte Untersuchungen nur selten durchgeführt worden, die allein in der Lage wären, eine spezifische Wirkung nachzuweisen.

Somit ist aus kinderneurologischer Sicht die Effizienz dieser Methoden nur schwer anzugeben; einzelne Erfahrungen, die auch spektakulär sein mögen, reichen dafür nicht aus. Eine kritische Prüfung steht an.

Literatur

1. BIEDERMANN, H.: KISS-Kinder. Ursachen, (Spät-)Folgen und manual-therapeutische Behandlung frühkindlicher Asymmetrie. Enke, Stuttgart 1996.
2. DENNISON, P. E.: Befreite Bahnen, 10. Aufl. Verlag für Angewandte Kinesiologie, Freiburg 1995.
3. KOZIJAWKIN, V.: Deblockade der Wirbelsäule als Prinzip bei der Behandlung der infantilen Zerebralparese. Sozialpädiatrie **18**, 377–381 (1996).
4. LOHSE-BUSCH, H. u. T. GRAF-BAUMANN (Hrsg.): Manuelle Medizin. Behandlungskonzepte bei Kindern. Springer, Berlin-Heidelberg-New York 1997.

G. NEUHÄUSER, Gießen

Was versteht man unter Edu-Kinestetik?

In letzter Zeit wird immer häufiger die Frage gestellt, was unter Edu-Kinestetik zu verstehen sei, nachdem sich offenbar an verschiedenen Orten Initiativgruppen etabliert haben, von denen diese Art der Behandlung propagiert wird. Es kursieren auch Informationsschriften, beispielsweise von »m-press münchen gmbh«, mit Beispielen aus der Lernberaterpraxis.

Bei der Edu-Kinestetik handelt es sich um ein »ganzheitliches« Körperkoordinationstraining, das von dem amerikanischen Pädagogen P. E. DENNISON entwickelt wurde. Es basiert angeblich auf der Erkenntnis, daß neurologische Störungen durch bestimmte Bewegungsübungen beeinflußt und Behinderungen dadurch beseitigt werden können. Mit bestimmten Bewegungen und propriozeptiven bzw. taktilen Reizen soll erreicht werden, »Blockaden« aufzulösen und besonders die Verbindungen zwischen den beiden Hirnhälften zu aktivieren. Damit will man auf zentralnervöse Funktionen einwirken, mit dem Ziel, Verhaltensänderungen zu erreichen und Leistungsschwierigkeiten zu überwinden.

Die Liste der in Informationsblättern angegebenen Indikationen ist groß, was bezüglich einer postulierten spezifischen Wirkung kritisch stimmen muß.

Die theoretische Begründung der Methode ist rein spekulativ, wobei Erfahrungen und Ergebnisse der angewandten Kinesiologie, der Lernpsychologie und Gehirnforschung, der Neuropsychologie und Rehabilitationsforschung sowie der traditionellen östlichen Medizin herangezogen werden. Man will die Zusammenarbeit der Hirnhälften verbessern und mißt dabei dem Corpus callosum eine besondere Bedeutung bei. »Es geht um Lernblockaden im Gehirn und um deren Auflösung«.

Bei einer kritischen Betrachtung der heute verfügbaren Kenntnisse über die Bedeutung von Dominanz, Präferenz oder Händigkeit gibt es keine eindeutigen Beziehungen zu bestimmten Entwicklungs- oder Verhaltensstörungen. Viele Studien sind allein aufgrund methodischer Schwächen zu kritisieren. Auch zur Rolle des Corpus callosum gibt es noch wenig gesicherte Erkenntnisse, obwohl dank der bildgebenden Verfahren die Untersuchungsmöglichkeiten verbessert werden konnten und damit neue Einsichten zu gewinnen sind. Ob allerdings Funktionen dieser die Hemisphären verbindenden Struktur durch Übungen von außen her beeinflußt werden könnten, muß dahingestellt werden.

Die Edu-Kinestetik hat sicher manche Elemente in ihren Übungen, bei denen durch ein bewegungsorientiertes Verfahren günstige Wirkungen zu erzielen sind. Auch das Ziel, ein Kind solle lernen, wie man am besten lernt, ist als günstig anzusehen. Gewisse Effekte können also wohl nicht bestritten werden, von denen in den Erfahrungsberichten zu lesen ist. Spezifische Wirkungen kann man allerdings nicht erwarten. Deshalb dürfte die Methode anderen Trainingsverfahren nicht überlegen sein.

Vor unberechtigten Hoffnungen ist zu warnen. Leider werden sie bei Eltern immer wieder geweckt, die nach Möglichkeiten suchen, ihrem Kind mit Verhaltensauffälligkeiten oder Leistungsschwierigkeiten zu helfen, dabei aber ihre Erwartungen nicht dem psychosozialen Hintergrund und den Fähigkeiten bzw. Fertigkeiten des Kindes anpassen können.

G. NEUHÄUSER, Gießen

Multiple Sklerose: Ist Stillen erlaubt? – Ist eine Schwangerschaft vertretbar?

1. Frage: 27jährige Schwangere, I-Gravida, 0-Para, 14. Schwangerschaftswoche. Die Patientin ist seit 1983 an einer multiplen Sklerose erkrankt. Es wurden mehrfach Behandlungszyklen mit Cortison durchgeführt, zuletzt ein Schub im April 1993. Seit dieser Zeit ist die Patientin beschwerdefrei und wird auf eigenen Wunsch mehr auf naturheilkundlicher Basis bei einem Allgemeinmediziner behandelt.

Ist aus schulmedizinischer Sicht das Stillen nach der Geburt des Kindes kontraindiziert? Wird ein erneuter Schub dadurch begünstigt?

In einer früheren Arbeit (3) berichteten wir über Untersuchungen von 512 Patientinnen mit multipler Sklerose. 108 dieser 512 Frauen hatten während ihrer Erkrankung ein lebendes Kind zur Welt gebracht. Mütter, die ihre Kinder stillten, hatten einen günstigeren Krankheitsverlauf insgesamt. Die Schübe im Wochenbett traten gleich häufig auf bei Frauen, die ihre Kinder stillten und bei solchen, die ihre Kinder nicht stillten. Auch ein Einfluß der zur Verfügung stehenden Hilfe und der Erwünschtheit des Kindes war nicht festzustellen.

Frauen mit multipler Sklerose muß somit nicht vom Stillen abgeraten werden.

2. Frage: Unter welchen Voraussetzungen ist eine Schwangerschaft bei multipler Sklerose vertretbar?

Eine Schwangerschaft wirkt sich nicht ungünstig auf den Verlauf der multiplen

Sklerose aus. Im Wochenbett kommt es allerdings häufiger zu Schüben, die jedoch keinen Einfluß auf die spätere Prognose haben. In letzter Zeit hat sich sogar ein Hinweis ergeben, daß Frauen, die während der multiplen Sklerose schwanger waren, später etwas besser abschnitten. Man kann jedoch nie den Faktor ausschließen, daß sich überwiegend Frauen zu einer Schwangerschaft entschließen, die von vornherein eher einen etwas günstigeren Verlauf haben (2).

Wenn man das soziale Umfeld sorgfältig berücksichtigt und gut berät, halte ich eine Schwangerschaft bei multipler Sklerose für gut möglich.

Literatur

1. ABRAMSKY, O.: Pregnancy and Multiple Sclerosis. Ann. Neurol. Suppl. **36**, S38–S41 (1994).
2. POSER, S. u. W. POSER: Multiple sclerosis and gestation. Neurology **33**, 1422–1427 (1983).
3. POSER, S.: Stillen und Multiple Sklerose. Akt. Neurol. **11**, 65–68 (1984).

SIGRID POSER, Göttingen

Narkolepsie

Frage: Welche Symptome weisen auf eine Narkolepsie hin? Welche Medikamente sind zur Behandlung geeignet?

Für eine Narkolepsie kennzeichnend sind folgende Symptome:

1. Imperativer Schlafdrang ist bei den meisten Patienten mit Narkolepsie erstes und führendes Symptom. Während der Patient zunächst zu Gelegenheiten einschläft, in denen auch der Gesunde manchmal ein Schlafbedürfnis verspürt (z. B. nach Mahlzeiten, langen Auto- oder Bahnfahrten), kommt es auch im fortgeschrittenen Stadium zum Einschlafen zu Unzeiten, wie z. B. in einer geschäftlichen Verhandlung. Der Patient ist aber dann jederzeit erweckbar.

2. Kataplexie kommt bei etwa 60% aller Narkolepsiepatienten vor. Es handelt sich um einen plötzlichen Tonusverlust mit Hinstürzen bei emotionaler Erregung wie Lachen, Freude, Ärger, Erschrecken.

3. Schlaflähmungen oder dissoziiertes Erwachen: Die Patienten können sich nach dem Erwachen aus dem Schlaf vorübergehend nicht bewegen.

4. Hypnagoge Halluzinationen: Traumhafte Zustände mit meist visuellen Halluzinationen, die häufig abends beim Einschlafen, aber auch im Wachzustand auftreten können. Sie begleiten manchmal den Zustand von Schlaflähmungen.

5. Automatisches Handeln: Im »Halbschlaf« durchgeführte, meist unsinnige Handlungen. Sie entstehen vor allem, wenn der Narkoleptiker keine Möglichkeit hatte, ausreichend zu schlafen.

6. Nachtschlafstörungen: Häufiges Erwachen und Durchschlafstörungen.

Alle diese Symptome zusammen finden sich nur bei etwa 15% der Patienten mit Narkolepsie. 99,5% aller Narkoleptiker haben positive HLA-DR2- und HLA-DQw1-Faktoren. In der Normalbevölkerung findet man diese Faktoren nur in etwa 25% positiv. Bei kontinuierlichen EEG-Ableitungen des Schlafes ist ein verfrühtes Auftreten der Traumphase (verkürzte REM-Latenz) typisch, aber nicht pathognomonisch.

Zu behandeln sind 2 **Hauptsymptome**:

1. Imperativer Schlafdrang: Analeptisch wirkende Substanzen: Pemolin *(Tradon,* 3 × 10–20 mg/d); Methylphenidat *(Ritalin,* 4–6 × 10 mg/d). Wichtigste **Kontraindikation** ist der arterielle Hypertonus.

2. Kataplexie: Imipramin *(Tofranil,* 1–4 × 25 mg/d); Clomipramin *(Anafranil,* 1–3 × 25 mg/d); Selegilin-HCl *(Movergan,* 1–3 × 10 mg/d). Als ultima ratio: Tranylcypromin *(Parnate,* 3–6 × 5 mg/d). **Cave** beim Umsetzen von einem anderen Antidepressivum: mindestens 1 Woche Behandlungspause.

Literatur

1. MEIER-EWERT, K.: Tagesschläfrigkeit. Ursachen, Differentialdiagnose, Therapie. edition medizin, VCH, Weinheim-Basel-Cambridge-New York 1989.
2. ROTH, B.: Narcolepsy and Hypersomnia. Karger, Basel 1980.

B. NEUNDÖRFER, Erlangen

Psychogen bedingte Infektanfälligkeit?

Frage: Wird Infektanfälligkeit von Kindern (Antikörpersenkung) auch durch familiäre Probleme beeinflußt (psychogen bedingt)?

Derzeit ist in der Literatur nichts darüber bekannt, daß es durch familiäre Probleme zu einer gesteigerten Infektanfälligkeit durch Absinken der Antikörper kommt.

D. BERDEL, Wesel

Auditive Wahrnehmungsstörung als Folge einer zentralen Fehlhörigkeit

Frage: Ein 8jähriger Patient besucht eine Sonderschule für Schwerhörige. Sein Problem ist aber nicht die Schwerhörigkeit, sondern eine auditive Wahrnehmungsstörung. Diese Störung wird auch Fehlhörigkeit genannt. Ich versuche nun, Informationen zu diesem Problemkreis zu finden.

Die Sicherung der Diagnose beim Verdacht einer auditiven Wahrnehmungsstörung als Folge einer zentralen Fehlhörigkeit ist schwierig und erfordert eine sehr exakte und umfangreiche Diagnostik. Dabei wird die Diagnose »auditive Wahrnehmungsstörung« nur dann benutzt, wenn das periphere Hörvermögen normal ist, also keine Schalleitungs- oder Innenohrschwerhörigkeit besteht.

Es handelt sich um eine Störung der auditiven Differenzierungsfähigkeit auf verschiedenen Ebenen der Hörbahn, die besonders Lautstärken- oder Tonhöhenänderungen sowie die zeitliche Zuordnung akustischer Signale, aber auch das Erfassen und Speichern des Sinngehaltes betrifft.

PTOK u. PTOK (2) beschreiben Störungen

1. der akustischen Aufmerksamkeit bzw. Konzentration;
2. der Merkfähigkeit bzw. Speicherfähigkeit;
3. der Identifikation von Klanggestalten;
4. des Unterscheidens von Klanggestalten;
5. des Analysierens von Klanggestalten;
6. der Sinnzuordnung einer Klanggestalt;
7. der Wahrnehmung der richtigen Reihenfolge;
8. der Ergänzung;
9. des Richtungshörens oder
10. der Trennung von Nutz- und Störschall.

Jede einzelne dieser 10 Ebenen muß untersucht werden, wobei sich häufig Kombinationen finden.

PTOK u. PTOK geben auch gezielte Hinweise zu den erforderlichen objektiven und subjektiven Testverfahren. Auch ich habe bei einer Frage nach der TOMATIS-Methode das erforderliche Untersuchungsprogramm dargestellt (1).

1994 beschäftigte sich das 7. Multidisziplinäre Kolloquium der Geers-Stiftung ausschließlich mit zentralen Hörstörungen. Die Beiträge wurden als Band 10 der Schriftenreihe der Stiftung publiziert. Er kann kostenlos bei der Geers-Stiftung, Barkhovenallee 1, 45239 Essen (Heidhausen), oder unter Postfach 164460, 45224 Essen, oder telefonisch (0201/8401151) angefordert werden.

Literatur

1. HEINEMANN, M.: Hörtraining nach TOMATIS. pädiat. prax. **51**, 469–570 (1996).
2. PTOK, M. u. A. PTOK: Audiometrie im Säuglings- und Kindesalter. Teil 4: Untersuchungen zur auditiven Verarbeitung und Wahrnehmung. HNO aktuell **4**, 271–276 (1996).

M. HEINEMANN, Mainz

Problematik der Residualsymptomatik einer konnatalen Armplexusläsion

Frage: Ich habe einen 28jährigen, sonst gesunden Patienten, der seit seiner Geburt die behindernden Folgen einer ERB-Lähmung am rechten Arm trägt. Der Arm ist eingeschränkt bewegbar mit etwas verzerrtem Bewegungsmuster, die Muskulatur leicht reduziert.

Wie weit ist die Medizin? Was kann man noch erreichen? Welche Ratschläge, welche Kliniken wären dem Patienten (mit etwas Hoffnung) zu empfehlen?

Die Frage ist nur eingeschränkt von neuropädiatrischer Seite zu beantworten. Die residuale Symptomatik wird nicht ausführlich geschildert. Wahrscheinlich besteht eine Parese der Schulter- und Armmuskulatur mit gewissen Kontrakturen und Mitbewegungen.

Die überwiegende Mehrzahl speziell der nur den oberen Armplexus (entsprechend C5/C6) betreffenden konnatalen bzw. perinatalen Läsionen (ERB-Lähmung) zeigt eine gute Remissionstendenz innerhalb der nächsten Wochen bzw. Monate. Physiotherapie wird normalerweise schon früh eingeleitet.

Bei fehlender bzw. deutlich inkompletter Remission ist nach neurophysiologischer Klärung eine (neuro-)chirurgische Exploration zwischen dem 4. und 10. Monat zu erwägen (in einem erfahrenen Zentrum). Es gibt aber hierzu bisher keine ganz eindeutigen Daten, keine klare »schulmedizinische Meinung«.

Im Alter von 28 Jahren ist ein Eingriff im Bereich des Armplexus selbst kontraindiziert. Falls überhaupt auf ein operatives Vorgehen gedrängt wird, kann dies nur in der Lösung von Kontrakturen und/oder der Durchführung von Ersatzoperationen bestehen – die Ergebnisse sind aber insgesamt bescheiden. Also kann man wahrscheinlich nicht mehr viel erreichen.

G. Niemann, Tübingen

Indikationen für eine Röntgenaufnahme des Schädels

Frage: In unserer Klinik werden sehr häufig Nativaufnahmen des Schädels bei Schädelhirntraumen angefertigt. Die WHO-Empfehlung von 1987 ist mir bekannt. Dem entgegen stehen z. B. die Empfehlungen von H. G. LENARD in: REINHARDT (Hrsg.): »Therapie der Krankheiten des Kindesalters«, S. 1056, 1994. LENARD bezeichnet die Röntgenaufnahme des Schädels als obligatorisch.

Wie soll man sich verhalten? Gibt es juristische Aussagen? Wie sind die Röntgenaufnahmen bei BG-Unfällen zu managen?

Eine Röntgenaufnahme ist eine **invasive Maßnahme** und gilt zivil- und strafrechtlich als **»Körperverletzung«**. Deshalb bedarf jede Röntgenaufnahme einer Einwilligung des Patienten oder seines gesetzlichen Vertreters und auch einer klaren medizinischen Indikation (1). Eine solche ergibt sich, wenn therapeutische oder wichtige diagnostische Konsequenzen aus der Röntgenuntersuchung zu erwarten sind.

Aus dem Nachweis einer linearen Schädelfraktur ergibt sich in der Regel **keine** Behandlungskonsequenz, jedenfalls nicht beim Kind, da ein solcher Befund keineswegs mit höherer Wahrscheinlichkeit auf eine intrakranielle Verletzung Rückschlüsse zuläßt. Die Indikation zur weiterführenden Diagnostik, also in der Regel zur kranialen Computertomographie, ergibt sich aus dem klinisch-neurologischen Befund (2, 3).

Die Röntgenaufnahme des Schädels kann in dieser Situation praktisch keinen Schritt weiterführen, weil der Nachweis einer linearen Fraktur beim Kind weder eine Verletzung des Inhalts der Schädelkapsel beweist noch ihr Nichtvorhandensein eine solche gar ausschließt.

Als Methode der Wahl bei Verdacht auf eine intrakranielle Verletzung gilt heute eine kraniale Computertomographie. Eventuell ist diese durch ein Knochenfenster mit Dünnschichten, etwa im Bereich der Schädelbasis bei Verdacht auf Schädelbasisfraktur (nasale Liquorrhö, starke Blutung aus Mund/Nase, Otoliquorrhö) zu ergänzen oder durch eine koronare Schichtung, etwa bei Verdacht auf Mittelgesichtsfrakturen, blow-out-Fraktur, Orbitaldachfraktur. Möglicherweise wird in Zukunft die Magnetresonanztomographie die kraniale Computertomographie ablösen.

Röntgenaufnahmen des Schädels sind auch heute noch indiziert bei:

1. Verdacht auf Impressions- oder Expressionsfraktur (einschließlich Ping-Pong-Fraktur des jungen Säuglings);
2. Verdacht auf wachsende Fraktur (breit tastbarer Knochenspalt!);
3. Verdacht auf penetrierendes (= offenes) Schädelhirntrauma;
4. sehr großem Weichteilhämatom im Bereich des Hirnschädels;
5. Verdacht auf Kindesmißhandlung.

Der Verdacht auf eine wachsende Fraktur besteht auch dann, wenn sich mit Stunden/Tagen Latenz über einem tastbaren Frakturspalt eine weiche, aber nicht schwappende, sich teigig anfühlende Schwellung entwickelt. Eine wachsende Fraktur kann bei einem Frakturspalt, der breiter als 3 mm ist, entstanden sein, bei einer Spaltbreite von > 5 mm ist der Röntgenbefund praktisch beweisend für einen unter der Fraktur gelegenen Durariß.

Die Situation bedarf, sobald der Zustand des Patienten dies zuläßt (Bewußtseinslage!?), eines (neurochirurgischen) Repair, da dem Kind sonst progrediente neurologische Symptome (Hemiparese, Hemineglect, Hemianopsie), Wesensänderungen oder eine symptomatische Epilepsie drohen.

Eine doppelseitige Symptomatik, etwa eine doppelseitige Schwellung, m u ß den Verdacht auf Kindesmißhandlung nach sich ziehen, wenn nicht eine eindeutige und auch gesicherte Anamnese (Doppelsturz, doppelter Aufprall) vorliegt. Ebenso ergibt sich aus dem Nachweis einer wachsenden Fraktur immer der Verdacht auf eine Kindesmißhandlung, wenn nicht ein eindeutiger Unfallmechanismus (Sturz mit Wucht auf eine scharfe Kante) nachgewiesen ist.

Es müssen alle »komplizierten« Schädelfrakturen nach banalen Stürzen als für eine Kindesmißhandlung verdächtig behandelt werden, bis das Gegenteil bewiesen ist: also alle Stern-, Trümmer-, Mehrfachschädelfrakturen, besonders auch dann, wenn sie über 2 oder mehrere Schädelnähte hinausgehen. Der Verdacht auf Kindesmißhandlung ist daher d i e w i c h t i g s t e Indikation zur Anfertigung einer Nativröntgenaufnahme des Schädels.

Literatur

1. ALZEN, G. u. Mitarb.: Röntgenuntersuchungen bei Traumen im Kindesalter. Klinische und juristische Überlegungen bei der Indikationsstellung. Dt. med. Wschr. **117,** 363–367 (1992).
2. JACOBI, G.: Vorgehen bei sog. leichten Schädelhirntraumen bei Kindern. pädiat. prax. **52,** 621–626 (1997).
3. SNOEK, W. J.: Mild Head Injury in Children. In: LEVIN, H. S., H. M. EISENBERG u. A. L. BENTON (Hrsg.): Mild Head Injury, S. 102–133. Oxford University Press, London-Oxford 1989.

G. JACOBI, Frankfurt am Main

Der kongenitale Schiefhals

Frage: Bei der U3 fiel bei einem männlichen Neugeborenen ein typischer Schiefhals mit einer außerordentlich großen, prallelastischen Resistenz im unteren Drittel des linken M. sternocleidomastoideus auf. Die unmittelbar begonnene krankengymnastische Behandlung (nach VOJTA) erbrachte ein gutes Ergebnis in bezug auf die Rückbildung der von mir als geburtstraumatisches Hämatom angesehenen Raumforderung, eine wesentliche Gesichtsasymmetrie entwickelte sich nicht. Unbefriedigend war das Ergebnis der Spontanmotorik: Die Kopfwendung nach rechts blieb nach einigen Monaten Behandlung eingeschränkt.

Schließlich wurde das Kind von einem Orthopäden unter der Diagnose »atlantookzipitale Blockierung« chiropraktisch behandelt. Das Ergebnis war unmittelbar und sehr gut.

Gibt es neue Erkenntnisse zur Genese des kongenitalen Schiefhalses? Ist die Muskelläsion mit konsekutiver Einblutung und Vernarbung und Verkürzung die primäre Läsion? Ist eine »Blockierung« der HWS bzw. des antlantookzipitalen Gelenks als Folge des asymmetrischen Muskelzuges oder als primäre Störung aufzufassen? Welchen Stellenwert ist einer chiropraktischen Behandlung zuzumessen? Ist die aktive Dehnungs- bzw. Lagerungsbehandlung unerläßlich? Ist eine krankengymnastische Behandlung nach VOJTA ein ausreichendes Verfahren? Ist im typischen Fall (mit tastbarem Hämatom) eine Röntgenaufnahme der HWS unerläßlich?

Die Pathogenese des Schiefhalses ist nicht einheitlich. Die Schiefhaltung ist Ausdruck einer intrauterinen Fehlhaltung bzw. Endstrecke traumatisch-irritativer, ischämisch-hämorrhagischer bzw. raumfordernd wirkender Prozesse atlantookzipital, zervikal, kraniospinal oder auch muskulär. Eine Kopfschiefhaltung kann auch bei einer Okulomotorikstörung eingenommen werden (eher bei etwas älteren Kindern).

Natürlich ist zu klären, ob es sich ausschließlich um einen konnatalen Schiefhals (nicht ganz korrekt als kongenitaler Schiefhals/Tortikollis bezeichnet) handelt oder ob dieser Befund kombiniert mit weiteren neurologischen Auffälligkeiten oder Dysmorphie- bzw. Deformationshinweisen einhergeht (eine Hüftdysplasie könnte – fraglich im Kontext der intrauterinen Fehlhaltung – überzufällig häufig assoziiert sein).

Der m u s k u l ä r e Schiefhals wird manchmal als Synonym aufgefaßt, kann aber auch – mit der Betonung des muskulären Anteils – als die klassische Sonderform mit tastbaren Veränderungen im Bereich des M. sternocleidomastoideus angesehen werden. Unseres Erachtens ist auch die hier zugrundeliegende Genese nicht eindeutig geklärt bzw. in sich wiederum heterogen.

Von einer Arbeitsgruppe wurde die Symptomatik als Ausdruck eines Kompartmentsyndroms des M. sternocleidomastoideus gedeutet, entsprechend einer traumatischen Läsion in Abhängigkeit von der Geburtsschädellage. (Auch eine – nach der Literaturdurchsicht wohl nicht im Vordergrund stehende – Blockierung der zervikalen Wirbelgelenke bzw. des atlantookzipitalen Überganges könnte direkt unter der Geburt erfolgen, ebenso wie eine Schädigung des Bandapparates oder der Muskulatur selbst, zum Teil mit begleitendem Hämatom, wobei aber die tastbare Verhärtung im allgemeinen nicht [mehr?] einer Blutung entspricht.)

Nach Literaturrecherche scheint es auch zum diagnostischen und therapeutischen Vorgehen keine klaren, allgemein verbindlichen Richtlinien zu geben.

Unser Prozedere: Im allgemeinen wird eine sonographische Untersuchung durchgeführt. Falls keine Besserung unter vorsichtiger, aber früh begonnener Krankengymnastik und Lagerungsbehandlung eintritt (nach etwa 3 Monaten), Röntgenaufnahme der HWS und des atlantookzipitalen Übergangs und Kooperation mit einem therapeutisch oder orthopädisch Tätigen, der diesbezüglich manualtherapeutische bzw. chiropraktische Erfahrungen auch mit Kindern hat.

Wir röntgen also nicht primär, wenn nicht erkennbare weitere Auffälligkeiten zervikal vorliegen; auch die nur selten durchgeführte »verspätete« bildgebende Darstellung ist durchaus diskussionswürdig. Eine gute Abbildung des betroffenen Bereiches ist schwierig, die Bedeutung von Auffälligkeiten in der pathogenetischen Zuordnung zur klinischen Symptomatik oft noch schwieriger.

Wir denken, daß der Platz der manualtherapeutischen Behandlung noch genauer festgelegt werden muß. Berichte über eine Intervention mit gutem Erfolg liegen vor. Da die Ätiopathogenese der hier diskutierten Störung wahrscheinlich nicht einheitlich ist, gilt es, von klinischen oder bildgebenden Befunden auszugehen und diagnostisch und therapeutisch leitende Kriterien zu entwickeln.

Unsere Erfahrungen der letzten Jahre sprechen aber nicht dafür, daß das in der Anfrage mitgeteilte unmittelbar sehr gute Ergebnis häufig ist.

Literatur

1. AICARDI, J.: Diseases of the nervous system in childhood. Mac Keith Press, London 1992.
2. BIEDERMANN, H.: Das KISS-Syndrom der Neugeborenen und Kleinkinder. Manuelle Medizin **31,** 97–107 (1993).
3. CLARREN, S. K.: Plagiocephaly and torticollis: Etiology, natural history, and helmet treatment. J. Pediat. **98,** 92 (1981).
4. CLOHERTY, J. P. u. A. R. STARK: Manual of neonatal care. 3. Aufl. Little Brown, Boston 1991.
5. DAVIS, J. R., D. R. WENGER u. S. J. MUBARAK: Congenital muscular torticollis: sequela of intrauterine

or perinatal compartment syndrome. J. Pediat. Orthop. **13**, 141–147 (1993).

6. MORTIER, W.: Muskel- und Nervenerkrankungen im Kindesalter. Thieme, Stuttgart 1994.

7. TOT, B. J.: Chiropractic correction of congenital muscular torticollis. J. Manipulative Physiol. Ther. **16**, 556–559 (1993).

8. VOLPE, J. J.: Neurology of the newborn. 3. Aufl. Saunders, Philadelphia 1995.

G. NIEMANN, Tübingen

Schlaftraining für Säuglinge

Frage: Ist es gerechtfertigt – wie in dem Buch »Jedes Kind kann schlafen lernen« von A. KAST-ZAHN und H. MORGENROTH (O & P-Verlag) erwähnt –, einem Säugling von 6 Monaten durch Stillenthaltung bzw. Nichtzuwendung nachts das Durchschlafen »beizubringen«? Ist dies nicht erst jenseits des 9. Monats zu empfehlen?

In dem Buch »Jedes Kind kann schlafen lernen« empfehlen die Autoren, bei gestillten Säuglingen einen Tag-Nacht-Rhythmus zu etablieren, d. h. nächtliche Mahlzeiten möglichst zu vermeiden.

Kindliche Schlafprobleme werden von Eltern, besonders von berufstätigen Müttern, häufig als belastend erlebt. In der Literatur gibt es zahlreiche Hinweise dafür, daß gestillte Kinder mehr Schlafprobleme haben als Kinder, die mit der Flasche ernährt werden, z. B. erst in einem späteren Lebensalter nachts durchschlafen und häufiger aufwachen. Hierbei handelt es sich nicht um ein ausschließlich »intrinsisches«, d. h. reifungsabhängiges Problem, sondern auch Umwelteinflüsse sind entscheidend an der Manifestation eines regelmäßigen Tag-Nacht-Rhythmus beteiligt.

In einer Studie von PINILLA u. BIRCH (1) wurden Eltern von jungen Säuglingen angewiesen, zwischen 22 und 24 Uhr eine sog. »Fokalmahlzeit« zu verabreichen und die nächtliche Stillmahlzeit in zunehmenden Zeitabständen hinauszuzögern. Darüber hinaus wurde den Eltern empfohlen, Tag und Nacht für die Kinder unterschiedlich zu gestalten, d. h. vor allem nachts auf Stimuli zu verzichten.

Im Vergleich zu Säuglingen, die ein solches Training nicht erhalten hatten, zeigten alle behandelten Säuglinge im Alter von 8 Wochen deutlich längere Schlafphasen. Die fehlenden nächtlichen Mahlzeiten wurden durch eine ausgiebige Mahlzeit in den frühen Morgenstunden kompensiert.

Ein solches »Schlaftraining« darf nur bei gesunden eutrophen Säuglingen durchgeführt werden. Die Autoren gehen nicht davon aus, daß man den Säugling während eines solchen Trainings »einfach schreien« läßt. Vielmehr sollte er nachts Zuwendung erhalten, die jedoch nicht mit einem Still- oder Fütterrvorgang verbunden ist. Ein solches Vorgehen beinhaltet aus verhaltenstherapeutischer Sicht, daß sich kein »bedingter Reflex« etabliert, d. h. daß ein Kind die Einschlafphase mit dem Stillvorgang verbindet und ohne diese »Koppelung« nicht einschlafen kann. Darüber hinaus regen nächtliche Mahlzeiten den Verdauungskreislauf an und bringen häufiges Windelwechseln mit sich.

Zusammenfassend: Ein Schlaftraining, wie es KAST-ZAHN u. MORGENROTH beschreiben, ist für viele Säuglinge empfehlenswert. Manche Eltern werden allerdings zusätzlich Hilfe und Ratschläge ihres Kinderarztes benötigen.

Literatur

1. PINILLA, T. u. L. BIRCH: Help me make it through the night. Behavioral entrainment of breast-fed infants' sleep patterns. Pediatrics **91**, 436–444 (1993).
2. STORES, G.: Practitioner Review: Assessment and treatment of sleep disorders in children and adolescents. J. Child Psychol. Psychiat. **37**, 907–925 (1996).

BEATE HERPERTZ-DAHLMANN, Aachen

Therapie mit Fenetyllin (Captagon) bei hyperkinetischem Syndrom – Nebenwirkungen und Dauereinsatz

Frage: Ein jetzt 12½jähriger Junge wurde anfangs 1992 von einem inzwischen verstorbenen Kollegen wegen eines hyperkinetischen Syndroms zunächst mit Methylphenidat (Ritalin) und dann wegen Erfolglosigkeit seit Ende 1992 mit Fenetyllin (Captagon) behandelt. Die Dosierung von Captagon betrug bis Herst 1994 1½ Tabletten und 1 Tablette, dann ging die Behandlung mit 2 Tabletten morgens und 1 Tablette nachmittags weiter. Nun behandle ich den Jungen und habe die medikamentöse Therapie so übernommen. Kann die Therapie mit Captagon so unbedenklich fortgeführt werden? Gibt es gravierende Nebenwirkungen, Gefahren bei einem längeren Therapiezeitraum zu bedenken? Kann man in der Pubertät unbedenklich weiterbehandeln? Der Junge kommt mit dieser Therapie zur Zeit in der Schule und im Alltag einigermaßen zurecht.

Fenetyllin *(Captagon)* wird als Medikament der 2. oder 3. Wahl zur Behandlung des hyperkinetischen Syndroms im Kindes- und Jugendalter eingesetzt. Für einen 12jährigen Jungen ist eine durchschnittliche Dosierung von 1 Tablette (50 mg) morgens und 1 Tablette mittags angezeigt, kann im Bedarfsfall aber auch bis zur genannten Dosierung von 2 Tabletten morgens und 1 Tablette mittags gesteigert werden.

Nebenwirkungen entsprechen denen der übrigen Amphetamine; vor allem sollten Schlafstörungen, Appetitlosigkeit, Kopfschmerzen, Tachykardien, Herzrhythmusstörungen, Affektabilität sowie Provokation von Tics beachtet werden, wobei die Wahrscheinlichkeit des Auftretens von

Nebenwirkungen mit zunehmender Dosierung wächst. Bei Langzeittherapie werden regelmäßige EEG-Kontrollen sowie das Führen einer Wachstums- und Gewichtskurve empfohlen.

Da der beschriebene Patient seit mehreren Jahren ohne Unterbrechung behandelt wird, ist eine mindestens 4wöchige Behandlungspause in der Schulzeit angezeigt, um eine weitere Notwendigkeit der medikamentösen Behandlung mit Psychostimulanzien zu überprüfen. Dabei sollten neben den Angaben der Eltern auch Auskünfte der Lehrer eingeholt werden. Bei guter Mitarbeit der Eltern (und keiner bekannten Drogenabhängigkeit im Umfeld des Patienten) kann die Medikation bei fortbestehender Symptomatik über die Zeit der Pubertät hinaus gegeben werden.

Eine Dauertherapie mit Psychostimulanzien sollte möglichst von Kollegen (z. B. Ärzten für Kinder- und Jugendpsychiatrie) durchgeführt werden, die über weitreichende Erfahrungen bei der Behandlung des hyperkinetischen Syndroms verfügen.

BEATE HERPERTZ-DAHLMANN, Aachen

Botulinumtoxin bei Zerebralparese

Frage: Hat sich etwas in der Bewertung und Anwendung von Botulinumtoxin bei Zerebralparese geändert?

Eine 13jährige Patientin leidet an einer spastischen Tetraplegie infolge einer präpartalen, chronischen Hypoxie bei fetomaternaler Transfusion. Mit Hilfe einer Unterarmgehstütze schafft sie die etwa 500 m zur Schule allein. Für größere Strecken wird ein Rollstuhl benutzt. Eine medikamentöse Therapie erhält sie nicht.

Vor 8 Jahren wurde eine Adduktorenverlagerung vorgenommen. Regelmäßige Krankengymnastik sowie Hippotherapie werden eingesetzt. Die Patientin besucht die gymnasiale Oberstufe. Ihr Wunsch ist größere Selbständigkeit, für die sie vehement kämpft.

Nachdem sich das Botulinumtoxin bei der Behandlung von Dystonien gut bewährt hat, wird es in den letzten Jahren zunehmend auch zur Beeinflussung der Muskelspastik eingesetzt, beispielsweise bei den infantilen Zerebralparesen. Die Erfahrungen sind allerdings noch gering, sie stammen aus einzelnen Zentren und sind nur schwer zu verallgemeinern. Sicher ist eine sorgfältige Diagnostik wichtig, wobei auch die Ätiologie der Störung und begleitende Funktionsbeeinträchtigungen eine Rolle spielen.

Ein Vorteil der Methode besteht darin, gezielt bestimmte Muskelgruppen in ihrer Aktionsfähigkeit zu verändern, dies mit einem zeitlich begrenzten Effekt. So kann vor einer operativen Maßnahme deren erwarteter Erfolg besser abgeschätzt werden als bisher (evtl. kombiniert mit einem Verfahren der Gang- bzw. Bewegungsanalyse). Besonders günstig sind so auch die Ergebnisse bei der Therapie des spastischen Spitzfußes.

Zu bedenken ist immer, daß es sich um eine symptomatische Maßnahme handelt, bei der ein labiles Gleichgewicht verändert wird; eine Minderung der Spastik, die ja meist mit einer Minderung auch der Kraft einhergeht, kann nachteilig sein und die Stabilität gefährden, die durch Physiotherapie erreicht wurde.

Literatur

1. CALDERON-GONZALES, R. u. Mitarb.: Botulinum toxin A in management of cerebral palsy. Pediat. Neurol. **10,** 284–288 (1994).
2. DEUSCHL, G. (Hrsg.): Botulinumtoxin-Forum 1995. Wissenschaftsverlag Wellingsbüttel, Hamburg 1995.
3. HEINEN, F. u. Mitarb.: Interventionelle Neuropädiatrie: Behandlungsmöglichkeiten mit Botulinum Toxin A (Abstract). Mschr. Kinderheilk. **144,** 993 (1996).

G. NEUHÄUSER, Gießen

Zehengang bei Kindern

Frage: Gelegentlich werden Kleinkinder, meist während des 2. Lebensjahres, vorgestellt, die durch einen intermittierenden Spitzfußgang auffallen. Besonders bei erhöhter Aufmerksamkeit der Eltern zeigen die Kinder den Spitzfußgang, während sie unbemerkt oder beim schnellen Rennen altersgemäß laufen.

Die klinische und klinisch-neurologische Untersuchung sowie die Anamneseerhebung ergeben keine Besonderheiten. Gelegentlich hat man den Eindruck, als ob sich Kinder mit dem geschilderten Problem über längere Zeit mit »Gehfrei« fortbewegt hätten.

Sind diagnostische Maßnahmen (orthopädische Vorstellung, Röntgen, Nachtschienen?) einzuleiten? Oder sollte man (bis zu welchem Alter?) zuwarten und die Eltern aufklären, damit sie nicht zu einer Problemfixierung beitragen?

Den beschriebenen Zehengang sieht man in der Praxis immer wieder – es kann sich dabei um eine »Angewohnheit« handeln, aber auch um das Symptom einer Funktionsstörung. Deshalb sind eine gründliche Anamneseerhebung und eine sorgfältige neuropädiatrische Untersuchung notwendig. Dabei ist besonders auf den Muskeltonus, die Gelenkbeweglichkeit und auf die Reflexe zu achten, aber auch auf situationsabhängige Veränderungen.

Zehengang kann Symptom einer s p a stischen Parese sein (z. B. bei Zerebralparese); dann findet man vermehrten Muskeltonus, gesteigerte Reflexe und ein positives BABINSKI-Phänomen.

Eine Einschränkung der Dorsalflexion im Sprunggelenk kommt als 1. Symptom bei der Muskeldystrophie DUCHENNE oder bei einer neuralen Muskelatrophie (HMSN) vor; dann sind die Reflexe abgeschwächt oder aufgehoben, können

CK-Bestimmung oder verlangsamte Nervenleitgeschwindigkeit zur richtigen Diagnose führen.

Spinale Affektionen (tethered cord) sind an lumbalen Hautveränderungen und Muskelatrophien sowie einer Störung der Blasenfunktion zu erkennen. Kinder mit **autistischem Syndrom** (vor allem mit frühkindlichem Autismus KANNER) haben nicht selten einen ausgeprägten Zehengang, ebenso geistig behinderte Kinder.

Eine (idiopathische) Verkürzung der Achillessehne kommt wohl nur ausnahmsweise in Frage, da sie auch sekundär entstanden sein kann.

Sind diese Ursachen ausgeschlossen, so spricht man von einem **habituellen** Zehengang. Dieser kommt als vorübergehendes Entwicklungsphänomen, offenbar als Variante der Norm (»Durchgangssymptom«) vor, möglicherweise verstärkt durch Umwelteinflüsse. In diesem Sinn dürfte dem »Gehfrei« und dem »Baby-Hopser« Bedeutung beizumessen sein; über gesicherte statistische Zusammenhänge ist mir allerdings nichts bekannt.

Im allgemeinen ist die Beweglichkeit im Sprunggelenk bei normalem neurologischen Befund nicht eingeschränkt; den Kindern ist es auch möglich, auf flachem Fuß zu stehen, ohne die Knie zu rekurvieren oder die Hüften zu beugen. Konzentriert können sie »normal« gehen, während sie beim Rennen oder bei affektiver Beteiligung in das Muster des Zehengangs zurückfallen.

Es ist ausreichend, den Verlauf zu kontrollieren; auch der Rat an die Eltern, das Symptom nicht noch durch starkes Zureden oder falsche erzieherische Maßnahmen zu fixieren, ist sicher günstig.

Manchmal kann vorübergehende Krankengymnastik die Bemühungen unterstützen, Schienen sind nicht nötig. Es ist allerdings darauf zu achten, daß es nicht zu einer Verkürzung der Achillessehne kommt. In letzter Zeit haben sich bei uns Einlagen mit speziellen Druckpunkten bewährt; offenbar führt eine gezielte Stimulation der Fußsohle dazu, die falschen Bewegungsmuster zu korrigieren.

Die sog. »entwicklungsfördernden Maßnahmen« wie »Gehfrei« oder »Baby-Hopser« sollten nicht nur wegen der Begünstigung des Zehengangs, sondern auch wegen der immer wieder vorkommenden Verletzungen nicht eingesetzt werden.

Literatur

1. MICHAELIS, R. u. G. NIEMANN: Entwicklungsneurologie und Neuropädiatrie. Grundlagen und diagnostische Strategien. Hippokrates, Stuttgart 1995.

G. NEUHÄUSER, Gießen

Therapie bei Fazialisparese durch Borrelieninfektion

Frage: Warum wird in Deutschland bei Fazialisparese mit Verdacht auf Borrelieninfektion eine 2wöchige Therapie mit Rocephin empfohlen (CHRISTEN, HJ. u. F. HANEFELD, Mschr. Kinderheilk. 141, 513–526, 1993), während in den USA eine 3wöchige Therapie mit Ampicillin, Erythromycin und Tetracyclinen angeraten wird (NELSON, Textbook of Pediatrics, S. 831–834, 1996; Pediatrics 88, 176–179, 1991)? Wäre die amerikanische Therapieform nicht schon aus Kostengründen zu bevorzugen?

Verschiedene Autoren in den USA empfehlen, eine durch Borrelien bedingte isolierte Fazialisparese oral mit Doxycyclin (Patienten über 9 Jahre) oder mit Amoxicillin – nicht Ampicillin – (jüngere Patienten) für jeweils 10–30 Tage zu behandeln (1, 5, 7). Für die Therapie der Borrelienmeningitis werden aber auch in den USA Ceftriaxon, Cefotaxim oder Penicillin G empfohlen.

Da im Kindesalter bei einer Borreliose unter dem klinischen Bild einer unilateralen oder bilateralen Fazialisparese fast stets eine seröse Meningitis nachweisbar ist (2, 4, 6), sind die deutschen Empfehlungen (3) mit den Empfehlungen aus den USA fast identisch. Entscheidend ist, daß bei einer akuten peripheren Fazialisparese immer auch der Liquor untersucht wird, auch dann, wenn keine Meningitiszeichen vorliegen. Darauf wird leider häufig verzichtet, besonders bei Erwachsenen (und in den USA auch bei Kindern).

Die Frage nach den Kosten zielt vermutlich darauf, Antibiotika einzusparen. Richtiger sollte aber gefragt werden, ob nicht mit Antibiotika Kosten gespart werden können. Bei einer kausalen antibiotischen Therapie ist das in der Regel der Fall, vorausgesetzt, die Anwendung der Antibiotika erfolgt auf der Basis der mikrobiologischen und pharmakokinetischen Daten. Gar nicht selten ist dann eine teurere antibiotische Behandlung sogar die billigere Therapie.

Die Kosten müssen natürlich richtig berechnet werden. Für die Behandlung einer Fazialisparese setzen sie sich beispielsweise aus direkten (Medikamente, Geräte, Personal, Überwachung, Komplikationen etc.), indirekten (Arbeitsausfalltage, Produktionsausfall, Steuerausfall etc.) sowie intangiblen Ausgaben (Lebensqualität, Nebenwirkungen, Rezidive etc.) zusammen.

Eine Studie, die die Gesamtkosten einer 2wöchigen Therapie mit Ceftriaxon und einer 3wöchigen Therapie mit Ampicillin, Erythromycin oder Tetracyclinen für die Behandlung einer Fazialparese berechnet, ist mir nicht bekannt. Es ist mir auch keine Studie bekannt, in der bei Kindern mit einer Neuroborreliose einschließlich deren Folgen die Kosten der parenteralen mit denen einer oralen Antibiotikatherapie verglichen werden.

Medizinisch und ethisch sollte bei einer solch schweren Krankheit ohnehin nicht primär über Kosten diskutiert werden. Eine bleibende funktionelle Insuffizienz des N. facialis bedeutet eine lebenslange Belastung des Patienten. Wieviel kostet das wohl?

Wäre man selbst der Leidtragende, würde man eine solche Frage gar nicht erst stellen – und der Krankenkasse dürfte die Frage nach den »höheren« Therapiekosten mit dem Hinweis auf die Gesamtkosten doch verständlich zu machen sein. Schließlich müssen von der Solidargemeinschaft alle »Töpfe« aufgefüllt werden und nicht nur der Topf, für den sich der Arzt verantwortlich fühlt.

Im übrigen können Empfehlungen amerikanischer Autoren nicht immer ohne Anpassung für unser Land übernommen werden. Andere Vektoren, unterschiedliche Erreger und Resistenzen, ein nicht immer vergleichbarer infektiologischer Ausbildungsstandard und andere sozialmedizinische und juristische Gegebenheiten lassen es ratsam erscheinen, häufiger als in der Vergangenheit geschehen, landeseigene Empfehlungen zu erarbeiten. Diese gibt es für die Lyme-Borreliose, und sie sind aktuell (3).

Ein Autorenkollektiv hat nach längerer Diskussion für die Neuroborreliose folgende Therapieempfehlungen erarbeitet:

Cefotaxim, 200 mg/kg/d in 3 Einzeldosen, max. 6 g/d, oder

Ceftriaxon, 50 mg/kg/d in 1 Einzeldosis, max. 2 g/d, oder

Penicillin G, 500000 IE/kg/d in 4 Einzeldosen, max. 12 Mega IE/kg/d, jeweils über 10 Tage.

Ausdrücklich wird in den Empfehlungen darauf hingewiesen, daß bei der Neuroborreliose eine parenterale antibiotische Therapie indiziert ist und dieser Grundsatz auch für die monosymptomatische akute periphere Fazialisparese gilt.

Literatur

1. American Academy of Pediatrics: Red Book: Report of the Committee on Infections Diseases, S. 329–333, 1997.
2. CHRISTEN, H.-J.: Lyme-Borreliose im Kindesalter. pädiat. prax. **49,** 67–79 (1995).
3. Deutsche Gesellschaft für pädiatrische Infektiologie: Handbuch, 2. Aufl., S. 398–404. Futuramed, München 1997.
4. NOACK, R.: Lyme-Borreliose. In: LUCKHAUPT, H., H. HILDMANN u. W. OPFERKUCH (Hrsg.): Mikrobiologische Erkrankungen im HNO-Bereich, S. 129–133. SMVmbH, Gräfelfing 1996.
5. SHAPIRO, E. D.: Lyme Disease. In: NELSON: Textbook of Pediatrics, S. 831–834. Saunders, Philadelphia-London-Toronto-Montreal-Sydney-Tokio 1996.
6. STANEK, G. u. Mitarb.: European Union concerted action on risk assessment im Lyme borreliosis. Clinical case definitions for Lyme borreliosis. Wien. klin. Wschr. **108,** 741–747 (1996).
7. STEERE, A. C.: Borrelia burgdorferi. In: MANDELL, DOUGLAS u. BENNETTS: Principles and Practice of Infectious Diseases, S. 2143–2155. Churchill Livingston, Edinburgh 1995.

H. SCHOLZ, Berlin

Hyperamylasämie unter Valproattherapie

Frage: 7 Jahre altes türkisches Mädchen mit allgemeinem Entwicklungsrückstand, Absence-Epilepsie, seit 3 Jahren anfallsfrei, seit 4 Jahren Valproatmedikation (Serumspiegel zwischen 80 und 90 mmol/l). Seit 3 Wochen anhaltende Erhöhung der Serumamylase bis 246 (angegebener Normbereich bis 120). Lipase normal, auch sonstige paraklinische Befunde regelrecht. Guter Allgemeinzustand. Abdomensonographie unauffällig. Keine Abdominalbeschwerden; unauffällige Stühle. Vor 4 Wochen Umstellung von 3mal 5 ml Orfiril-Saft/d auf 2mal Orfiril 300 retard Dragees/d. Kein Hinweis auf Mumps. Amylasebestimmung weiterhin normal.

Welche Ursachen der isolierten Amylaseerhöhung kommen in Betracht? Ist eine weiterführende Diagnostik notwendig? Wenn ja, welche? Ist ein Zusammenhang mit dem Wechsel auf das Retardpräparat des Valproats möglich?

Die akute Pankreatitis ist eine bekannte Komplikation der Behandlung mit Valproat Ihr Auftreten korreliert weder mit der Medikamentendosis oder der Anwendungsdauer, noch mit der Darreichungsform. Ihre Häufigkeit wird für noch deutlich geringer gehalten als die der valproatassoziierten Hepatopathie; bis 1992 waren 27 Erkrankungen publiziert worden. Mit einer gewissen Dunkelziffer ist aber durchaus zu rechnen.

Die akute, klinisch manifeste Komplikation kündigt sich in der Regel nicht durch vorangehende Laborauffälligkeiten an.

Subklinische Erhöhungen der Serumamylase wurden demgegenüber in mehreren prospektiven Studien häufig, bei etwa 10–20% der Patienten, gefunden. Meist lagen die Werte zwischen 100 und 200 U/l. Beschwerden bestanden nicht und entwickelten sich auch nicht in der Folge. Auch hier fand sich keine Beziehung zu Dosierung, Behandlungsdauer und Darreichungsform.

Bei fehlender Symptomatik einer Pankreatitis erfordert eine isolierte Erhöhung der Serumamylase über gelegentliche Kontrollen hinaus keine Konsequenzen. Andererseits muß bei akuten Bauchschmerzen unter Valproattherapie unbedingt auch an die Möglichkeit einer akuten, lebensbedrohlichen Pankreatitis gedacht werden.

Die in der Frage erwähnte Hyperamylasämie erklärt sich wahrscheinlich durch die Valproatmedikation. Weitere diagnostische Maßnahmen sind bei unauffälligem Befinden nicht erforderlich. Das Zusammentreffen mit dem Präparatewechsel ist eher zufällig.

R. KORINTHENBERG, Freiburg im Breisgau

Hochdosierte Verordnung von Methylphenidat

Frage: In meiner Praxis bin ich einem 6jährigen Patienten begegnet, der wegen seiner hyperkinetischen Symptomatik mit etwa 2 mg/kg KG/d Methylphenidat (Ritalin) behandelt wird. Im Gespräch mit Kollegen aus Kinderarztpraxen und Kinder- und Jugendpsychiatern merke ich, daß eine so hochdosierte Therapie kein Einzelfall ist. Mir ist andererseits keine ausreichende wissenschaftliche Grundlage hierfür bekannt. Wissen Sie mehr über Wirkungen und Risiken, auch über spezielle Indikationen?

Für die Behandlung hyperkinetischer Störungen mit Methylphenidat gilt die Empfehlung von 0,3–1,0 mg/kg KG/d. Grundsätzlich muß die Dosis titriert werden, so daß vereinzelt auch Überschreitungen dieser Richtwerte mit Tagesdosen zwischen 15 und 60 mg zustande kommen. Für eine darüber hinausgehende sog. Hochdosistherapie fehlt es an wissenschaftlichen Studien bzw. sorgfältig kontrollierten klinischen Verlaufsbeurteilungen.

Literatur

1. STEINHAUSEN, H.-C. (Hrsg.): Hyperkinetische Störungen im Kindes- und Jugendalter. Kohlhammer, Stuttgart 1995.
2. STEINHAUSEN, H.-C.: Psychische Störungen bei Kindern und Jugendlichen. Lehrbuch der Kinder- und Jugendpsychiatrie. 3. Aufl. Urban & Schwarzenberg, München 1996.

H.-CH. STEINHAUSEN, Zürich

Lumbalpunktion bei Kindern

Frage: Bislang bin ich noch in keinem Buch über Kinderheilkunde auf ausreichend ausführliche Angaben über die Technik der Lumbalpunktion gestoßen. Dabei ist die je nach Alter unterschiedlich geformte Wirbelsäule zu berücksichtigen.

In welchem Winkel zur Haut bei gekrümmtem Rücken wird bei Säuglingen und bei älteren Kindern eingestochen? Begleitindikation? EMLA, Lokalanästhesie? Tramal i.v.? Dormicum? Etomidat-Lipuro?

Bei der Lumbalpunktion eines Kindes ist zu beachten:

1. Eine medikamentöse Vorbereitung (»Begleitindikation«) ist nur bei vorgesehener Liquordruckmessung angezeigt, Liquordruckwerte können durch Schreien des Kindes verfälscht werden. Eine Sedierung genügt (z. B. Diazepam).

2. Die Punktion kann am sitzenden oder liegenden Kind vorgenommen werden. Liquordruckmessungen müssen am liegenden Kind durchgeführt werden.

3. Fixierung des Kindes durch Hilfsperson im Schulter- und Beckengürtel unter leichter dorsal-konvexer Krümmung der Wirbelsäule. Atembehinderung durch Fixierung vermeiden!

4. Die Punktionsstelle soll auf der Haut wie folgt markiert werden: Zunächst Markierung der Beckenkammränder und des untersten LW-Dornfortsatzes. Punktionshöhe bei Säuglingen: Zwischenwirbelraum zwischen 2./3. oder 3./4. LW-Dornfortsatz palpieren und markieren (liegt über der Verbindungslinie der dorsalen Beckenkammränder). Punktionshöhe bei älteren Kindern: Zwischenwirbelraum zwischen 3./4. LW-Dornfortsatz (liegt etwa in Höhe der Verbindungslinie der dorsalen Beckenkammränder).

5. Einstichstelle: Genau median am oberen Rand des unter dem gewählten Zwischenwirbelraum liegenden Dornfortsatzes.

6. Stichrichtung bei Säuglingen: genau median, horizontal oder nur ganz gering nach oben; bei älteren Kindern: genau median, leicht nach oben ($\approx 5°$).

7. Stichtiefe: Durchschnittliche Entfernung zwischen Rückenhaut und lumbalem Liquorraum bei Säuglingen: 1,5–2,5; bei den 3–6jährigen: maximal 4–4,5 cm.

8. Taktile Kontrolle/Wahrnehmung durch die punktierende Hand: Kurzer, gering stärkerer Widerstand beim Durchstoßen des inneren Longitudinalbandes. Starker Widerstand zeigt Einstechen in den nächsthöheren Wirbelkörper an: dann leichtes Zurückziehen der Punktionsnadel und mehr horizontale Stichrichtung (evtl. in Etappen mit kurzem Herausziehen des Mandrins zur Kontrolle, ob Liquor abläuft).

Literatur

1. GÄDEKE, R.: Diagnostische und therapeutische Techniken in der Pädiatrie. 4. Aufl. Springer, Heidelberg 1990.

R. GÄDEKE, Staufen im Breisgau

Kein Zusammenhang zwischen rektaler Applikation eines Fieberzäpfchens und Auslösung eines Fieberkrampfes

Frage: Anamnestisch berichten Mütter immer wieder vom Auftreten eines Fieberkrampfes etwa 5–10 Minuten nach Applikation eines Fieberzäpfchens (Paracetamol).

Gibt es Beobachtungen oder klinische Untersuchungen im Hinblick auf einen Zusammenhang zwischen rektaler Applikation und Auslösung eines Fieberkrampfes?

Der Zusammenhang besteht nur im Temperaturanstieg bzw. im Fieber (1–4) – die rektale Applikation spielt keine eigene pathogenetische Rolle. (Gefragt wird ja nach einer möglichen Triggerung durch die Applikationsform und nicht durch den Inhaltsstoff.)

Denkbar wäre, daß Aufregung und Hyperventilation im Zusammenhang mit der Gabe des Zäpfchens einen kleinen (auslösenden) Beitrag leisten; dann sollte allerdings die Manifestation des Anfalls auch zeitlich direkt daran gebunden sein.

Eine eigentliche Reflexepilepsie ist im erwähnten Zusammenhang nicht anzunehmen.

Literatur

1. AICARDI, J. J.: Epilepsy in children. Raven Press, New York 1994.
2. NELSON, K. u. J. ELLENBERG: Febrile seizures. Raven Press, New York 1981.
3. O'DONOHOE, N.: Epilepsies of childhood. Butterworth-Heinemann, Oxford 1994.
4. WALLACE, S. J.: The child with febrile seizures. Butterworth & Co., London 1988.

G. NIEMANN, Tübingen

Diagnostik beim Schädelhirntrauma

1. Frage: Welche diagnostischen Maßnahmen werden bei Kindern mit Schädelhirntraumen empfohlen? Ist ein EEG in jedem Fall erforderlich? Wie müssen geburtstraumatische Klavikulafrakturen behandelt werden? Ist der Rucksackverband noch erforderlich?

Die Diagnostik beim Schädelhirntrauma dient der rechtzeitigen Erkennung von für Therapie und Prognose wichtigen Komplikationen. Patienten mit isolierter Skalpverletzung, Kopfschmerz oder Schwindel können nach guter Information der Eltern in häusliche Obhut entlassen werden. Kinder mit neurologischen Herdsymptomen und eingeschränktem Bewußtsein, penetrierenden Verletzungen oder Impressionsfraktur müssen unmittelbar der neuroradiologischen Diagnostik zugeführt werden.

Bei Kindern mit zurückliegender Bewußtseinsstörung, anhaltendem Erbrechen, zunehmendem Kopfschmerz, Schädelbasisfraktur oder möglicher Impressionsfraktur sollte eine 24–48stündige stationäre Beobachtung erfolgen. Dies gilt auch bei Kindern mit unklarer Anamnese, sehr jungem Alter oder Verdacht auf Kindesmißhandlung.

In der Beobachtungsgruppe kann eine EEG-Untersuchung sinnvoll sein, wenn der Verdacht noch nicht zur Indikation einer CT-Untersuchung ausreicht. Auch Kinder mit mäßig ausgeprägten Gehirnerschütterungen zeigen häufig einen Herdbefund im EEG!

Geburtstraumatische Klavikulafrakturen sind selten von Komplikationen begleitet (Aufspießung des Plexus) und heilen unter kräftiger Kallusbildung rasch aus. Häufig ist der tastbare Kallus das erste erkannte Symptom der Fraktur! Die Ruhigstellung für einige Tage z. B. mit einem Rucksackverband dient in erster Linie der Schmerzbekämpfung. Deren Bedeutung sollte auch bei Neugeborenen nicht gering geachtet werden!

2. Frage: Sind generell Röntgenaufnahmen des Schädels nach banalen Schädelprellungen bzw. leichten Schädelhirntraumen wirklich notwendig? Wäre es nicht sinnvoller, nach Auftreten entsprechender Symptome gleich ein CT zu veranlassen, stationäre Beobachtung über 24–48 Stunden vorausgesetzt?

4,2% der Kinder mit Schädelhirntrauma weisen eine Schädelfraktur auf. Bei leichten Symptomen, wie Kopfschmerz und Schwindel, beträgt die Frakturhäufigkeit 0,4% und die Häufigkeit einer intrakraniellen Komplikation 0–0,03%.

Bei schweren Verletzungen mit anhaltender Bewußtseinsstörung, sich verschlechternder Bewußtseinslage oder neurologischen Herdsymptomen steigt die Frakturhäufigkeit auf 21% und das Risiko einer intrakraniellen Komplikation auf 30–40%. Die Korrelation zwischen dem Vorliegen einer Schädelfraktur und einer intrakraniellen Verletzung ist eher gering. Die Hälfte der intrakraniellen Komplikationen tritt ohne Fraktur auf.

Bei klinischem Verdacht ist eine unmittelbare computertomographische Abklärung indiziert, welche im »Knochenfenster« auch knöcherne Verletzungen gut erkennen läßt. Die einfache Röntgenaufnahme wird hierdurch weitgehend verdrängt. Diese ist allenfalls noch indiziert bei Eingangsverdacht auf ein penetrierendes Trauma oder eine Impressionsfraktur, Kiefer- und Gesichtsfrakturen, Wirbelsäulenverletzung oder bei Kindesmißhandlung (dann auch Thorax- und Extremitätenaufnahmen!).

Bei Säuglingen ist bei klaffenden Kalottenfrakturen eine Kontrolle nach einigen Wochen zum Ausschluß einer wachsenden Fraktur erforderlich.

R. KORINTHENBERG, Freiburg im Breisgau

Zerebrale Anfälle

Frage: Bei einem 6½jährigen Kind wurde bei der Abklärung eines komplexen Krampfanfalles ein NMR des Schädels gemacht. Die radiologische Diagnose lautet »subependymale noduläre Heterotopie«.

Sind weitere Angaben über Prognose und Therapie möglich? Während des stationären Aufenthaltes wurde das Kind auf Carbamazepin eingestellt.

Der NMR-Terminus »Subependymale noduläre Heterotopie« ist lediglich deskriptiv und als solcher keine Diagnose. Damit werden lediglich kleinknotige, im histologischen Aufbau gegenüber dem umliegenden normalen Gewebe unterschiedliche Hirngewebsanteile beschrieben, die bei dem erwähnten Kind subependymal gelegen sind. Dieser NMR-Befund wird sehr häufig bei einer tuberösen Hirnsklerose gesehen; ich würde daher empfehlen, den Patienten auf diese Erkrankung zu untersuchen.

Zur Therapie des vorliegenden Anfallsleidens kann aus der kurzen Fragestellung nicht ausreichend genug Stellung genommen werden. Handelt es sich um komplexe partielle Anfälle mit sekundärer Generalisation, ist ohne Zweifel Carbamazepin das Mittel der 1. Wahl. Besteht bei dem Patienten eine tuberöse Hirnsklerose, so wäre von Vigabatrin *(Sabril)* ein noch besserer Effekt zu erwarten.

W. STÖGMANN, Wien

Differentialdiagnostik und Therapie ataktischer Bewegungsstörungen – FRIEDREICH-Ataxie

Frage: Bei einem 6jährigen Mädchen wurde als Ausschlußdiagnose eine FRIEDREICH-Ataxie festgestellt.

Welche Differentialdiagnose muß dabei bedacht werden? Sind Therapieansätze für diese Erkrankung im In- oder Ausland bekannt? Existiert in Deutschland eine Klinik mit Erfahrung auf diesem Gebiet?

Die Differentialdiagnose der ataktischen Bewegungsstörungen gehört zu den umfangreichsten und anspruchsvollsten Aufgaben der Neuropädiatrie. In Abhängigkeit von klinischem Verlauf und Begleitsymptomen ist eine Vielzahl von neoplastischen, entzündlichen, vaskulären, dysplastischen, metabolischen und neurodegenerativen Erkrankungen zu bedenken.

Die FRIEDREICH-Ataxie manifestiert sich bei vorheriger Gesundheit im 1. oder 2. Lebensjahrzehnt mit einer langsam progredienten Gang- und Sprechstörung. Die Sehnenreflexe sind erloschen, die Pyramidenbahnzeichen hingegen positiv. Häufig besteht bereits ein Hohlfuß (FRIEDREICH-Fuß), der aber nicht für die Krankheit spezifisch ist. Eine begleitende Kardiomyopathie und Skoliose treten regelmäßig hinzu. Die motorische und sensible Nervenleitgeschwindigkeit sind lediglich grenzwertig verzögert, während die somatosensorischen evozierten Potentiale meist hochgradig pathologisch ausfallen.

Die wichtigsten Differentialdiagnosen umfassen Kleinhirn- und Hirnstammtumoren (MRT), die Leukodystrophien (MRT, NLG, spezifische Labordiagnostik), hereditäre und chronisch entzündliche Polyneuropathien (NLG, Liquor, evtl. Biopsie), das LOUIS-BAR-Syndrom (α1-Fetoprotein, Immunglobuline), das BASSEN-KORNZWEIG-Syndrom (Blutbild, Lipidelektrophorese) sowie die REFSUM-Erkrankung (Phytansäure).

Während diese Erkrankungen zum Teil direkt therapeutisch angegangen werden können, gilt dies für die FRIEDREICH-Ataxie leider weiterhin nicht. Bei unaufhaltsam progredientem Verlauf werden die Patienten durchschnittlich mit 25 Jahren rollstuhlabhängig.

Dennoch ist eine konsequente symptomatische Behandlung mit Physiotherapie, orthopädischen Maßnahmen und kardiologischer Therapie von größter Bedeutung, um die Lebensqualität der mental nicht beeinträchtigten Patienten in jedem Lebensabschnitt zu optimieren.

Die Behandlung der Krankheit ist in jeder ausgewiesenen neuropädiatrischen Abteilung möglich.

R. KORINTHENBERG, Freiburg im Breisgau

Hals-Nasen-Ohren-, Augenkrankheiten

Behandlung des Tinnitus

Frage: Eine 16jährige, große und schlanke Patientin mit relativ niedrigem Blutdruck (100/70 mmHg, im Sitzen gemessen), anamnestisch gelegentlich Schwindelgefühle nach dem Aufstehen, sonst gesund, macht Sport, klagt über Ohrgeräusche, von der konsultierten HNO-Ärztin als »Tinnitus« deklariert. Keine Ohrerkrankung, keine Minderung des Hörvermögens. Die HNO-Kollegin empfiehlt dringend eine Infusionsserie mit Dusodril, macht zugleich darauf aufmerksam, daß eine Unterlassung dieser Therapie bei evtl. Verschlimmerung des »Tinnitus« juristische Konsequenzen haben könne. Auf meine erstaunte Frage, was Dusodril bei einem 16jährigen Mädchen bezwecken solle, die lapidare Antwort: »Das ist in solchen Fällen üblich!« Darf ich um Ihre Meinung hierzu bitten?

Tinnitus ohne Einschränkung des Hörvermögens in der Altersgruppe der 15 bis 20jährigen beobachten wir bei etwa 10%, öfter im Zusammenhang mit Diskothekbesuchen, häufig aber auch ohne ersichtlichen Grund. Wir sehen Tinnitus auch häufiger bei Adoleszenten, wenn sie einen niedrigen Blutdruck haben.

Hat ein Patient aus dieser Altersgruppe einen Tinnitus und einen niedrigen Blutdruck bei normalem Hörvermögen und keine neurologischen Symptome, so empfehle ich, über die Anhebung des Blutdrucks nachzudenken. Eine Therapie mit *Dusodril* ist **nicht** indiziert, zumal durch keine Studie belegt ist, daß sie für die vorliegende Symptomenkonstellation einen nachweisbaren Nutzen bringt. Juristische Konsequenzen kann es nur geben, wenn Fehler gegen die Regeln der geltenden Schulmedizin gemacht werden. Die derzeitige Schulmedizin ist jedoch leider nicht in der Lage, über 90% der Ursachen von Tinnitus zu erkennen und kann deshalb auch meistens keine adäquate Therapie anbieten.

W. Pirsig, Ulm

Deutschunterricht bzw. Sprachtherapie für Kinder ausländischer Familien – gefordert sind auch Politiker

Frage: Die Kinder sehr vieler Ausländerfamilien, vor allem asiatischer Familien, lernen mit oder ohne Absicht in den ersten Lebensjahren nur die eigene Muttersprache. Auch wenn sie in deutsche Kindergärten gehen, verfügen sie mit etwa 5 Jahren oft nur über unzureichende deutsche Sprachkenntnisse.

Diese Kinder fallen natürlich bei der Vorsorgeuntersuchung 8 und 9 durch sprachlich quantitative, aber auch qualitative Mängel auf. Auch seitens der Logopäden, die systematisch Kindergärten auf sprachauffällige Kinder beobachten, kommt dann die nachdrückliche Aufforderung: »Dieses Kind kann nicht richtig sprechen, es braucht Sprachtherapie.«

Therapie oder Unterricht ...?

Wie soll man sich als in der Praxis tätiger Kinderarzt verhalten? Da es sich nicht um Einzelfälle handelt, ist diese Frage in einer Zeit, in der Politiker, Krankenkassen und Krankenversicherungen großzügig Regreßandrohungen übers Land streuen, auch von grundsätzlicher Bedeutung.

Wie aus der Fragestellung ersichtlich, verfügen Kinder ausländischer Familien, in denen nur oder fast nur die Muttersprache gesprochen wird, häufig über unzureichende deutsche Sprachkenntnisse.

Da solche Kinder natürlich keine Sprachstörung im weitesten Sinne haben, bedürfen sie auch keiner Therapie, sondern sie benötigen einen Deutschunterricht. Wir benützen zwar sehr gern das Wort »Integration«, ohne aber diesen Kindern eine ausreichende Möglichkeit zum Erlernen der deutschen Sprache anzubieten. Zuständig für Unterrichtsfragen sind die Kultusministerien und nicht die Krankenkassen.

Sehr schwierig ist die Abgrenzung von gesunden Kindern mit nur mangelhaften Deutschkenntnissen von solchen, die eine Sprachentwicklungsstörung haben, durch die u. U. das Erlernen und die Wiedergabe der deutschen Sprache noch erschwert werden. Sofern der Pädiater nicht selbst in der Lage ist, dies zu prüfen, ist er sicherlich auf die Mithilfe von Logopäden und Sprachlehrern angewiesen, die diese Unterscheidung treffen. Man müßte dann parallel zum Deutschunterricht für diese wohl geringere Zahl von Kindern auch eine Sprachtherapie anbieten.

Zur Lösung dieser wirklich wichtigen Frage sind die Politiker gefordert, und es fällt m. E. auch in den Aufgabenbereich des kinderärztlichen Berufsverbandes, vorstellig zu werden.

D. PALITZSCH, Gelnhausen

Tympanometrie im Kindesalter

Frage: Welche Bedeutung hat die Tympanometrie im Kindesalter? Wie können tympanometrische Befunde interpretiert werden?

Die Tympanometrie dient zur Diagnostik von Funktionsstörungen des Mittelohres und der Tube. Als indirekte Tubenfunktionsprüfung registriert sie die Auswirkungen einer mangelnden Paukenbelüftung entweder in Form eines Unterdrucks, der als Folge einer unzureichenden Tubenöffnung entsteht, oder aber eine Flüssigkeitsansammlung im Mittelohr.

Die elastische Schwingungsfähigkeit des Trommelfells (Compliance) wird in Abhängigkeit von unterschiedlichen Luftdruckeinstellungen untersucht. Dabei geht die Tympanometrie von der Erkenntnis aus, daß der Mittelohrdruck bei normaler Tubenfunktion dem der Atmosphäre und damit auch dem im äußeren Gehörgang entspricht; die Druckdifferenz »vor« zu »hinter« dem Trommelfell ist also normalerweise gleich Null. Die mit einer Pumpe über einen Sondenschlauch im Gehörgang erzeugte Luftdruckänderung von +300 auf –300 daPa (evtl. –400 daPa) führt zu charakteristischen Tympanogrammkurven, mit denen sich verschiedene Störungsformen gut klassifizieren lassen.

Indikationen der Tympanometrie im Kindesalter: Mittelohrschwerhörigkeit mit Verdacht auf Paukenerguß bzw. Verdacht auf Tubenkatarrh.

Bei unregelmäßiger oder unvollständiger Öffnung der Tube entsteht in der Paukenhöhle ein Unterdruck. Die typische Tympanogrammkurve zeigt hier eine zu negativen Druckwerten verschobene Spitzenamplitude.

Beim Kleinkind ist die häufigste Ursache einer Druckregulierungs- und Drainagestörung der Mittelohrräume die Verlegung des pharyngealen Tubenostiums durch eine hyperplastische Rachenmandel. Übersteigt der Unterdruck –100 mm Wassersäule, so ist er als pathologisch zu werten.

Hält ein solcher Unterdruck nun über eine längere Zeit an, reagiert die Schleimhaut der Paukenhöhle mit der Sekretion eines wäßrigen oder schleimigen Exsudats: dem Serotympanon oder Mukotympanon. Damit verschlechtert sich die Nachgiebigkeit des Trommelfells. Als Befund stellt sich bei der dynamischen Druckänderung im äußeren Gehörgang ein flaches Tympanogramm dar.

Auf ein abnorm bewegliches Trommelfell mit atrophen Narbenbezirken kann ein Doppelmaximum in der Tympanogrammkurve hinweisen. Einige Formen der Otitis media, die mit einer bindegewebigen oder knöchernen Fixation der Gehörknöchelchenkette einhergehen, äußern sich im Tympanogramm in einer reduzierten Spitzenamplitude.

Ist das Trommelfell durch Adhäsionen (bzw. einen Erguß) völlig unbeweglich oder liegt gar eine Trommelfellperforation vor, so ergibt das Tampynogramm eine gerade Linie. Überdrücke im Mittelohr sind nur ausnahmsweise zu beobachten, sie haben keinen Krankheitswert, zumal sie sich zumeist nur passager aufbauen, nämlich unmittelbar nach starkem Schneuzen oder habituellem VALSALVA-Versuch.

Störungen im Mittelohr, wie Unterdruck, Sero- oder Mukotympanon, sind durch die Tympanometrie regelmäßig zu erfassen – u. U. schon dann, wenn die Knochenleitungs-Luftleitungs-Differenzen im Tonschwellenaudiogramm noch sehr gering sind. Da jede Störung der Tubenfunktion sich im Tympanogramm bemerkbar macht, ist diese Untersuchungstechnik bei der Fahndung nach Adenoiden heute fast unentbehrlich geworden, da Adenoide die pharyngeale Tubenöffnung verlegen können, was wiederum zu einem Unterdruck in der Pauke führt.

Während des untersuchungstechnischen Vorgehens der Tympanometrie kann es schwierig sein, den Säugling oder das Kleinkind hinreichend ruhigzustellen, um den Ohrstöpsel luftdicht im Gehörgang zu plazieren. Der Untersucher muß bemüht sein, den kleinen Patienten akustisch und visuell abzulenken. Eine abnorme Krümmung des Gehörgangs (z. B. bei Morbus DOWN-Kindern) täuscht eventuell einen Mittelohrerguß vor und damit eine fragliche Schwerhörigkeit. Zerumen verstopft auch in kleinen Mengen die Meßsonde und behindert damit die Registrierung.

Die Tympanometrie ist eine objektive Untersuchungsmethode von großer Zuverlässigkeit. Da sie keine Mitarbeit des Patienten erfordert und schnell und einfach durchzuführen ist, kann sie auch in der Audiologie bei kleinsten Kindern vorteilhaft eingesetzt werden.

M. NIESCHALK und W. STOLL, Münster

Diagnostik bei Artikulationsstörungen im Kindesalter

Frage: Kann man – bei sonst unauffälligem entwicklungsneurologischem Befund – davon ausgehen, daß eine Artikulationsstörung, die nach dem 4. Geburtstag besteht, bis zur Einschulung von alleine verschwindet? Ich denke hier an die Konsonantenverbindungen von »sch« und »st« mit w, r oder m und an die Verbindungen »t–r« oder »z–w«.

In der Regel können Kinder nach dem vollendeten 4., spätestens 5. Lebensjahr alle Laute und Lautverbindungen korrekt aussprechen. Lediglich die Zischlaute werden relativ häufig auch noch im 6. Lebensjahr verstammelt. Aber auch eine Zischlautstörung sollte bis zum Schuleintritt behoben sein.

Da das Stammeln (Dyslalie) sehr unterschiedliche Ursachen haben kann, ist nach dem vollendeten 4. Lebensjahr bei dann noch bestehenden Stammelfehlern immer eine eingehende phoniatrisch-pädaudiologische ätiopathogenetische Klärung erforderlich. Grundsätzlich muß dabei eine audiogene Dyslalie, besonders eine Hochtonschallempfindungsschwerhörigkeit als Ursache von Frikativlautstörungen ausgeschlossen werden.

Weiterhin ist es immer notwendig, zentrale sensorisch-rezeptive Störungen des sprachlichen Lauterwerbs und zentrale motorisch-expressive Störungen des Lautgebrauchs als Dyslalien im engeren Sinne abzugrenzen von Dysglossien, die durch Lähmungen oder Defekte der peripheren Artikulationsorgane bedingt sind.

Selbstverständlich aber müssen bei jedem Stammeln auch alle anderen Bereiche der Sprache, das Sprachverständnis, das Lexikon, die Syntax und Morphologie neben dem artikulatorischen Bereich beurteilt werden. Bei zentralbedingten Störungen ist darüber hinaus der Ausschluß von anderen Teilleistungsschwächen erforderlich.

Nur bei Kenntnis der Ätiologie kann auch die Prognose des Stammelns richtig eingeschätzt werden. Die genaue Diagnostik ist jedoch vor allem erforderlich, um gezielte Therapiemaßnahmen einleiten zu können, die bei den unterschiedlichen Formen des Stammelns prinzipiell andere Interventionsstrategien erfordern.

Somit kann man ohne differenzierte Sprachdiagnostik und ohne Klärung des peripheren Hörvermögens und der Hörwahrnehmung nicht davon ausgehen, daß sich persistierende Stammelfehler nach dem 4. Geburtstag spontan zurückbilden werden.

M. HEINEMANN, Mainz

Behandlung von Adenoiden

Frage: Was ist von Beclometason-Nasenspray-Behandlungen bei Adenoiden zu halten?

Liegt bei einem Kind erstmalig eine Tubenventilationsstörung vor, so ist es durchaus möglich, einen Therapieversuch mit abschwellenden Nasentropfen durchzuführen. Leiden jedoch Kinder unter rezidivierenden Paukenergüssen sowie Mundatmung mit Schnarchen, dann ist von einer Verlegung des Epipharynx durch Adenoide auszugehen.

Wie BECKER u. Mitarb. (1) berichteten, konnte bei Kleinkindern mit rezidivierenden Paukenergüssen und Adenoiden eine allergische Genese nachgewiesen werden. Bei 12 von 35 Kindern (34%) war der intraoperative Pricktest positiv. Überwiegend handelte es sich um Pollen- und Hausstauballergien. Der Gewebs-RAST aus Adenoidhomogenat zeigte bei 41% dieser Patienten ein positives Ergebnis. Bei 50% der Kinder mit positivem Pricktest zeigte sich im Homogenat eine Gewebseosinophilie.

Wir empfehlen vor einer antiallergischen Therapie erst die Sanierung der hyperplastischen Adenoide im Rahmen einer Adenotomie. Bei nachgewiesenen Allergien mit postoperativ persistierender Tubenventilationsstörung ist dann eine antiallergische Nachbehandlung indiziert. Dies entspricht dem Vorgehen bei chronisch hyperplastischer Sinusitis, bei der auch die Sanierung des Lokalbefundes an 1. Stelle steht. Bei der antiallergischen Nachbehandlung kann auch eine temporäre Therapie mit Beclometason-Nasenspray durchgeführt werden.

Literatur
1. BECKER, S., T. KOCH u. A. PHILIPP: Untersuchungen zur allergischen Genese von rezidivierenden Paukenergüssen und Adenoiden bei Kleinkindern. HNO **39**, 182–184 (1991).

F. SCHMÄL und W. STOLL, Münster

Verständigungsmöglichkeiten bei aphasischen Kindern

Frage: Welche Verständigungsmöglichkeiten bieten sich gegenüber einem 8jährigen Kind mit motorischer Aphasie, welche bei globaler Aphasie? Erbitte Literaturangaben.

Liegen die Verständigungsschwierigkeiten eines Kindes aufgrund der Aphasie überwiegend im expressiven Bereich, kann somit von einem relativ guten Sprachverständnis ausgegangen werden, so ist eine Verständigung über Entscheidungsfragen, d. h. Fragen, auf welche das Kind mit Ja (Kopfnicken) und Nein (Kopfschütteln) antworten kann, möglich.

Ferner sind bei Patienten mit Aphasie grundsätzlich Verständigungsmöglichkeiten mit anderen non-verbalen Mitteln möglich, z. B. über Bildtafeln, Zeichnen, Zeigen von Gegenständen, Gestik usw. Auch kann die Verständigung über ein individuell für das Kind zusammengestelltes Kommunikationsbuch mit Bildern, Fotos, Piktogrammen aufgebaut werden.

Zur Erleichterung der Kommunikation gibt es auch technische Hilfsmittel, wie z. B. die DIGI-VOX oder das Porta-Com, eine »elektronische, sprechende Bildtafel«. Das Kind drückt dabei eine Symbol- bzw. Bildtaste (individuell erstellbar von 2–48 Bildern), und das jeweils zuvor vom Therapeuten eingespeicherte Wort oder der Satz können dann abgerufen werden.

Wichtig: Aphasikern (ob Kinder oder Erwachsene) hilft die Schriftsprache (z. B. Buchstabentafel) nicht, da die Sprachstörung sich auch auf die schriftsprachlichen Leistungen (also lesen und schreiben) erstreckt.

Der Einsatz der genannten elektronischen Kommunikationshilfen hat den Vorteil, daß sich das Kind lautsprachlich bemerkbar machen kann, somit sozial besser integriert ist, sie eher motivationsverstärkend wirken, d. h. lautsprachliche Äußerungen eher angeregt als gehemmt werden.

Der Einsatz dieser Hilfsmittel bedeutet nicht, daß das Kind nun ständig auf diese Hilfe angewiesen sein wird. Bei den meisten Kindern ist nach längerer logopädischer Therapie eine Kommunikation ohne technische Hilfsmittel möglich, z. B. über Zeigen, Kopfnicken usw.

Meist gelingt es den Kindern nach einiger Zeit, zumindest einzelne Wörter zu sprechen.

Literatur

1. BOEHRINGER, J. C., C. M. DOMS u. C. FERY: Erworbene Aphasie bei Kindern: Zwei Fallbeschreibungen. In: PEUSER (Hrsg.): Studien zur Sprachtherapie. Fink, München 1979.
2. EMICH, I. F.: Rehabilitative Möglichkeiten und Erfolgsergebnisse der Aphasietherapie nach hirntraumatischen Schäden bei Kindern und Jugendlichen. Rehabilitation, Band 19 (1980).
3. GLONING, K. u. E. HIFT: Beitrag zur erworbenen Aphasie bei Kindern im Vorschulalter. In: PEUSER (Hrsg.): Studien zur Sprachtherapie. Fink, München 1979.
4. GOORHUIS-BROUWER u. M. SIENKE: Kinder mit Aphasie. Logos-Interdisziplinär 1, Ausg. 1 (1993).
5. HOFMANN, E.: Aphasische Störungen bei Kindern und Jugendlichen. Kommunikation zwischen Partnern. Hrsg.: Bundesarbeitsgemeinschaft: Hilfe für Behinderte, Band 240 (1993).
6. ROTHENBERGER, A.: Aphasie bei Kindern. Fortschr. Neurolog. Psychiat., Band 64 (1986).
7. THOMA, W. u. G. LEHMKUHL: Katamnestische Untersuchungen bei Kindern mit einer erworbenen Aphasie. Sprache, Stimme, Gehör 3. Thieme, Stuttgart-New York 1988.
8. WENDTLAND, W.: Sprachstörungen im Kindesalter. Thieme, Stuttgart-New York 1995.

A. WIELAND, Gailingen

Nasenmuschelhyperplasie

Frage: 14jährige Patientin hat seit Jahren eine erheblich beeinträchtigte Nasenatmung infolge Nasenmuschelhyperplasie bei Hausstaubmilbenallergie. Wie erfolgversprechend sind operative Verkleinerung der Nasenmuscheln (Rezidivgefahr?) und Hyposensibilisierung? Ist die Operation erst nach erfolgreicher Hyposensibilisierung oder unabhängig davon angezeigt?

Allergien führen ebenso wie Infektionen zur Nasenmuschelhyperplasie. Bei dieser reaktiven Schleimhauthyperplasie sollte zunächst eine symptomatische Therapie mit lokalen Sprays probiert werden. Sowohl die antiallergischen Sprays als auch die klassischen abschwellenden Nasentropfen, wie z. B. *Otriven,* haben einen deutlich lindernden Effekt.

Ist jedoch die Nasenmuschelhyperplasie genetisch bedingt und sehr massiv ausgeprägt, so führt kein Weg an einer operativen Verkleinerung vorbei. Hierbei muß der Operateur sehr genau abwägen, wieviel Muschelgewebe er resezieren darf.

Schwerste Folgen mit chronischer Rhinitis bis hin zur Ozaena sind zu erwarten, wenn das Nasenmuschelsystem zu umfangreich reseziert wird. Die totale Entfernung der unteren Muschel wäre sogar als Kunstfehler zu interpretieren. Der Eingriff der Muschelresektion soll auf keinen Fall bagatellisiert werden, sondern gehört in die Hände eines fachkundigen Nasenchirurgen.

Bei nachgewiesener Allergie ist die Hyposensibilisierung durchaus zu empfehlen. Ob Muschelteilresektion vor oder nach Hyposensibilisierung sinnvoll ist, hängt entscheidend vom Ausmaß der Nasenobstruktion ab. Bei Erwachsenen mit zusätzlich ausgeprägter Polyposis nasi beginnen wir die Hyposensibilisierung erst nach operativer Sanierung der Nase und des Nasennebenhöhlensystems.

W. Stoll, Münster

Hyperämiebedingte Rötung des Trommelfelles

Frage: Gibt es bei Säuglingen oder Kleinkindern eine sog. Schreiröte des Trommelfelles?

Ja. Es kann zu einer hyperämiebedingten Rötung des Trommelfelles, verursacht durch einen – vergleichbar der schreibedingten Rötung des Gesichtes – venösen Rückstau des Blutes im Jugularisstromgebiet kommen.

Der Rückstau des Blutes wird durch einen passageren intrathorakalen Druckanstieg hervorgerufen. Die streßbedingte Konzentrationserhöhung von Katecholaminen im Blut steigert zudem den arteriellen Blutdruck durch eine Zunahme des Herzminutenvolumens.

Die arterielle Blutversorgung des Trommelfelles stammt außen aus der A. auricularis profunda sowie innen aus der A. tympanica anterior. Die Venen der Innen- und Außenfläche des Trommelfelles anastomosieren über Vv. perforantes miteinander und vereinigen sich mit den Venen des Gehörganges und der Paukenhöhle.

Das Problem ergibt sich immer dann, wenn bei einem Säugling oder Kleinkind die Erhebung eines otoskopischen Befundes zum Ausschluß einer Mittelohrentzündung notwendig wird.

Allgemeinsymptome, wie Temperaturerhöhung, Gedeihstörung und Erbrechen sind häufig unspezifisch und nicht diagnostisch richtungweisend. Eingeschränkte anamnestische Informationen und die erschwerte Untersuchbarkeit dieser Kinder potenzieren das Problem.

Häufig wird schon allein durch die mechanische Reinigung des von desquamiertem Epithel und Cerumen verlegten Gehörganges eine reaktive Hyperämie des Trommelfelles verursacht.

In Zweifelsfällen empfiehlt es sich, eine Diagnose erst nach mehrfacher Untersuchung zu stellen. Auch der Seitenvergleich kann hierbei von diagnostischem Wert sein.

Bis dahin sollte rein symptomatisch mit vasoaktiven Nasentropfen und einem Analgetikum, ggf. unter Hinzunahme eines Sekretolytikums, behandelt werden. Dies setzt eine begleitende ärztliche Kontrolle voraus.

Häufig ist bei einer erneuten Untersuchung die für das Kind unangenehme und zum Teil schmerzhafte Säuberung des Gehörganges nicht mehr notwendig und so die sofortige Erhebung eines zuverlässigen otoskopischen Befundes möglich. Sollte sich dann der Verdacht auf eine Mittelohrentzündung erhärten, kann ggf. das therapeutische Konzept erneut überdacht werden.

B. HUSTERT, Münster

Kurzsichtigkeit durch Lesen?

Frage: Macht Lesen kurzsichtig?

Für die Richtigkeit der Hypothese, daß langes Lesen und ausgedehnte Arbeit in der Nähe die Entwicklung der Kurzsichtigkeit fördern, gibt es folgende H i n w e i s e :

1. In allen Industrienationen sind Häufigkeit und Stärke der Kurzsichtigkeit mit dem Ausbildungsstand korreliert. Sicher impliziert das nicht, daß Intelligenz und Kurzsichtigkeit gemeinsam vererbt werden; es ist vielmehr wahrscheinlich, daß die ausgedehnte Arbeit in der Nähe (z. B. beim Studium) ein kritischer Faktor ist. Zur Stützung des Zusammenhangs gibt es inzwischen ausführliche Literatur (1–3).

2. Seit Mitte der 70er Jahre wird die Entstehung der Kurzsichtigkeit am Tiermodell untersucht (hauptsächlich Affe und Huhn). Es besteht kein Zweifel mehr, daß das Auge auf experimentelle Verschiebung der Bildebene (durch Vorsetzen von Linsen) oder generelle Störung der Bildqualität auf der Netzhaut mit geändertem Augenlängenwachstum reagiert.

Beim Huhn kann man leicht zeigen, daß Vorsetzen von Streulinsen (die das Auge ja künstlich weitsichtig machen) das Auge zu verstärktem Längenwachstum und Kurzsichtigkeit anregen, was dazu führt, daß das Auge die Bildebene wieder »einfängt«. Vorsetzen von Sammellinsen erzeugt dagegen Weitsichtigkeit.

Beim Affen ist dieses kompensatorische Augenwachstum nur bei schwächeren Linsen beobachtet worden (schwächer als ± 3 dpt), aber auch hier besteht kein Zweifel, daß die Seherfahrung das Augenlängenwachstum beeinflußt.

Die Frage ist nun, ob andauernde Akkomodation für die Nähe (wie beim Lesen) mit einer Verschiebung der Bildebene gleichzusetzen ist, wie sie im Falle der Streulinsen beim Tiermodell auftritt. Wenn ja, bestünde aufgrund der Tierexperimente kein Zweifel, daß Kurzsichtigkeit zu erwarten ist.

Gerade hier ist aber noch eine unsichere Stelle. Ein großer Teil der durch »Seherfahrung« gesteuerten Kontrolle des Augenwachstums findet nämlich ohne Einfluß des Gehirns durch Bildverarbeitung in der Netzhaut selbst statt. Da man beim Lesen normalerweise nicht toleriert, daß das Bild auf der Netzhaut unscharf ist, kann die Bildverarbeitung innerhalb der Netzhaut keine Information über eine Verschiebung der Bildebene liefern. Eine Änderung des Augenlängenwachstums könnte dann nur über die Messung des Akkommodationstonus im Gehirn gesteuert werden.

Aber trifft das gleiche Problem nicht auch für brillentragende Hühner und Affen zu?

Die letzte Beweisführung, ob Lesen kurzsichtig macht oder nicht, bleibt noch offen. Sicher ist:

1. Das Auge benutzt die Seherfahrung, um seine Brennweite optimal auf seine Länge abzustimmen. Woher soll es »wissen«, wie die optimale Abstimmung aussieht, wenn es nicht über die »mittlere Sehentfernung« geschieht? Gerade die »mittlere Sehentfernung« ändert sich aber, wenn man einen größeren Teil des Tages mit Arbeit in der Nähe verbringt.

2. Es ist genetisch vorbestimmt, wie empfindlich Augen von Hühnern auf vorgesetzte Linsen reagieren. Dieses Ergebnis legt nahe, daß auch beim Menschen die »Schnelligkeit« der sehgesteuerten Wachstumsregelkreise genetisch unterschiedlich ist, und es kann erklären, warum nicht jeder vom Lesen kurzsichtig wird.

Literatur

1. CURTIN, B. J.: The Myopias. Harper & Row, Plymouth 1985.
2. GROSVENOR, T. u. M. C. FLOM (Hrsg.): Refractive Anomalies-Research and Clinical Applications. Butterworth-Heinemann, London 1990.
3. WALLMAN, J.: Nature and nuture of myopia. Nature **371**, 201–202 (1994).

F. SCHAEFFEL, Tübingen

Chirurgie, Orthopädie

Haben knackende Gelenke im Kindesalter einen Krankheitswert?

Die meisten gesunden Kinder haben, ebenso wie Erwachsene, Gelenke, die regelmäßig oder gelegentlich knacken. Manche Kinder können dieses Knacken durch bestimmte Bewegungen provozieren und damit Personen in ihrer Umgebung zum Teil erheblich irritieren. Die im Säuglings- und Kindesalter noch nicht voll ausgebildeten passiven und aktiven Gelenkstabilisatoren fördern dieses Symptom. Am häufigsten findet sich das Knacken an Händen und Füßen. Dort ist es nie pathologisch.

Man nimmt an, daß das Knacken durch eine plötzliche Aufhebung der Saugwirkung entsteht, die zwischen 2 Gelenkflächen besteht und diese zusammenhält – ähnlich einem Saugnapf, der abgezogen wird.

Von diesem physiologischen Knacken ist das pathologische Knacken abzugrenzen: Im Kniegelenk kann das Knacken durch einen Scheibenmeniskus oder Meniskuszysten verursacht sein. Sehr selten ist die Ursache die kongenitale Subluxation des femoro-tibialen Gelenks: Bei Extension kommt es zur Subluxation der Tibia gegenüber dem Femur nach anterior, bei Flexion zur spontanen Reposition. Davon zu unterscheiden ist die Subluxation der Tibia nach lateral sowie Subluxationen im patellofemoralen Gelenk. Beschrieben sind in der Literatur auch Subluxationen im proximalen tibiofibularen Gelenk, die zu hörbarem Knacken führen. Weitere Ursachen können schnappende Sehnen in der Kniegelenksregion sein.

Beim Knacken am Hüftgelenk muß beim Säugling primär an eine instabile Hüfte bei Dysplasie gedacht werden. Bei der Überprüfung des ORTOLANI-Tests ist die Reposition des Hüftkopfs spürbar und oft von einem hörbaren Klicken begleitet. Davon abzugrenzen ist das häufig zu beobachtende, harmlose Hüftklicken: man nimmt an, daß dieses Geräusch durch das Labrum hervorgerufen wird. Weitere mögliche Ursachen für Knacken am Hüftgelenk sind Gelenkschondromatose und freie Gelenkkörper.

Klickende oder knackende Laute in der Hüftgelenksregion sind teilweise auch durch Sehnen und Bänder in der periartikulären Region bedingt. Man findet dieses Symptom häufig bei Sportlern. Dabei löst das Gleiten der Sehnen über Knochenvorsprünge ein schnappendes Geräusch aus (z. B. Tractus iliotibialis über Trochanter major).

L. JANI und BETTINA SCHÜLE, Mannheim

Familiäre adenomatöse Polyposis

Frage: Bei einem 12jährigen männlichen Patienten ist der Vater an einem Kolonkarzinom im Rahmen einer Polyposis intestinalis verstorben. Normalerweise wird in diesem Alter eine Kolonoskopie empfohlen. Reicht eine Untersuchung auf das für diese Krankheit verantwortliche Gen aus oder muß trotz negativem Genbefund kolonoskopiert werden?

Die familiäre adenomatöse Polyposis ist eine autosomal dominant vererbbare Erkrankung, und damit haben Kinder Erkrankter ein 50%iges Erkrankungsrisiko. Mit genetischen Analysen gelang es, das betroffene Gen (APC-Gen) auf dem langen Arm des Chromosoms 5 zu lokalisieren, und damit wurde auch die Aufdeckung von Mutationen (Punktmutationen und Deletionen) möglich. Die Zahl der bekannten Mutationen beträgt bereits heute über 100, aber nur bei etwa 50% der betroffenen Familien liegt eine bereits bekannte Mutation vor.

Bei dieser Ausgangslage ist eine genetische Diagnostik bei dem erwähnten Patienten nur unter eingeschränkten Bedingungen möglich.

Voraussetzung wäre, daß in dieser Familie bei mindestens einem oder besser 2 Erkrankten eine entsprechende Mutation vorliegt oder mit DNA-Kopplungsanalysen eine Erkennung des FAP-Risikos möglich ist. Liegen diese Untersuchungen beim Vater oder anderen betroffenen Familienmitgliedern (z. B. Geschwister des Vaters, Großeltern) vor (oder können evtl. aus noch vorhandenen Blut- oder Gewebeproben erstellt werden) und sind diese hinsichtlich des APC-Gens informativ, können die genetischen Veränderungen auch bei dem Jungen gesucht werden.

Ist er danach mit großer Sicherheit kein Träger des APC-Gens, so ist eine endoskopische Klärung nicht erforderlich. Allerdings wird auch bei dieser Konstellation eine einmalige Endoskopie zwischen dem 18. und 20. Lebensjahr zum Ausschluß jedes Risikos von einigen für notwendig gehalten.

Besteht der genetische Befund bei dem Jungen oder ist eine genetische Analyse nicht möglich (hier wohl zutreffend), muß ab der Pubertät – evtl. auch schon etwas früher – jährlich bis zweijährlich endoskopiert werden.

Literatur

1. BURT, R. W. u. J. GRODEN: The genetic and molecular diagnosis of adenomatous polyposis coli. Gastroenterology **104**, 1211–1214 (1993).
2. KELLER, K. M.: Familiäre Polyposis. Mschr. Kinderheilk. **144**, 301 (1996).

W. NÜTZENADEL, Heidelberg

Stellenwert von *Mirfulan Salbe* in der Dekubitusprophylaxe

Frage: Gibt es ernstzunehmende Untersuchungen über den Wert einer dermatologischen Lokalbehandlung mit Mirfulan Salbe zur Dekubitusprophylaxe? Worin könnte der Wert einer solchen Prophylaxe liegen? In der lokalen Behandlung oder im Streicheleffekt?

Stadieneinteilung des Dekubitalgeschwürs

In der deutschsprachigen Literatur zur Dekubitusprophylaxe und -therapie fällt eine recht uneinheitliche Stadieneinteilung auf. Es werden teilweise 3, teilweise 4 Grade unterschieden. Die Stadien sind oft unscharf gegeneinander abgegrenzt. JUCHLI (6) hat in der 6. Auflage ihres Lehrbuchs noch auf diesen Umstand hingewiesen: »In der Fachliteratur werden zum Teil sehr unterschiedliche Stadieneinteilungen vorgeschlagen«. In Tab. 7 ist die international gebräuchliche Einteilung (1, 8) dargestellt, die auch Grundlage für diesen Text ist.

Pathogenese

Um den Stellenwert der Hautpflege in der Dekubitusprophylaxe bestimmen zu können, ist es notwendig, die Pathomechanismen, wie sie zur Zeit übereinstimmend in Medizin und Pflegewissenschaften diskutiert werden (2, 8, 12, 14), darzustellen. Verursachend sind lokale und systemische Faktoren.

Lokale Faktoren für die Entstehung

An 1. Stelle der lokalen Faktoren steht der Druck: Dekubitalgeschwüre werden durch Kompression oder wiederholte Traumatisierung von Gewebe über einem Knochen verursacht. Je nach Körperhaltung ist die Stelle des höchsten einwirkenden Drucks auf das Gewebe unter-

> **Grad I**
> Nach Druckentlastung nicht abblassende Rötung intakter Haut. Eine reaktive Hyperämie kann etwa halb bis dreiviertel so lange anhalten, wie der Blutfluß zur betreffenden Stelle unterbrochen war. Diese reaktive Hyperämie sollte nicht mit dem Stadium I eines Dekubitus verwechselt werden. Beim Stadium I ist die Rötung im Gegensatz zur reaktiven Hyperämie nicht wegzudrücken.
>
> **Grad II**
> Hautläsion, die Epidermis und/oder Dermis erfaßt. Der Dekubitus ist oberflächlich und zeigt sich als Erosion, Blase oder oberflächlicher Krater.
>
> **Grad III**
> Defekt, der die ganze Dicke der Haut erfaßt mit Schädigung oder Nekrose der Subkutis, die bis zur darunterliegenden Faszie reichen kann. Das Ulkus zeigt sich als tiefer Krater mit oder ohne Unterminierung des umgebenden Gewebes.
>
> **Grad IV**
> Kompletter Hautdefekt mit extensiver Destruktion, Gewebsnekrose oder Schädigung von Muskeln, Knochen oder Sehnen bzw. Gelenkkapseln.

Tab. 7
Stadieneinteilung des Dekubitalgeschwürs (1, 8)

schiedlich. Bei Kleinkindern ist sie am höchsten in der Okzipitalregion, bei älteren Patienten ist in Rückenlage mit Ulkusbildung über dem Os sacrum zu rechnen, wohingegen bei Rollstuhlfahrern der Druck über den Sitzbeinhöckern am höchsten ist.

Bei längerer Druckeinwirkung wechseln die Menschen üblicherweise ihre Körperhaltung, so daß mit einer längerdauernden gewebegefährdenden Druckeinwirkung unter normalen Umständen nicht zu rechnen ist.

Durch die Druckeinwirkung über 30–35 mmHg (dies ist der üblicherweise vorhandene Blutdruck im Kapillarbett) kommt es zu einer Okklusion der Kapillaren. Dies hat eine Anhäufung von Stoffwechselprodukten aus dem anaeroben Stoffwechsel zur Folge. Diese Stoffwechselschuld kann bei entsprechender Zeitdauer durch eine reaktive Hyperämie im Anschluß an die Druckentlastung wieder abgetragen werden. Als kritische Hypoxiezeit werden etwa 2 Stunden diskutiert, bei Rollstuhlfahrern etwa 30 Minuten (wegen der geringeren Auflagefläche).

An 2. Stelle bei den lokal einwirkenden Faktoren stehen die Scherkräfte. Es kann z. B. sein, daß beim Umlagern Haut und oberflächliches Gewebe an der Unterlage festhängen (z. B. Röntgentisch) und bei Bewegung des Patienten langsam über die tieferen Gewebe (z. B. Faszien) gezogen werden. Die Traumatisierung der kleinen in diesem Bereich liegenden Blutgefäße führt ebenso zu einer Minderversorgung des Gewebes und kann dadurch eine Voraussetzung für die Entstehung eines Dekubitalulkus sein.

Weitere lokale Faktoren sind erhöhte Temperatur und Feuchtigkeit. Durch die erhöhte Körpertemperatur kommt es zu einer Zunahme der metabolischen Rate und hierdurch zu einer Verstärkung der Ischämieeffekte. Das Schwitzen führt zu einer Schädigung der Haut, die mazeriert werden kann. Hautmazeration kann aber auch eine Folge von Harn- und Stuhlinkontinenz sowie von Wunddrainagen sein.

Systemische Faktoren für die Entstehung

Zusätzlich zu diesen lokalen Faktoren können systemische Faktoren zur Dekubitusentstehung beitragen:

An 1. Stelle steht hier das Alter, wobei die erhöhte Empfindlichkeit dieser Patientengruppe herrührt aus den üblicherweise auftretenden Altersveränderungen der Haut, einem Schwinden des subkutanen Fettgewebes, einer verminderten Schmerzwahrnehmung, verlangsamter Wundheilung. Eine verminderte Mobilität ist ebenfalls mitverursachend für Dekubitalgeschwüre.

Ein besonders hohes Risiko tragen neben Patienten mit Paresen Patienten mit Sensibilitätsstörungen bzw. Wahrnehmungsstörungen infolge zerebraler Beeinträchtigung. Ein häufig vernachlässigter Faktor in der Dekubitusentstehung ist eine nicht ausreichende Ernährungsversorgung. Eine zusätzlich bestehende Anämie kann die Situation noch verschärfen.

Ein weiterer wichtiger systemisch wirkender Faktor ist die Veränderung der arteriellen Durchblutung, sei es infolge von arteriellen Durchblutungsstörungen oder infolge einer Hypotension verschiedenartigster Ursachen.

Stellenwert einer isolierten Anwendung von *Mirfulan Salbe*

Angesichts dieser vielen ursächlich wirkenden Faktoren ist es offensichtlich, daß mit einer isolierten Maßnahme, z. B. dem Einreiben mit *Mirfulan Salbe,* die komplexe Situation der Dekubitusprophylaxe nicht erfaßt werden kann. Eine Anfrage beim Hersteller nach kontrollierten Studien zur Anwendung von *Mirfulan Salbe* bei der Dekubitusprophylaxe verlief negativ, dem Hersteller waren klinische Studien nicht bekannt. Auch eine Recherche mit Medline war negativ.

Aus diesen Gründen kann die Frage sinnvoll nur vor dem Hintergrund allgemeiner Prinzipien der Hautpflege beantwortet werden.

Bedeutung der Hautpflege bei umfassendem Dekubitusprophylaxekonzept

Erkennung der Risikopatientinnen und -patienten:

Übereinstimmend wird die Druckentlastung als wichtigste prophylaktische Maßnahme beurteilt (2, 10, 13, 14). Voraussetzung jeder Prophylaxe ist jedoch die Erkennung der Risikopatientinnen und -patienten mit geeigneten Meßinstrumenten, z. B. der NORTON-Skala.

Oft ist es noch so, daß die Dekubitusprophylaxe erst dann begonnen wird, wenn bereits ein Dekubitus 1. Grades vorliegt, d. h. eine umschriebene Rötung von intakter Haut, die sich nicht innerhalb von wenigen Stunden zurückbildet, oft bereits verbunden mit Induration (3).

Im angloamerikanischen Raum werden zum Teil andere Skalen als die hier gebräuchliche NORTON-Skala eingesetzt, die an verschiedenen Patientengruppen auf ihre Zuverlässigkeit hin untersucht sind (2, 8). Die ermittelten Risikopatienten erhalten dann je nach Grad des Risikos gezielt Prophylaxemaßnahmen. Dies ist angesichts der hohen Kosten der Antidekubitussysteme, die zur Zeit in der Bundesrepublik angeboten werden, sicher sinnvoll.

Durchgängiges Prophylaxekonzept

Die generelle Aufmerksamkeit gegenüber dem Risiko der Entstehung von Dekubitalgeschwüren beinhaltet auch die Möglichkeit, umfassend in den verschiedenen Bereichen einer Institution Dekubitusprophylaxe zu betreiben; also nicht einen Patienten, der auf der Station superweich gelagert ist, 2 Stunden bei einer Röntgenuntersuchung auf den harten Tisch zu legen bzw. im Rollstuhl sitzend zu »mobilisieren«. Nur wenn das Risikoprofil durchgehend erstellt wird und die Institution sich in ihren vielen Bereichen auf Dekubitusprophylaxe einstellt, kann ein solches Konzept sinnvoll wirksam werden (2).

Lokale Prophylaxe

Zur lokalen Prophylaxe des Druckgeschwürs werden übereinstimmend die allgemein üblichen Prinzipien der Hautpflege genannt (4, 8): Ziel sollte es sein, die Haut intakt und im richtigen Feuchtigkeitszustand zu halten. Dazu gehört die Säuberung mit milder alkalifreier Seife, wobei beim Abtrocknen bereits vorsichtig vorgegangen werden muß, da bei zu kräftig reibender Bewegung Scherkräfte auftreten können, die das darunterliegende Gewebe traumatisieren können. Dies gilt besonders für Haut über Knochenvorsprüngen.

Vor einer Massage der bereits geröteten Stellen wird gewarnt, da die Kapillaren beschädigt werden können und sich somit die Gewebeversorgung noch verschlechtert. Eine Vasokonstriktion durch plötzliche Anwendung von Kälte sollte vermieden werden.

Im allgemeinen werden Wasser-in-Öl-Emulsionen (Salben) empfohlen, die wasserabweisend sind, die Haut fetten, vor Feuchtigkeit von außen schützen. Im Gegensatz zu einer reinen Fettsalbe (z. B. Vaseline, Melkfett) sind sie etwas leichter zu entfernen und dichten die Haut auch nicht so stark ab. Diese abdeckende Eigenschaft ist jedoch bei Inkontinenz erwünscht.

Wird ein Hautschutz wie z. B. Vaseline oder Zinkoxid (z. B. als pasta zinci) angewendet, ist zwar ein Hautschutz vor überschießender Feuchtigkeit wie z. B. vor Harn und Stuhl gegeben, diese Stoffe müssen jedoch regelmäßig entfernt werden, wiederum ohne daß Scherkräfte durch übermäßiges Reiben auftreten (3, 8).

Zusammenfassung

Eine Salbe wie *Mirfulan* kann in einem umfassenden Dekubitusprophylaxekonzept eingesetzt werden. *Mirfulan* ist eine Wasser-in-Öl-Emulsion. 100 g Salbe enthalten als arzneilich wirksame Bestandteile 10 g Zinkoxid, 10 g Lebertran (standardisiert auf 1 000 IE Vitamin A und 200 IE Vitamin D_3 pro 1 g Salbe) sowie nicht wirksame Bestandteile (Hilfsstoffe).

Der vorliegenden Literatur ist nicht zu entnehmen, inwieweit die in *Mirfulan* enthaltenen Zusatzstoffe (Vitamine) noch eine Wirkung über die hautpflegende Wirkung hinaus entfalten können. Die prophylaktische Anwendung von Zinkoxid in seinen verschiedenen Zubereitungsformen mit seiner adstringierenden und mild antibakteriellen Wirkung (13) ist in diesem Kontext noch nicht untersucht. Insgesamt wären Studien zum Komplex »Stellenwert der Hautpflege und Auswahl des Externums in einem umfassenden Dekubitusprophylaxekonzept« wünschenswert.

Psychisches Befinden kann sich sehr schnell und exakt in Hautveränderungen widerspiegeln (9, 10). Die schnelle Veränderung der Hautdurchblutung in Abhängigkeit von der psychischen Befindlichkeit ist hinreichend bekannt (Erröten). Studien über psychosomatische Zusammenhänge in der Dekubitusentstehung liegen jedoch leider nicht vor.

Literatur

1. Agency for Health Care Policy and Research: Pressure Ulcers in Adults: Prediction and Prevention. Rockville, Maryland 1992.
2. ALEXANDER, M. F. u. Mitarb.: Nursing practise. Hospital and home. The adult. Churchill Livingstone, London-Madrid-Melbourne 1994.
3. BECKMANN-MARX, M.: Zuordnung und Wirkung von Dekubitaltherapeutika. In: Dekubitus. 3. Aufl. DBfK-Verlag, Eschborn 1993.
4. BIENSTEIN, Ch.: Hautpflege bei Inkontinenz. Krankenpflege **11**, 566–572. (1989).
5. BIENSTEIN, Ch.: Pflegerische Aspekte der Haut. In: BIENSTEIN, Ch. u. Mitarb. (Hrsg.): Dekubitus. 3. Aufl. DBfK-Verlag, Eschborn 1993.
6. JUCHLI, J.: Krankenpflege. 6. Aufl. Thieme, Stuttgart-New York 1991.
7. NEANDER, K.-D. u. Mitarb.: Wirksamkeit der Methode »Eisen und Föhnen«. In: BIENSTEIN, Ch. u. Mitarb. (Hrsg.): Dekubitus. 3. Aufl. DBfK-Verlag, Eschborn 1993.
8. POTTER, P. u. A. G. PERRY: Fundamentals of nursing. 3. Aufl. St. Louis, Mosby, St. Louis-Baltimore-Boston 1993.
9. RECHENBERGER, I.: Tiefenpsychologisch ausgerichtete Diagnostik und Behandlung von Hautkrankheiten. Vandenhoek & Ruprecht, Göttingen 1976.
10. SCHRÖPL, F.: Seelische Faktoren bei Hautkrankheiten. In.: BOSSE, K. A. u. U. GIELER (Hrsg.): Seelische

Faktoren bei Hautkrankheiten. Huber, Bern-Stuttgart-Toronto 1987.

11. SEILER, W. O. u. H. B. STÄHELIN: Wie Dekubitus entsteht. Krankenpflege, Soins Infirmiers Heft 10, 9–13 (1993).

12. SEILER, W. O. u. H. B. STÄHELIN: Wie Dekubitus verhindert werden kann. Krankenpflege, Soins Infirmiers Heft 1, 17–22 (1994).

13. TRONNIER, H. u. U. SCHMOHL: Dermatologische Rezepturen und Wirkstoffe. Thieme, Stuttgart 1990.

14. VOHRA, R. K. u. C. N. Mc COLLUM: Pressure sores. Br. medical J. **309,** 853–857 (1994).

EVA-MARIA ULMER, Frankfurt am Main
R. SALLER, Zürich

Blumenerde bzw. Hydrokultur in chirurgischen Stationen

Frage: Vor allem auf chirurgischen Stationen ist Blumenerde verpönt. Wie groß ist die Gefahr der Kontamination wirklich? Wieviel besser ist eine Hydrokultur?

Es gibt sicher wichtigere hygienische Probleme als Blumenerde oder Hydrokulturen in der Chirurgie, obwohl dies eine der häufigsten Fragen ist, die man als Hygieniker erhält.

Derjenige nämlich, der immer noch glaubt, Blumenerde oder Hydrokulturen seien für chirurgische Patienten eine Gefahr, sollte die chirurgische Literatur der letzten 100 Jahre durchforsten, ob es auch nur eine einzige Arbeit gibt, die diese Gefahr bestätigen würde. Es gibt nämlich keine!

Solange man Blumenerde nicht in die offene Wunde bröselt oder Wasser aus Hydrokulturen infundiert, kann man auf sämtlichen chirurgischen Stationen Blumentöpfe, Schnittblumen, Hydrokulturen oder was auch immer zur Freude der Patienten und des Personals aufstellen. Mit einer einzigen A u s n a h m e: Keine Blumenerde (Hydrokultur ist erlaubt) auf Stationen mit transplantierten Patienten (Schimmelpilze in der Blumenerde).

F. DASCHNER, Freiburg im Breisgau

Operationsvorbereitung nach Standard

Frage: In Krankenhäusern werden Patienten präoperativ nach festgelegten, standardisierten Richtlinien vorbereitet (z. B. Rasur, Thromboseprophylaxe, Abführmaßnahmen). Ist diese Anordnung nur einmal schriftlich dem Pflegepersonal mitzuteilen oder muß in den Krankenunterlagen jedes Patienten der Vermerk »Vorbereitung nach Standard« durch den Arzt eingetragen werden?

Bei der Beantwortung der Frage muß m. E. zweierlei unterschieden werden:

Einmal eine bestehende D i e n s t a n w e i s u n g (Dienstanordnung) an das nichtärztliche Mitarbeiterpersonal, präoperativ stets »nach Standard« zu verfahren; es sei denn, eine ärztliche Bestimmung sähe etwas anderes vor.

Zum anderen muß aber auch beachtet werden, daß die Krankenunterlagen eines j e d e n Patienten eine von anderen Patienten und auch von allgemeinen Dienstanweisungen für das nichtärztliche Mitarbeiterpersonal völlig getrennte Sache ist. Jede Patientendokumentation ist f ü r s i c h a l l e i n und möglichst exakt zu führen, damit sie im »Krisenfall« als Beweisstück in ein Straf- oder Zivilverfahren eingeführt werden kann.

Im Hinblick auf eine möglichst penibel zu führende einzelne Krankenunterlage ist es in jedem Fall besser, dort zu vermerken: »Vorbereitung (auf Anweisung von Dr. ...) nach Standard«. Bestünde lediglich eine Dienstanweisung genereller Art, kann der Beweis u. U. schwierig(er) zu führen sein, daß dieselbe bei diesem Patienten auch angewandt wurde.

Was nämlich nicht in den einzelnen Krankenunterlagen vermerkt ist, muß durch andere Beweise erst noch in das Prozeßverfahren eingeführt werden. Weist aber jede Krankenunterlage einen speziellen Vermerk hinsichtlich des präoperativen Standards auf, muß dem Gericht gegenüber nur noch erläutert werden, was man auf dieser Station oder in diesem Krankenhaus unter Standard im Sinne dieses Vermerks versteht und praktiziert.

G. H. Schlund, München

Physiotherapie bei entzündlichen Schultergelenkserkrankungen

Frage: Welche physikalischen Therapiemaßnahmen sind bei Patienten mit entzündlichen Schultergelenksveränderungen sinnvoll?

Die wichtigsten Ursachen von Entzündungen am Schultergelenk sind eine Mitbeteiligung bei rheumatischen Erkrankungen, vor allem bei Rheumatoidarthritis (= chronischer Polyarthritis), Spondylitis ankylosans, seltener bei Psoriasisarthritis, Arthritis urica oder Chondrokalzinose. Ferner ist das Schultergelenk bevorzugte Lokalisation einer 3. Kristallarthropathie, die mit Ablagerung von Hydroxylapatitkristallen einhergeht (sog. Tendinitis, früher Bursitis calcarea des Schultergelenkes). Je nach klinischem Bild wäre eine septische Arthritis auszuschließen; auch primär degenerative Erkrankungen der Sehnen und Kapseln sowie die retraktive Kapsulitis können phasenweise eine akut-entzündliche Symptomatik aufweisen.

Das primäre Ziel besteht selbstverständlich immer in einer möglichst kausalen Behandlung, z. B. einer Basistherapie bei Rheumatoidarthritis oder der medikamentösen Anfallsprophylaxe bei Arthritis urica. Große Gelenkergüsse sollten abpunktiert, Schultern mit einer ausgedehnten Detritussynovialitis einer arthroskopisch-operativen Behandlung zugeführt werden. Unabhängig davon ist aber auch mit zusätzlichen, ggf. auch alleinigen physikalischen Therapiemaßnahmen eine hervorragende symptomatische Beeinflussung der Omarthritis möglich.

An 1. Stelle steht die lokale Kryotherapie in jeder Form, z. B. mit Firneispackungen, Kryogelkompressen oder auch lokaler Kaltluft. Sie erwies sich uns in vergleichenden Untersuchungen als fast ebenso wirksam wie lokale Injektionen mit Kortikoid-Kristallsuspensionen. In den ersten ein bis maximal zwei Tagen ist bei sehr akuten Prozessen auch eine kurzzeitige Ruhigstellung angezeigt.

Wegen der recht ausgeprägten Neigung zu Schrumpfungen und Verklebungen der Schultergelenkskapsel ist danach aber eine gezielte Kontrakturprophylaxe mit Lagerung in Abduktion und täglich mehrmaliger Bewegungstherapie erforderlich.

Einige Patienten vertragen auch im akuten Stadium die Anwendung oberflächlicher Wärmemaßnahmen, z. B. von Rotlicht oder einer kurzdauernden warmen Packung, besser als Kälte. Offenbar kommt es dabei über reflektorische Vorgänge zu einer Minderung der Entzündungsvorgänge im Gelenk. Methoden, die eine Erwärmung tieferer Gewebsschichten bewirken, wie Kurzwellen- und Mikrowellendiathermie sowie Ultraschall sind eher im Übergang vom subakuten zum chronischen Stadium angezeigt. Die Wirksamkeit einer Iontophorese mit antiinflammatorischen Substanzen ist noch nicht sicher erwiesen.

Mit zunehmender Dauer des Prozesses treten dann krankengymnastische Maßnahmen in den Vordergrund: Mobilisation als Traktionen und Gleitbewegungen zur Wiederherstellung des Gelenkspiels und zur Kapseldehnung, postisometrische Relaxationstechniken zur Dehnung und Kräftigung der Muskulatur sowie passive Dehnungstechniken.

Ebenfalls im Übergang zum chronischen Stadium sind Kräftigungsübungen mit Bewegungen gegen aufbauenden Widerstand (manuell, durch Gewichte und Geräte, am Schlingentisch und im Bewegungsbad) sowie – als wichtigste Maßnahme – das Training in Eigenregie unter genauer physiotherapeutischer Anleitung angezeigt.

W. KEITEL, Vogelsang/Gommern

Metallentfernung nach Plattenosteosynthesen des Oberschenkels und der Unterarmknochen bei Kindern

Frage: Nach Plattenosteosynthesen des Oberschenkels und der Unterarmknochen bei Kindern fiel bei der Metallentfernung eine wesentlich höhergradige Schwächung der Kortikalis unter der Platte auf als wir dies im allgemeinen bei Erwachsenen beobachten.

Bei einem unserer Patienten brach nach Metallentfernung die Speiche im Bereich eines ehemaligen Schraubenkanals bei nicht adäquater Gewalteinwirkung; die ehemalige Fraktur war durch »direkte Knochenheilung« bzw. »primäre Knochenheilung« konsolidiert. Eine Refraktur im eigentlichen Sinne trat nicht auf.

Was ist der optimale Zeitpunkt der Metallentfernung nach Plattenosteosynthesen an langen Röhrenknochen von Patienten im Wachstumsalter?

Die von den Inauguratoren der Plattenosteosynthese, der Schweizer Arbeitsgemeinschaft für Osteosynthesefragen (AO) als Spongiosierung, später als Porosierung bezeichnete Schwächung der Kortikalis durch die »Streßprotection« der herkömmlichen Platten ist einer der Nachteile der Plattenosteosynthese.

Dies ist ein Grund, warum »herkömmliche« Platten an der unteren Extremität spätestens nach 2 Jahren entfernt werden sollen und die Extremität anschließend einige Zeit nur teilbelastet werden darf. Die andernfalls auftretenden Frakturen sind keine Refrakturen, sondern als pathologische Frakturen im Sinne einer Ermüdungsfraktur eines geschwächten Knochens zu verstehen.

Am kindlichen Oberschenkel zählen solche pathologischen Frakturen nach Metallentfernungen jedoch zu den Seltenheiten, am Unterarm dagegen sind sie ein Problem, das in nahezu allen Publikationen der letzten 10 Jahre zum Thema Plattenosteosynthese der Unterarmfrakturen als eine der Komplikationen genannt wird.

Diese Komplikation kann jedoch minimiert werden, wenn:

1. grundsätzlich schmale Platten (z. B. die kleine Neutralisations- bzw. DC-Platte der AO oder nach unserer Erfahrung besser, da weniger auftragend bei genügender Stabilität, die Mondsichelprofilplatte von OSTEO),
2. nur Schrauben von 3,5 mm Durchmesser verwendet werden,
3. jedes Fragment mindestens mit 3 Schrauben gefaßt und
4. die Platte beim Erwachsenen nicht vor 2 Jahren (Kinder v i e l l e i c h t früher) entfernt wird.

Es gibt Autoren, die wegen der großen Gefahr der pathologischen Fraktur, sei es in der Nähe der ehemaligen Fraktur oder – was immer wieder beschrieben wird – durch ein Schraubenloch, sogar für das Belassen der Platte plädieren, was natürlich für das Kind oder den jugendlichen Patienten nicht in Frage kommt.

Wegen dieser, aber auch anderer Nachteile der Platte sind wir – wie viele andere Autoren auch – schon seit über 10 Jahren dazu übergegangen, kindliche Femurfrakturen, für die wir fast immer eine Operationsindikation sehen, mit einem dynamisierbaren Monofixateur zu stabilisieren.

Vorteile

1. Schnelle Montierbarkeit;
2. keine Frakturherderöffnung;
3. keine Traumatisierung der umgebenden Muskulatur;
4. kein Infektionsrisiko;
5. geringe Morbidität;

6. kein Zweiteingriff für die Metallentfernung, da die konischen Pins ohne Narkose, allenfalls in Sedierung herausgedreht werden können.

Gravierendste Nachteile

1. Ein gewisser Dyskomfort (Kleidung) und
2. zwar kurzstreckige, aber verbreiterte und häufig eingezogene und dann doch korrekturbedürftige Narben.

Andere Autoren favorisieren anstatt der Platte und des Fixateurs die Nagelung mit soliden, drehrunden flexiblen Nägeln. In Frage kommt hierfür die Bündelnagelung von Hackethal, die überwiegend von proximal durch das Tuberculum innominatum eingeschlagen werden, oder aber die Prevot-Nagelung, die in der Regel aus 2 Pins besteht, eingebracht von bilateral distal aufsteigend.

Wegen der Probleme der Unterarmfraktur, die von Tscherne bereits 1976 als »rebellische Fraktur« bezeichnet wird, favorisieren wir auch am Unterarm und auch bei Jugendlichen die Bündelnagelung. Dabei kommt man in der Regel mit 1–2 drehrunden soliden, flexiblen Nägeln von der Stärke 1,5 mm aus, die vom Radius aufsteigend zwischen dem 3. und 4. Streckerfach und von der Elle absteigend, etwas radial von der Olekranonmitte eingeschlagen werden.

E. Brug, Münster

Abdominaldrain: ja oder nein?

Frage: Septisches Abdomen, z. B. Appendicitis perforata mit Abszeß: Es gibt Befürworter der Drainage des Abdomens, und es gibt Gegner.

Gibt es Studien, die ein »Für« bzw. ein »Wider« klar begründen? Gibt es eine Berechtigung für eine generelle Ablehnung eines Abdominaldrains? Ist es berechtigt, die Abdominaldrainage eine »archaische« Methode zu nennen? Welche Nachteile bringt nachgewiesenermaßen ein Abdominaldrain, wenn er z. B. kurzfristig in eine retrokolische Abszeßhöhle gelegt wird? Kann hier ein apodiktisches »Ja« oder »Nein« gelten oder sollte doch individuell entschieden werden?

»Unsere Betrachtungen führten zu dem Resultate, daß die Drainage der Peritonealhöhle in den meisten Fällen überflüssig ist, wo sie aber von Nutzen sein könnte, ist sie unvollständig und unzuverlässig.«

Dieses Zitat von Mikulicz ist über 100 Jahre alt. Intraabdominelle Drainagen waren also schon immer umstritten.

Grundsätzlich muß man zwischen prophylaktischen und therapeutischen Drainagen unterscheiden. Die therapeutischen Drainagen sind nach dem Prinzip »ubi pus, ibi evacua« immer noch aktuell. Ein Douglas-, Leber- oder subphrenischer Abszeß muß natürlich drainiert werden, wobei diese Maßnahme heute oft von Radiologen übernommen wird (CT-kontrollierte Drainage).

Auch gegen therapeutische Drainagen, die z. B. zur Bursalavage bei akuter Pankreasnekrose oder zur dorsoventralen Spülung bei diffuser Peritonitis eingelegt werden, ist nichts einzuwenden.

Schon beim perityphlitischen Abszeß ist die Situation allerdings anders. Während der Appendektomie werden die an der

Abszeßwand beteiligten Organe, also vor allem Zökum, Ileum und Omentum maius mobilisiert und dadurch die Abszeßmembran aufgelöst. Es bleibt also keine drainagefähige Abszeßhöhle mehr übrig.

»Sicherheitsdrains« nach intraabdominellen Eingriffen können in drainagefähige Räume, also subhepatisch, subphrenisch oder in den DOUGLAS eingelegt werden. Ob sie allerdings sinnvoll sind, ist eine andere Frage. Die Indikation zur Relaparotomie wird ja nicht nach dem Inhalt des Sekretbeutels (Blut oder Darminhalt) gestellt, sondern nach dem klinischen Befund, eventuell ergänzt durch Sonographie oder Computertomographie. Außerdem verstopfen Drains häufig, und gegen eine aufsteigende Infektion ist spätestens nach 5 Tagen kein Kraut gewachsen.

N a c h t e i l e prophylaktischer Drainagen gibt es viele, z. B. lokale Darmischämien bis zur Perforation, Induktion von Verwachsungen, Insuffizienz einer Anastomose, wenn der Drain in deren Nähe gelegt wird, höhere Morbidität und verlängerter Klinikaufenthalt.

Es gibt sehr viele kontrollierte Studien, die keinen positiven Effekt von Drainagen nachweisen konnten, z. B. nach Cholezystektomien, Splenektomien, Leberresektionen, Appendektomien oder Kolonresektionen. Ich verzichte bei diesen Eingriffen auf Drains und habe den Eindruck, daß sich die Patienten viel schneller erholen und früher entlassen werden können.

Studien, die einen positiven Effekt für prophylaktische intraabdominelle Drainagen nachweisen, sind mir nicht bekannt. Trotzdem würde ich diese Drains nicht als archaische Methode bezeichnen, sondern jeden Operateur selbst entscheiden lassen, ob er einen Drain einlegt oder nicht. Er sollte allerdings Vor- und Nachteile kennen und sie gegeneinander abwägen; und wenn er sich zur Drainage entschließt, sollte er unbedingt ein geschlossenes Drainagesystem verwenden.

K. SCHWEMMLE, Gießen

Perioperative Antibiotikatherapie in der Kindertraumatologie

Frage: Welches ist die derzeit sinnvollste perioperative Antibiotikatherapie in der Kindertraumatologie?

Wir geben bei frischen Unfällen grundsätzlich keine »Antibiotikaprophylaxe«. Dies gilt auch für drittgradig offene Frakturen. Wir sind der Ansicht, daß ein exzessives Débridement die wichtigere Rolle spielt. Sollte es dann im weiteren Verlauf zu Infektzeichen kommen, gilt es, den Keim nachzuweisen, um dann gezielt und hoch dosiert mit Antibiotika zu behandeln.

Bei Sekundäreingriffen oder gehäuften orthopädischen Eingriffen jedoch geben wir analog dem Verhalten beim Erwachsenen intraoperativ eine antibiotische Einzeldosis, d. h. zu Beginn der Operation. Inwieweit diese Maßnahme übertrieben ist oder eine deutliche Senkung postoperativer Infekte im Kindesalter nach orthopädischen Eingriffen zur Folge hatte, haben wir noch nicht nachgewiesen.

Zumindest in der Kindertraumatologie muß erst der Infekt beginnen, bevor man zur Behandlung schreitet.

L. VON LAER, Basel

Perioperative Antibiotikatherapie in der Kinderurologie

Frage: Welches ist die derzeit sinnvollste perioperative Antibiotikatherapie in der Kinderurologie? Ist eine Antibiose bei offenen peripheren Verletzungen indiziert?

Wie in der allgemeinen Chirurgie ist der perioperative Einsatz von Antibiotika in der Kinderurologie abhängig von der Art der Operation und von den Begleiterkrankungen des Kindes (z. B. erhöhtes Endokarditisrisiko bei Fehlbildungen des Herzens und der großen Gefäße; Zustand nach Herzklappenprothesenimplantation; Immundefekt; Zustand nach Transplantation usw.).

Die üblichen Maßnahmen der chirurgischen Asepsis vorausgesetzt, erfordern die häufigsten kinderurologischen Eingriffe (kleine Schnittoperationen, wie z. B. Zirkumzision, Frenulotomie und -plastik oder einfache Meatotomie ohne Kathetereinlage), wie auch mittelgroße (Orchidolyse und -pexie) oder größere Operationen ohne Eröffnung des Hohlsystemes (Nephrektomie bei Hydronephrose) keine perioperative Antibiotikagabe.

Falls keine Bakteriurie oder Harnwegsinfektion vorliegt, sollten endoskopische Maßnahmen (auch nur diagnostische) un-

Tab. 8
Auswahl von Antibiotika zur perioperativen Infektprophylaxe in der Kinderurologie

* Dosisreduktion bei Niereninsuffizienz der Kreatininclearance entsprechend

Freiname	Handels-name	Alter	Tagesdosis*	Einzel-gaben/d
Co-trimoxazol (Kombinations-präparat: Trimethoprim/ Sulfametho-xazol 1:5)	*Bactrim, Eusaprim* Gabe ab 3. Lebens-monat	Säugling (5–10 kg) Kleinkind (10–20 kg) Schulkind (20–40 kg)	5–6/25–30 mg/kg KG 2×20/100 mg 2×40/200 mg 2×80/400 mg	2 (oral/ i.v.)
Trimethoprim	*Infectotrimet* Gabe ab 3. Lebens-monat	Säugling (5–10 kg) Kleinkind (10–20 kg) Schulkind (20–40 kg)	6 mg/kg KG 2×25 mg 2×50 mg 2×100 mg	2 (oral)
Amoxicillin und Clavulansäure	*Augmentan*		60 mg/kg KG 37,5–75 mg/kg KG	3 (i.v.) 3 (oral)
Cefaclor	*Panoral*	postpartal möglich	30–40(–50) mg/kg KG	3 (oral)
Cefamandol	*Mandokef*	postpartal möglich	50–100(–150) mg/kg KG	3–4 (i.v.)
Cefotaxim	*Claforan*	postpartal möglich	50–100(–200) mg/kg KG	3–4 (i.v.)

ter »Single-Shot«-Antibiose mit einem »Hohlraumantibiotikum« (z. B. Co-trimoxazol oder alleinig Trimethoprim; Dosierung siehe Tab. 8) erfolgen. Werden bei der Endoskopie auch Katheter eingelegt, sollten Antibiotika zumindest für die Dauer der Katheterenlage gegeben und ein enterokokkenwirksames Antibiotikum gewählt werden.

Das Fehlen eines Harnwegsinfektes vorausgesetzt, erfordern Hypospadieoperationen ohne freie Gewebstransplantation und die extrakorporale Stoßwellenlithotrypsie (ESWL) ebenfalls nur den Einsatz sog. »Hohlraumantibiotika« über 1–3 Tage. Plastische Operationen (z. B. Antirefluxoperation nach LICH-GREGOIR, Harnleiterneueinpflanzung in die Blase, Nierenbeckenplastik, Pyelo- oder Ureterokutaneostomie, Harnableitungsoperationen) sollten unter i.v. Infektionsprophylaxe erfolgen, die besonders auf Bakterien aus dem Darm ausgerichtet sein sollte (Cephalosporine, z. B. Cefaclor, Cefamandol, Cefotaxim oder Augmentan).

Für Eingriffe ohne Eröffnung des Harntraktes reicht im allgemeinen eine maximal dreitägige i.v. Antibiotikagabe aus, die bis zur Normalisierung der Spontanmiktion oral in therapeutischer oder prophylaktischer Dosierung fortgesetzt wird.

Wird der Harntrakt eröffnet oder werden Katheter in den oberen Harntrakt eingebracht, so sollte man maximal 5 Tage lang i.v. Antibiotika geben, falls präoperativ keine Bakteriurie oder Harnwegsinfektion vorliegt. Diese Therapie ist oral bis zur Katheterentfernung fortzusetzen. Bei akutem Harnwegsinfekt sollte dieser vor dem Eingriff behandelt worden sein.

Ist zur Therapie des Harnwegsinfektes die Drainage des oberen Harntraktes erforderlich (Pyelonephritis durch Harnstauung; z. B. Nierenbeckenabgangsstenose, obstruktiver Megaureter oder Harnleiterstein), so ist zunächst die innere oder äußere Harnableitung unter 10tägiger i.v. Antibiotikatherapie vor Durchführung des definitiven Eingriffes angeraten.

Falls eine resistogrammgesteuerte Antibiotikatherapie nicht möglich ist, sollten in den ersten 3 Lebensmonaten bevorzugt Cephalosporine in der perioperativen kinderurologischen Antibiotikatherapie eingesetzt und auf »Hohlraumantibiotika« verzichtet werden.

Erwähnenswert sind Berichte (1, 2) über das Auftreten schwach schattengebender Harnsteine mit Harnstauung und zum Teil auch mit akuter Niereninsuffizienz nach Gabe von Ceftriaxon *(Rocephin)*. Auch über die Entstehung von Konkrementen mit postrenaler Anurie als Folge einer perioperativen Antibiotikatherapie nach Appendektomie wurde berichtet (3).

Literatur

1. COCHAT, P. u. Mitarb.: Ceftriaxone-associated Nephrolithiasis. Nephrol. Dial. Transplant. **5**, 974–976 (1990).
2. KARLICZEK, S.-B. u. Mitarb.: Harnkonkremente unter Ceftriaxontherapie. Mschr. Kinderheilk. **144**, 702–706 (1996).
3. WESTENFELDER, M.: Ceftriaxon-bedingte postrenale Anurie, ein weiterer Fallbericht. Jahrestagung des Arbeitskreises Kinderurologie, Frankfurt, 7.–8. Februar 1997.

O. A. BRINKMANN, Münster

Verschiedenes

Hypohidrosis – Anhidrosis

Frage: Welche klinische Bedeutung besitzt eine Hypohidrosis bzw. Anhidrosis? Gibt es therapeutische Möglichkeiten?

Als Anhidrosis wird das Fehlen der Schweißbildung an der Haut auf einen entsprechenden Reiz hin bezeichnet, während man unter Hypohidrosis eine verminderte Schweißbildung versteht. Eine fehlende oder stark eingeschränkte Schweißsekretion ist für mangelhafte Thermoregulation verantwortlich; Schweißbildung selbst ist ein physiologischer Vorgang zur Aufrechterhaltung der Körperkerntemperatur und läuft nach dem Prinzip der Selbststeuerung ab. Es handelt sich um eine lebenswichtige Fähigkeit, die Körpertemperatur auf nahezu gleicher Höhe zu halten – unabhängig von Außentemperaturen.

Ausgeprägte Anhidrosisformen sind daher selten und kommen in typischer Form bei anhidrotischer ektodermaler Dysplasie, bestimmten Ichthyosisformen oder eher seltenen extensiven Dermatosen, wie Angioceratoma corporis diffusum, exfoliativer Dermatitis, dem SJÖGREN-Syndrom oder Incontinentia pigmenti vor. Für weniger ausgeprägte Formen können verschiedene neurologische Störungen wie bei Syringomyelie, Lepra, Sympathektomie, Diabetes mellitus, Alkoholismus und multiple Sklerose verantwortlich gemacht werden. Lokalisierte Formen findet man bei atopischer Dermatitis, Lichen ruber und gelegentlich der Psoriasis.

Die Therapiemöglichkeiten sind naturgemäß gering und beschränken sich auf symptomatische Maßnahmen der Thermoregulation und entsprechender Hautpflege.

S. NOLTING, Münster

Homöopathika – unbedenklich in bezug auf allergische Reaktionen und karzinogene Risiken

Frage: Werden bei homöopathischen Medikamenten durch die Trägersubstanzen oder die Wirkstoffe selbst allergische Reaktionen ausgelöst oder gehen davon karzinogene Risiken aus? Gibt es hierzu fundierte Untersuchungen?

Fundierte Untersuchungen zu diesen Fragen sind mir nicht bekannt.

Die sog. Phytotherapeutika sind keine Homöopathika.

Ein charakteristisches Merkmal homöopathischer Mittel ist die sog. Potenzierung: Durch mehrfach bis vielfach hintereinander vorgenommene Schritte erfolgt eine Verdünnung nach D (ein Teil der Substanz wird mit 9 Teilen Lösungsmittel verschüttelt) oder C (1 + 99). Bei D 3 z. B. ist $1/1000$ des Wirkstoffes im Produkt enthalten, d. h., aus 1 g wird 1 mg.

Als Lösungsmittel werden im allgemeinen Äthanol 20–25%ig oder Wasser eingesetzt. Man spricht von Hochpotenzen (mehr als D 12), mittleren Potenzen (D 7 bis D 12) und von Tiefpotenzen (bis D 6).

Nach dem Arzneimittelgesetz müssen für Tiefpotenzen bis D 3 mit rezeptpflichtigen Inhaltsstoffen wie für andere Arzneimittel Wirkungen, Nebenwirkungen und Unbedenklichkeit belegt werden und die Produkte vom Bundesinstitut für Arzneimittel und Medizinprodukte zugelassen werden.

Da die Dosierung in kleinen Größenordnungen angegeben wird (3 oder einige Tropfen), können weder die sehr stark verdünnte Wirksubstanz noch das Wasser oder der Alkohol Negatives bewirken, weder Allergie noch Karzinogenität. Auch bei D 3 ist dies unwahrscheinlich, weder für die »Wirksubstanz« noch für Wasser oder Alkohol.

Bei den sog. Tiefpotenzen muß u. U. die Pharmakologie der eingesetzten Mittel beachtet werden.

Zusammengefaßt: Homöopathika sind in bezug auf Allergie und Kanzerogenität unbedenklich.

E. Gladtke, Köln

Aminoglykoside und deren Dosierung in verschiedenen Altersstufen

Frage: Kann bei der antibiotischen Meningitis- und Sepsistherapie im Früh-, Neugeborenen- und Kleinkindesalter die einmal tägliche kumulative Aminoglykosidapplikation gegenüber der Aufteilung auf 3 Tagesdosen empfohlen werden? Welchem der verschiedenen Aminoglykoside sollte in bezug auf Wirksamkeit, Nebenwirkungen und Altersstufen der Vorzug gegeben werden? Welche Reihenfolge und welches Zeitintervall zwischen den Antibiotikagaben sollte bei der Kombinationstherapie mit β-Laktamantibiotika beachtet werden?

Die Tendenz zur Einmalgabe von Aminoglykosiden hat sich in der Erwachsenenmedizin zunehmend durchgesetzt. Die für das Kindesalter und besonders für die Neugeborenen vorliegenden Daten erlauben dies jedoch bisher nicht. Die Einmalgabe ist auch für Früh- und Neugeborene sowie Kleinkinder bisher nicht zugelassen.

Prinzipiell bestehen nach den vorliegenden Erfahrungen keine Bedenken, diese Einmalapplikation auch im frühen Kindesalter zu geben. Bei Frühgeborenen erfolgt sie ja aufgrund der Unreife, wobei allerdings die Gesamttagesdosis damit auf 1 oder 2 Einzeldosen reduziert wird. Einige Studien mit der Einmalgabe von Amikacin bei Kindern verschiedenen Alters jenseits der Neugeborenenperiode liegen vor (2, 3), reichen jedoch für eine generelle Empfehlung nicht aus. Eine orientierende Untersuchung bei Neugeborenen (1) mit der Einmaldosierung von Amikacin 15 mg/kg/d wurde von den Autoren positiv bewertet.

Bezüglich der Auswahl unter den verschiedenen Aminoglykosiden bestehen keine überzeugenden Argumente für den Routineeinsatz. Wirksamkeit und Verträglichkeit unterscheiden sich offensichtlich so gering, daß nur in Ausnahmen ein bestimmtes Aminoglykosid vorzuziehen ist.

Wir haben lange Zeit Amikacin wegen der angeblich höheren Wirkungsintensität verwendet, haben dann über viele Jahre Tobramycin eingesetzt und sind jetzt nach Sichtung auch der neuesten Literatur und der regionalen Resistenzlage wieder auf das wesentlich preiswertere Gentamicin für den Routineeinsatz bei Früh- und Neugeborenen zurückgegangen.

Literatur

1. LANGHENDRIES, P. M. u. Mitarb. Méd Mal. infect 23, 44–54 (1993).
2. MARIK, P. E. u. Mitarb.: The pharmacokinetics of amikacin in critically ill adult and paediatric patients: comparison of once- versus twice-daily dosing regimens. J. antimicrob. Chemother. 27, 81–89 (1991).
3. TRUJILLO, H. u. Mitarb.: Single daily dose amikacin in paediatric patients with severe gram-negative infections. J. antimicrob. Chemother. 27, 141–147 (1991).

H. HELWIG, Freiburg im Breisgau

Eisensubstitution

Frage: Ist die Eisensubstitution bei normalem Hb und erniedrigtem Ferritin gerechtfertigt?

Das erniedrigte Ferritin kann vor den ausgeprägten Symptomen einer Anämie auf einen zu Beginn isolierten Eisenmangel hinweisen. Es kommt auch bei der oftmals verdeckten, gering symptomatischen Hypothyreose vor. Wichtig wären weitere Werte: Ein erniedrigtes Ferritin spricht für einen Eisenmangel, der aber bei klinischer Relevanz eigentlich nicht mit einem normalen Hb einhergehen sollte.

Vor der Ferritinbestimmung sollte eine Anämiediagnostik unter Einschluß der Berechnung der Hb-Beladung der Erythrozyten und der Bestimmung der Retikulozytenzahl, danach eine Eisenbestimmung im Serum stehen. Eine hypochrome Anämie mit erniedrigtem Ferritin und niedrigem Eisen würde man dann sicher mit Eisen behandeln.

Bei einem isolierten Befund eines normalen Hb mit erniedrigtem Ferritin sehe ich keine Indikation zur Eisensubstitution, allerdings zur weiteren erneuten Diagnostik.

D. K. Schönberg, Heidelberg

Methotrexat bei juveniler rheumatoider Polyarthritis

Frage: Wir betreuen ein 15jähriges Mädchen mit einer primär chronischen Polyarthritis, die immunsuppressiv einmal wöchentlich mit 7,5 mg/kg Methotrexat i.m. behandelt wird. Zusätzlich ist intermittierend eine Steroidstoßtherapie in Abhängigkeit vom klinischen Bild nötig.

In letzter Zeit (6 Monate) häufen sich Infektionen im HNO-Bereich bzw. der oberen Atemwege – vor allem Sinusitis max. –, die unter Erythromycin günstig zu beeinflussen sind.

1. Kann ein durch die immunsuppressive Therapie erworbener Immundefekt vermutet werden?
2. Welcher Art ist dieser Immundefekt, und welches diagnostische Vorgehen schlagen Sie vor?
3. Sind opportunistische Infektionen zu erwarten, wenn ja: welche?
4. Welche Impfungen sollten gegeben, welche unterlassen werden (Lebendimpfstoffe – z. B. orale Poliovakzine)?
5. Sollten diagnostische Impfungen – z. B. mit Pneumovax – durchgeführt werden?
6. Ist eine antibiotische Dauerprophylaxe mit ggf. welchem Präparat sinnvoll?
7. Ist eine adjuvante Therapie mit Folsäure ratsam?

Es wird ein 15jähriges Mädchen mit juveniler rheumatoider Polyarthritis vorgestellt, das gelegentlich eine Steroidstoßtherapie erhält und mit Methotrexat behandelt wird. Die Dosis wird mit 1mal wöchentlich 7,5 mg/kg KG i.m. angegeben.

Dies ist vermutlich ein Versehen, da eine korrekte Dosis 1mal wöchentlich 7,5 mg/m² i.m. wäre. Gewöhnlich wird eine Dosis von 10 mg/m² oral, gelegentlich auch 12 mg/m²/Woche oral angewendet. Da die Resorption bei etwa 60% nach oraler Aufnahme liegt, wäre dann eine

Dosis von 7,5 mg/m² i.m. in etwa äquivalent.

Alle weiteren Überlegungen gehen davon aus, daß die Patientin 7,5 mg Methotrexat/m²/Woche i.m. erhält, da eine auf Kilogramm bezogene Dosis h o c h t o x i s c h wäre.

Es wird berichtet, daß die Patientin mehrfach Atemwegsinfekte hat, die unter Erythromycin günstig zu beeinflussen sind.

Die in der pädiatrischen Rheumatologie durchgeführte Therapie mit Methotrexat ist immunsuppressiv, ein echter Immundefekt besteht aber nicht. *Die Therapie bedarf daher einer guten klinischen Überwachung.*

Neben dem Allgemeinzustand sollten vor allem das Blutbild und die Transaminasen überwacht werden. Gelegentlich werden auch unter den geringen in der Rheumatologie verwendeten Dosen Leukopenien beschrieben.

Die Therapie ist jedoch so milde, daß eine verminderte Infektabwehr gegen respiratorische Infekte zumindest sehr ungewöhnlich wäre. Eher sollte man nach Langzeittherapie mit der Möglichkeit einer interstitiellen Pneumonitis rechnen und bei klinischem Verdacht eine Blutgasanalyse, eine Röntgenaufnahme des Thorax, eine Lungenfunktionsprüfung und eine CO-Diffusionskapazität durchführen.

Wenn doch eitrige Infekte der oberen Luftwege bei Kindern unter Methotrexattherapie bei kindlichem Rheuma auftreten, sollten diese konsequent antibiotisch behandelt werden.

Infektionen unter einer Therapie mit Methotrexat bei kindlichem Rheuma sind selten; neben der lymphozytären Pneumonitis besteht gelegentlich ein verstärkter Befall mit Warzen und anderen dermatotropen Viren. Soor wird unter der rheumatologischen Dosierung nicht beobachtet. Extrem selten ist eine lymphoproliferative Erkrankung durch EPSTEIN-BARR-Virus, die jedoch nach Absetzen der Therapie reversibel ist.

Aus diesen Gründen ergibt sich, daß bei klinisch unauffälligem Befund außer der Überwachung von Blutbild und Leberwerten keine weitere Diagnostik notwendig ist. Auch eine antibiotische Dauerprophylaxe ist kontraindiziert.

Alle Impfungen können unter Methotrexattherapie zeitgerecht gegeben werden, mit Nebenwirkungen ist nicht zu rechnen. Allerdings besteht die Möglichkeit einer suboptimalen Impfung, so daß bei Totimpfstoffen der Impferfolg dokumentiert oder aber eine zusätzliche Boosterimpfung durchgeführt werden sollte. Evtl. sollte man die Impfungen nach Beendigung der Methotrexattherapie wiederholen.

Eine adjuvante Therapie mit Folsäure ist gelegentlich sinnvoll, nicht jedoch, um einer möglichen Immunsuppression zu begegnen, sondern um die gastrointestinalen Nebenwirkungen von Methotrexat zu mildern. Es kann zu Übelkeit, zu Erbrechen und zu einem ausgeprägten Ekelgefühl gegenüber dem Medikament kommen. Da dies natürlich zu Complianceproblemen führt, ist in einer solchen Situation die Folsäuregabe sinnvoll.

Oft gelingt es, die gastrointestinalen Nebenwirkungen durch die Gabe von Folsäure, evtl. am Tag nach der Methotrexatgabe oder auch schon vorher, in den Griff zu bekommen.

Obwohl Folsäure das Antidot des Folsäureantagonisten Methotrexat ist, gibt es bisher keine Hinweise, daß die Gabe von Folsäure die antirheumatische Wirkung von Methotrexat beeinträchtigt.

Wenn die gastrointestinalen Nebenwirkungen nicht zu beherrschen sind, kann man zusätzlich zur Gabe von Folsäure auf die parenterale Applikation von Methotrexat übergehen.

H.-I. HUPPERTZ, Würzburg

Immuntherapien

Frage: Wie wird ein Immundefizit behandelt?

Die Behandlungsmöglichkeiten eines Immundefizits sind so vielfältig wie die Facetten dieses Zustandes. Es gibt passagere und permanente, selektive und globale, primäre und sekundäre, angeborene und erworbene Varianten.

Nicht zu vergessen ist, daß es selbst bei regelrecht arbeitendem Immunsystem situationsbedingte Defizite geben kann, wenn etwa noch kein Immunschutz besteht und bei erstmaligem Kontakt mit einem Infektionserreger oder Gift ein Schaden droht; hier würden aktive und passive Impfung sofortigen und dauerhaften Schutz bieten.

Gemeint ist mit der Frage wohl die sehr viel schwerer wiegende Situation eines natürlicherweise bestehenden, wiederholt nachgewiesenen polykonalen Mangels an Immunreaktivität ohne Hinweis auf ein auslösendes Ereignis.

Hier helfen grundsätzlich ganz verschiedene Prinzipien:

S t i m u l a t i o n kann durch unterschiedliche Faktoren erreicht werden, etwa Thymuspeptide, Zytokine, Lektine – jeweils mit eigenen Wirkprofilen und Effekten. Sie lassen sich am besten in vitro oder ex vivo nachweisen, wogegen dies am Patienten nicht immer sicher gelingt. Unter ihnen haben sich die Zytokine (Interleukine, Interferone) als überlegen erwiesen und besitzen die breitesten Indikationsbereiche. Maßnahmen dieser Art sind nur vorübergehend hilfreich, können jedoch wiederholt werden.

R e s t a u r a t i o n bedeutet Installation eines Immunsystems etwa mit der Knochenmarktransplantation. Es ist ein dauerhaft wirksames Prinzip, setzt allerdings vollkommene Histokompatibilität voraus, die nur zwischen Geschwistern erwartet werden kann und sonst eine Rarität darstellt.

S u b s t i t u t i o n stützt sich auf die Zufuhr fehlender Elemente. Hier werden überwiegend Immunglobuline appliziert, ein bewährtes und weltweit standardisiertes Routineverfahren. Grundsätzlich können sämtliche Immunglobulinklassen gegeben werden, doch wird wegen der guten Verträglichkeit und der langen Halbwertszeit fast immer IgG genommen.

Der Zukunft vorbehalten sind gentechnologische Schritte zur Korrektur von Defekten auf dem Boden einer Störung im Genom.

Die Maßnahmen richten sich nach den Erfordernissen. Ist der Betroffene symptomlos und das Defizit ein Zufallsbefund, dann muß nichts unternommen werden. Dies trifft oftmals auf den selektiven IgA-Mangel zu, bei dem die übrigen Säulen der Abwehr, Epi- und Endothel sowie Phagozyten den Verlust auszugleichen vermögen. Schwerste Defekte bedürfen der Knochenmarktransplantation. Bei den meisten Patienten wird auf die i.v. Applikation von Immunglobulinen zurückgegriffen.

Wenngleich die im Alltag meist angewandten Maßnahmen stets nur vorübergehend und nicht immer erfolgreich helfen können, sind sie im Einzelfall sehr wertvoll. Dies gilt besonders bei rascher und entschlossener Anwendung. Daher ist es empfehlenswert, bei erkennbaren Risikosituationen, wie drohende Infektion, belastende Ereignisse, wie Operation, ausgedehnte Reisen oder Schichtdienst, Maßnahmen zu ergreifen, bevor sie zwingend notwendig werden.

Denn gerade in der medizinischen Immunologie gilt: Vorbeugen ist besser als Heilen, Prophylaxe besser als Therapie!

H. W. BAENKLER, Erlangen

Ärztliche Therapiefreiheit und Wirtschaftlichkeitsgebot

Frage: Kann ein Krankenhauschirurg von Kostenträgern gedrängt werden, bestimmte Eingriffe (z. B. Arthroskopien), die prinzipiell ambulant möglich sind, auch nur als ambulante Leistung zu erbringen?

Eine »griffige« oder gar kurze Antwort verbietet allein schon die nicht einfache Fragestellung. Man muß m. E. aus juristischer Sicht folgendes beachten: Die höchstrichterliche Rechtsprechung und auch die juristische Lehre anerkennen schon seit vielen Jahren (vgl. statt vieler nur BGH, VersR 1989, 252) den Grundsatz der sog. ärztlichen Therapiefreiheit; d. h. kein Arzt ist oder wird von Rechts wegen verpflichtet, eine bestimmte schulmedizinische oder eine den gegenwärtigen Stand der medizinischen Wissenschaft repräsentierende Methode bei seinem Patienten anzuwenden.

Diese Therapiefreiheit entbindet jedoch den Arzt nicht von der Beachtung und Einhaltung bestehender Sorgfaltspflichten, damit dem Patienten kein »Leid geschieht«. Derartige Verhaltensweisen werden vom Arzt auch gefordert, wenn er sich einer sog. »Außenseitermethode« zuwendet. Auch hier darf er nur behandeln, wenn dies nicht zum Schaden des Patienten ist.

Wenn man dies weiß und mit in die Überlegungen einfließen läßt, dann darf ein Arzt selbstverständlich und im Prinzip eine an sich bislang bewährte und von ihm weitgehend praktizierte Methode bzw. Therapieform auch weiterhin an- und verwenden.

Die ärztliche Therapiefreiheit umfaßt mit Sicherheit auch die Frage und Entscheidung, ob ein ärztlicherseits notwendiger Eingriff ambulant oder stationär durchgeführt werden soll bzw. kann. Hierbei muß der Arzt jedoch das sog. Wirtschaftlichkeitsgebot beachten. Dieses besagt, daß der Arzt sich dann nicht mehr zu Lasten des Patienten, dem etwa seine private Krankenversicherung den Krankenhausaufenthalt bei dieser (vorgeschlagenen) Art von Therapie nicht (mehr) erstattet, für eine stationäre Durchführung des Eingriffs entscheiden darf, wenn dieser Eingriff – ärztlicherseits allgemein anerkannt – auch ambulant vorgenommen werden kann und beim Patienten keine Kontraindikationen besonderer Art wie etwa hohes Alter, postoperative Unterversorgung zu Hause oder sonstige erhebliche gesundheitliche Vorschädigung etc. bestehen, die eine ambulante Vorgehensweise aus der Sicht des behandelnden Arztes verbieten. Dies hat der BGH schon in seinem Urteil vom 1. 2. 1983 (VI ZR 104/81) so entschieden.

Jedoch auch beim Kassenpatienten hat das Wirtschaftlichkeitsgebot, das aus dem Charakter der gesetzlichen Krankenversicherung als Pflichtversicherung und dem zugrunde liegenden Solidaritätsprinzip folgt, Gültigkeit und Bedeutung. Dies fordert schon die Vorschrift des §12 Abs. 1 S. 1 des SGB V, die besagt, daß jede (ärztliche) Leistung ausreichend, zweckmäßig und wirtschaftlich zu sein hat.

Im Kontext hierzu steht aber vor allem auch noch die Vorschrift des §73 Abs. 4 SGB V, wonach eine Krankenhausbehandlung nur dann (noch) (nach objektiven Kriterien) verordnet werden darf, wenn »eine ambulante Versorgung des Versicherten zur Erzielung des Heil- oder Linderungserfolgs nicht ausreicht«. Diese Vorschrift bedeutet damit, daß eine Krankenhausbehandlung nur noch als »letztes Mittel« verordnet werden darf. Die Verordnung selbst ist dann sogar gem. § 73 Abs. 4 S. 2 SGB V des näheren zu begründen.

Damit steht fest, daß ein Kostenträger einen Arzt durchaus mit der Ankündigung, künftig nur mehr eine Kostenerstattung für eine ambulante Behandlung vorzunehmen, be»drängen« kann, bislang stets stationär durchgeführte Maßnahmen (beispielsweise eine Arthroskopie) ab sofort nur mehr ambulant zu erbringen. Dieses Ansinnen des Kostenträgers steht jedoch unter der Prämisse, daß der ärztliche Eingriff vom Standard her überwiegend oder gar ausschließlich bereits ambulant erbracht wird und zudem der Patient in concreto aufgrund seines allgemeinen Gesundheitszustandes einem ambulanten Eingriff auch gefahrlos ausgesetzt werden kann und darf.

Erscheint jedoch bei diesem Patienten ein ambulanter Eingriff nicht (mehr) vertretbar, weil zu gefährlich, dann muß der Kostenträger auch weiterhin die Kosten einer (notwendigen) stationären Unterbringung übernehmen, denn auch das Wirtschaftlichkeitsgebot darf nicht dazu führen, daß sich der Arzt zum Nachteil des Patienten über den Standard seiner Fachdisziplin und seine ärztliche Verantwortung hinwegsetzen muß.

Dies besagt die Rechtsprechung des BGH (Urteil vom 11. 12. 1990, VersR 1991, 315), wonach eine Gefährdung des Patienten durch die Berufung auf die Wirtschaftlichkeit einer Behandlungsmethode niemals gerechtfertigt werden kann.

G. H. SCHLUND, München

Therapeutische Wirksamkeit von Ultraschall

Frage: Gibt es klinische Studien zur therapeutischen Wirksamkeit von Ultraschall?

Es gibt zahlreiche, vor allem ältere klinische Studien, die die therapeutische Wirksamkeit von Ultraschall zum Gegenstand haben.

Die größte therapeutische Bedeutung hat Ultraschall wegen seiner analgetischen Wirksamkeit. Allerdings mehren sich in jüngerer Zeit auf internationaler Ebene Publikationen, welche diesen wichtigen therapeutischen Aspekt in Frage stellen.

Erwähnenswert ist die umfangreiche und kritische Literaturauswertung von FALCONER u. Mitarb. (1). Die Autorin kommt anhand der Analyse von 35 Studien aus den Jahren 1952–1989 zu folgender Wertung: Bei Patienten mit akut-entzündlichen periartikulären Erkrankungen bzw. Arthrosen ist nach Ultraschallbehandlung zwar eine Schmerzreduktion und/oder Verbesserung der eingeschränkten Gelenksbeweglichkeit zu beobachten, Plazeboeffekte spielen hierbei jedoch eine bedeutsame Rolle. FALCONER hält den Einsatz von Ultraschall bei chronisch-entzündlichen periartikulären Erkrankungen zum gegenwärtigen Zeitpunkt für nicht ausreichend gerechtfertigt. Auffällig ist die Tendenz, daß mit der höheren Designwertigkeit (kontrolliert, blindgeführt) vor allem bei jüngeren Studien die positiven Beurteilungen des therapeutischen Ultraschalls drastisch sinken.

In Ergänzung zu FALCONER wurden daher anhand einer eigenen Literaturrecherche selektiv 10 kontrollierte klinische Studien ab 1980 ausgewertet (2). Sie betreffen vor allem die klassischen Indikationen für die Ultraschallbehandlung im Schulter- und Ellbogenbereich (PHS und Epikondylopathie). 7 Studien vergleichen die US-Wirkung mit Plazebo-US; hiervon kommen 6 zu einem eindeutig negativen Ergebnis. Von den 3 nichtplazebokontrollierten Studien berichten 2 von einem positiven Wirkungsnachweis.

Zweifellos reichen die derzeit vorhandenen klinischen und experimentellen Wirkungsbelege nicht aus, um den Ultraschall als gesicherte physikalische Therapieform anzusehen und seinen Einsatz bei den genannten Krankheitsbildern zu rechtfertigen.

Literatur

1. FALCONER, J., K. HAYES u. R. CHANG: Therapeutic ultrasound in the treatment of musculosceletal conditions. Arthritis Care and Research **3**, 85–91 (1990).
2. KOBER, L. u. P. KRÖLING: Therapeutische Wirksamkeit von Ultraschall. Eine Literaturübersicht. Phys. Rehab. Kur Med. **3**, 22–29 (1993).

L. KOBER, München

Ambulante Thromboseprophylaxe bei Kindern

Frage: Unter welchen Indikationen und ab welchem Alter ist eine ambulante Thromboseprophylaxe zu empfehlen?

Ziel der postoperativen Thromboseprophylaxe ist die Vermeidung tödlicher Lungenembolien. Sie wird im Erwachsenenalter generell eingesetzt, da kein spezieller Test existiert, der das individuelle Thromboserisiko nach Trauma oder Operation abwägen läßt. Es sind jedoch einige **prädisponierende Faktoren** bekannt (1):

1. Thrombembolische Anamnese;
2. Varikosis;
3. höheres Lebensalter;
4. Herz- und Kreislauferkrankungen;
5. Volumenmangel;
6. Schwangerschaft, Kontrazeptiva;
7. Immobilisation;
8. Übergewicht;
9. maligne Tumoren und Systemerkrankungen;
10. schwere Traumen.

Im Kindesalter sind die meisten dieser Faktoren nicht wirksam oder aber ausgeschlossen, so daß bis auf wenige Ausnahmen auf eine Thrombembolieprophylaxe verzichtet werden kann. Sie ist im Kindes- und Jugendalter dann zu erwägen, wenn mehrere prädisponierende Faktoren zusammentreffen oder eine nachgewiesene Störung der Hämostase vorliegt. Allerdings trifft dies überwiegend für die Behandlung in der Klinik, weniger für den ambulanten Bereich zu.

Wann sollte eine Thrombembolieprophylaxe erfolgen?

1. Bei Patienten über 14 Jahren.
2. Bei adipösen Patienten.

3. Bei Immobilisation, nach ausgedehnten Beckentraumen und Traumen der unteren Extremität.
4. Bei septischen Krankheitsbildern.
5. Bei Patienten mit Thrombozytose (z. B. im Zustand nach Splenektomie).
6. Bei Patienten mit thrombembolischen Ereignissen in der Anamnese.
7. Bei Patienten mit Hämostasestörungen (z. B. hereditärer Protein C-, Protein S- und Antithrombin III-Mangel).

Methoden der Thromboseprophylaxe

1. Physikalische Prophylaxe.
2. Orale Antikoagulantien vom Cumarintyp.
3. Thrombozytenaggregationshemmer.
4. Dextran.
5. Niedrig dosiertes Heparin.
6. Niedermolekulares Heparin.

Die physikalische Therapie besteht in Kompressionsstrümpfen und aktiver Bewegung nicht fixierter Gliedmaßen unter Kontrolle. Dies ist personalaufwendig, und oftmals lassen sich gerade die thrombosegefährdeten Gliedmaßen aufgrund der notwendigen Ruhigstellung, z. B. im Bekkengips, nicht bewegen.

Orale Antikoagulanzien vom Cumarintyp werden wegen der schlechten Steuerbarkeit zur postoperativen Thromboseprophylaxe nicht mehr eingesetzt.

Für die allgemeine Prophylaxe nicht ausreichend sind Thrombozytenaggregationshemmer (Acetylsalicylsäure); sie finden nur im Zustand nach Splenektomie bei einer Thrombozytose über 800000 Anwendung. Medikamentöse Prophylaxe wird heutzutage mit s.c. verabfolgtem, niedrigdosiertem Heparin oder niedermolekularem Heparin (Fraxiparin) vorgenommen. Letzteres hat den Vorteil einer einmaligen täglichen Gabe bei gleicher oder besserer Wirkung.

Es ist durchaus denkbar, daß ein Jugendlicher mit einem oder mehreren Risikofaktoren nach einem Trauma zu Hause gepflegt wird. Von den prophylaktischen Maßnahmen sollten dann vor allem die physikalischen zur Anwendung kommen. Für die medikamentöse Thromboseprophylaxe wäre niedermolekulares Heparin s.c. zu empfehlen. Dabei ist jedoch abzuwägen, ob bei dem doch geringen Risiko einer tödlichen Lungenembolie das Risiko einer heparininduzierten Thrombozytopenie, die ebenfalls tödlich verlaufen kann, in Kauf genommen werden sollte.

Bei bekannten hereditären Thrombophilien sollte ein maßgeschneidertes prophylaktisches und/oder therapeutisches Programm durch eine Arbeitsgruppe für pädiatrische Hämostaseologie für die perioperative Zeit erstellt werden.

Diese Belange treffen überwiegend für den stationären Bereich zu. Ambulante Pflege und ärztliche Kontrolle könnten dabei überfordert sein.

Literatur

1. ENCKE, A.: Thrombembolieprophylaxe in der Allgemeinchirurgie. Chirurg **63**, 264–270 (1992).
2. SUTOR, H. (Hrsg.): Thrombosen im Kindesalter. Editiones Roche, Basel 1992.

K. HELLER, Frankfurt am Main

Diagnostik bei vermehrtem Haarausfall im Kindesalter

Frage: Ist ein (labor)diagnostisches Vorgehen bei vermehrtem Haarausfall im Kindesalter angezeigt?

Die Ursachen für Haarausfall im Kindesalter sind vielfältig: Nur bei Alopecia areata mit typischem kreisrundem, konfluierendem Haarverlust in unauffälliger Haut ist eine weitere Diagnostik nicht sinnvoll.

Die Ursache ist immer noch unbekannt, die Therapiemöglichkeiten im Kindesalter in Diskussion. Bei den zahlreichen Infektionen, meist mit Pilzen wie bei Tinea capitis, Pityriasis versicolor u. a., kann oft schon eine mikroskopische Untersuchung eines Filmklebstreifens eine Klärung bringen. Man wird dabei immer eine veränderte Haut finden.

Weitere differentialdiagnostische Erwägungen: seborrhoische Dermatitis, Ausreißen der Haare (Trichotillomanie), Traumen, Lupus erythematodes und schließlich Vergiftungen mit Thallium oder Colchicin als Medikament oder in der Herbstzeitlose.

D. K. SCHÖNBERG, Heidelberg

Bestimmung der Blutungszeit

Frage: Es bereitet mir immer wieder Ärger, für präoperative Diagnostik zusätzlich zu den venös abzunehmenden Laborwerten eine Blutungszeit bestimmen zu müssen, für die es nach meinem Wissen keine praktikable standardisierte Empfehlung gibt.

Es scheint mir unzumutbar, daß sich jeder niedergelassene Kinderarzt für viel Geld ein standardisiertes Meßgerät kaufen sollte. Welchen Wert hat aber eine weder standardisierte noch validierte Diagnostik? Wo soll ich mit welcher Lanzette hinpieksen? Soll die Blutungszeit subaqual oder durch Abtupfen festgestellt werden?

Vielleicht können Sie mir helfen und mir bundesweite, praktikable Empfehlungen zuschicken.

Die Bestimmung der Blutungszeit ist indiziert bei Verdacht auf hämorrhagische Diathesen, vor allem bei Thrombopathien. Mit ihr kann auch die Thrombozytenfunktion grob beurteilt werden.

Mit der Lanzette wird an der Fingerkuppe oder am Ohrläppchen eingestochen. Mit kommerziell erhältlichen kleinen Stechgeräten sind Größe und Tiefe der gesetzten Verletzung relativ gut standardisiert. Nach der subaqualen Methode von MARX wird nach Setzen des Stiches der Finger in 37 °C warmes Wasser (Becherglas) eingetaucht und die Zeit gemessen, bis der im Wasser niedersinkende Blutfaden abreißt. Der Referenzbereich für die subaquale Blutungszeit beträgt bis zu 6 Minuten.

Diese Methode ist trotz gewisser Standardisierung mit Störquellen verbunden, z. B. unterschiedlich durchblutete Haut, Hautdicke oder Abflußstörungen. Im Vergleich mit anderen Methoden für die Messung der Blutungszeit ist aber diese subaquale Blutungszeitbestimmung nach MARX empfindlicher und besser standardisiert als die anderen Methoden (1).

Man kann auch die Methode von IVY in der Modifikation von MIELKE anwenden: Mit einer Blutdruckmanschette am Oberarm wird ein Druck von 40 mmHg eingestellt. Dann werden am Unterarm (!) 2–3 standardisierte Wunden gesetzt (!). Ohne die Wunde zu berühren, wird das Blut alle 30 Sekunden mit einem Filterpapier abgesaugt. Die Zeit vom Beginn bis zum Ende der Blutung wird mit einer Stoppuhr gemessen.

Diese Methode dürfte besonders bei kleineren Kindern kaum anzuwenden sein. Der Referenzbereich liegt ebenfalls bei 4–6 Minuten.

Als präoperativer Suchtest hat sich die Bestimmung der Blutungszeit zwar bewährt, jedoch wird in den Lehrbüchern über Labormethoden darauf hingewiesen, daß sie mit einer relativ hohen Fehlerbreite behaftet ist. Häufig wird eine zu lange Zeit gemessen, so daß Kontrolluntersuchungen erforderlich sind und mit den Eltern oft zeitaufwendige Gespräche zu führen sind, um einen falsch-pathologischen Befund und die Notwendigkeit der Wiederholung des Tests zu erklären.

Die präoperative Überprüfung des Gerinnungsstatus sollte im Labor derjenigen Klinik vorgenommen werden, in der sich das Kind dem Eingriff unterzieht. Der Kinderarzt in der Praxis sollte m. E. damit nicht belastet werden. In den Labors der Kliniken hat man Erfahrung mit diesen Methoden, die Fehlerquellen sind auf ein Minimum reduziert und die Werte zuverlässiger als wenn sie ein Arzt in der Praxis nur gelegentlich durchführt bzw. durchführen läßt.

Im klinischen Labor sollten an Stelle der Blutungs- und Gerinnungszeit die Thrombozytenzahl, der Quick-Wert und die PTT gemessen werden (partielle Thromboplastinzeit). In größeren Kliniken bzw. Kliniklabors werden diese Gerinnungswerte in hämostaseologischen Speziallabors erhoben. Die früher häufig gemessene Blutungs- und Gerinnungszeit wird also heute kaum mehr als Laborparameter eingesetzt, auch nicht bei einer präoperativen Untersuchung.

Bundesweite praktikable Empfehlungen existieren meines Wissens nicht, jedoch wird in den mir bekannten Kliniklabors die Messung der Blutungszeit nicht mehr angewendet, sondern ein »kleiner Gerinnungsstatus« erhoben, dessen Ergebnisse zuverlässig sind.

Literatur

1. MARX, R.: Die Thrombozytenfunktion und ihre Bedeutung für den Hämostasemechanismus. Therapiewoche **18**, 2193 (1968).

F. C. SITZMANN, Homburg/Saar

Serumbakterizidie-Test

Frage: Was ist der Serumbakterizidie-Test? Welche therapeutischen Konsequenzen können aus ihm gezogen werden?

Der Serumbakterizidie-Test ist definiert als die Verdünnungsstufe des Serums eines individuellen Patienten, die einen spezifischen vom Patienten isolierten Erreger während einer laufenden Antibiotikatherapie bakterizid im Wachstum beeinflußt. Diese Methode wurde in ihrer klinischen Anwendung erstmals 1957 von SCHLICHTER u. Mitarb. (4) beschrieben.

Der Test erscheint als ein logischer und verbesserter Weg, die herkömmlichen mikrobiologischen Laborverfahren zu erweitern und patientennäher zu orientieren. Die übliche minimale Hemmkonzentrationsbestimmung im mikrobiologischen Labor im Agardiffusions- bzw. Agardilutionsverfahren beruht ausschließlich auf in vitro-Medien- und Testabläufen, die wenig die patientenbezogenen Verhältnisse berücksichtigt.

Die Messung der Serumbakterizidie-Aktivität hat demgegenüber zahlreiche Vorteile im Monitoring einer antibiotischen Therapie. Dieser Test verbindet in vitro-Daten mit in vivo-Faktoren des Patienten und ergibt damit Hinweise auf die Pharmakodynamik der eingesetzten Infektionstherapie. Das Verfahren gibt darüber hinaus weiterführende Informationen bezüglich der Mitwirkung auch der unspezifischen Infektabwehr, die neben der alleinigen Auseinandersetzung zwischen Erreger und Antibiotikum bei jeder Infektion zu berücksichtigen ist. Weiterhin ist dieser Test besonders bei einer notwendigen Kombinationstherapie aussagekräftiger als jede andere in vitro-Methode.

In der praktischen Durchführung – basierend auf den Empfehlungen von STRATTON u. RELLER (5) – werden bei einem Patienten unter der Antibiotikatherapie Serumproben zum Zeitpunkt des Spitzen- und des Talspiegels entnommen und die stärkste Verdünnung dieses Serums bestimmt, die 99,9% des inokulierten Infektionserregers in vitro innerhalb von 18–24 Stunden abtötet.

Die klinische Anwendung des Serumbakterizidie-Testes ist in der Vergangenheit vorwiegend die Auswahl und die Dosierung von Antibiotika in der Endokarditisbehandlung gewesen. Weniger häufig wurde der Test eingesetzt bei Osteomyelitis, Sepsis, Harnwegsinfektion, bakterieller Pneumonie, septischer Arthritis oder bakterieller Meningitis (3). Auch beim Umsetzen einer parenteralen auf eine orale antibiotische Therapie wurde der Serumbakterizidie-Test als Kontrolle benutzt.

Bei der infektiösen Endokarditis konnten in Tiermodellen mit diesem Testverfahren wichtige Ergebnisse vermittelt werden. Zahlreiche klinische Studien haben versucht, diese experimentellen Daten zu belegen. Prinzipiell konnte in einer Reihe von Untersuchungen die günstige prognostische Bedeutung von Spitzentitern $\geq 1/16$ und Taltitern von mindestens $>1/2–1/8$ bestätigt werden (6). Allerdings existieren auch einige andere Arbeiten und besonders eine Übersicht von COLEMAN u. Mitarb. (1), in denen die Bedeutung des Serumbakterizidie-Testes für die prognostische Einschätzung bei der infektiösen Endokarditis erheblich relativiert wird.

Der Einsatz des Serumbakterizidie-Testes bei Tumorpatienten mit Bakteriämie wurde intensiv von KLASTERSKY u. Mitarb. untersucht (2). Innerhalb mehrerer prospektiver und retrospektiver Studien waren bei diesen Patienten ein Spitzentiter von $\geq 1/8$ in der nicht granulozytopenischen Phase und Spitzenspiegel von $\geq 1/16$ bei den Patienten mit einer Granulozytopenie prinzipiell mit einem günstigeren klinischen Resultat korreliert.

In eigenen Untersuchungen zur Serumbakterizidie von Ofloxacin im Vergleich zu Cefpirom ergab sich in einer kontrollierten prospektiven randomisierten klinischen Vergleichsstudie bei insgesamt 64 auswertbaren Patienten eine gute Korrelation der mit beiden Substanzen gemessenen Serumbakterizidie-Ergebnisse bei Klebsiella pneumoniae und Escherichia coli zu den klinischen Therapieergebnissen; bei Keimen wie Pseudomonas aeruginosa und auch Staphylococcus aureus waren hingegen die Serumbakterizidie-Titer besonders gegenüber dem Chinolon sowohl als Spitzen- als auch als Talspiegel unzureichend und standen nicht in Übereinstimmung zu den klinisch eher günstigen Ergebnissen (3).

Nachteile der Serumbakterizidie-Teste sind die bisher noch nicht ausreichende technische bzw. methodische Standardisierung. Bisher noch nicht geklärt sind ferner die optimalen Bestimmungszeiten des Spitzen- und Talspiegels und deren Aussagekraft für das therapeutische Ergebnis; hierbei dürften besonders die fragliche Übertragung der Testergebnisse auf tief lokalisierte Infektionen sowie auch der Einfluß anderer immunologischer Abwehrfaktoren noch fraglich sein.

Von Kritikern dieses Tests wird auch darauf hingewiesen, daß die Bestimmung im Serum nur fixierte zeitliche Ausschnittsergebnisse bringen kann, jedoch beim Patienten eine ständige Fluktuation der Antibiotikaspiegel vorhanden ist. Darüber hinaus ist die Durchführung dieses Tests zeit- und arbeitsaufwendig und benötigt bis zum abschließenden Ergebnis 2–3 Tage.

Zusammenfassend erscheint der Serumbakterizidie-Test als besonders patientenorientierte Erfassung der Wirkung eines Antibiotikums auf den jeweiligen individuellen Infektionserreger bei einigen speziellen Infektionsproblemen, wie z. B. der infektiösen Endokarditis, der Sepsis granulozytopenischer Patienten und auch der Endoplastitis (Kunststoffinfektionen) besonders bei einer antibiotischen Kombinationstherapie als wichtige zusätzliche therapeutische Information recht wertvoll. Allerdings sollte das Testverfahren noch exakter standardisiert und in größeren klinischen Studien hinsichtlich des therapeutischen Stellenwertes besser evaluiert werden.

Literatur

1. COLEMAN, D. L., R. I. HORWITZ u. V. T. ANDRIOLE: Association between serum inhibitory and bactericidal concentrations and therapeutic outcome in bacterial endocarditis. Am. J. Med. **73,** 260–267 (1982).
2. KLASTERSKY, J. u. Mitarb.: Antibacterial activity in serum and urine as a therapeutic guide in bacterial infections. J. infect. Dis. **129,** 187–193 (1974).
3. LODE, H., T. SCHABERG u. H. LEBAHN: Serumbakterizidietest für die Infektionsbehandlung. Med. Klin. **87,** 94–95 (1992).
4. SCHLICHTER, J. G. u. H. MacLEAN: A method of determining the effective therapeutic level in the treatment of subacute bacterial endocarditis with penicillin: a preliminary report. Am. Heart J. **34,** 209–211 (1947).
5. STRATTON, C. W. u. L. B. RELLER: Serum dilution test for bactericidal activity 1. Selection of a physiologic diluent. J. infect. Dis. **136,** 187–195 (1977).
6. WILSON, W. R. u. Mitarb.: Prosthetic valce endocarditis. Ann. intern. Med. **82,** 751–756 (1975).

H. LODE, Berlin

Wann ist mit einer abwehrmindernden Wirkung von Sport zu rechnen?

Das Immunsystem bleibt von sportlicher Tätigkeit nicht unberührt. Substantielle Rückwirkungen sind nur bei erschöpfender Belastung zu erwarten. Zufolge der hier eintretenden Verschiebungen im Bereich des Stoffwechsels, Endokriniums und auch anderer Systeme – pO_2, pCO_2, Adrenalinausstoß, Cortisolfreisetzung u. a. m. – geht die Aktivität des Immunsystems zurück. Dies äußert sich funktionell am ehesten bei den T-Lymphozyten und kaum bei den B-Lymphozyten und Plasmazellen wegen der Langlebigkeit der Antikörper.

Im übrigen sind die Erhebungen im peripheren Blut nicht repräsentativ, da sich die Abwehr hauptsächlich in Geweben und auf Schleimhäuten abspielt. Nach Erholung normalisieren sich die abgewichenen Werte. Der Trainingseffekt zeigt sich in der besseren Adaptation und rascheren Rückführung aller Werte.

Langfristig wird dem Immunsystem des Sportlers ein geringer Aktivitätszuwachs attestiert; ob er sich im Alltag bemerkbar macht, ist nicht sicher zu beantworten.

Eine erhöhte Abwehrkraft gewinnt der Organismus des Sportlers auf lange Sicht ohne Zweifel, denn er lernt Temperaturwechselreize zu parieren, und die Lungen-Herz-Kreislauf-Funktionen werden besser. Dies ist allgemein als Abhärtung bekannt, was etwa auch der Sauna zugeschrieben wird.

Umgekehrt wird die Abwehr bei körperlicher Untätigkeit schwächer, und zwar wiederum vor allem im nicht-immunologischen Bereich. So führt Bettlägerigkeit beispielsweise gehäuft zu Pneumonie oder Infekten der ableitenden Harnwege, wogegen eine aktive Schutzimpfung annähernd gleiche Titer erzielt.

Literatur

1. BAENKLER, H. W.: Sport und Immunsystem. In: BAENKLER, H. W. (Hrsg.): Sport und Immunologie, S. 1–26. Dustri, Deisenhofen 1996.
2. BAENKLER, H. W.: Körperliche Aktivität und Immunologie. In: BAENKLER, H. W. (Hrsg.): Medizinische Immunologie. Ergänzungslieferung 1996. ecomed, Landsberg 1996.

H. W. BAENKLER, Erlangen

Könnte die Laktatbestimmung die Mikroblutuntersuchung ersetzen?

Ziel einer Überwachung des Feten sub partu ist es, Gefahren, besonders die Entwicklung einer Hypoxämie/Hypoxie, auszuschließen bzw. zu erkennen und ggf. Konsequenzen aus der Diagnostik zu ziehen.

Die heutige Standardüberwachung besteht aus der kontinuierlichen CTG-Aufzeichnung, die bei Auffälligkeiten durch eine fetale Blutgasanalyse ergänzt wird. Einer vollständigen Blutgasanalyse kann entnommen werden, wie hoch die Anteile respiratorischer bzw. metabolischer Azidität sind. Besonders bei den postpartalen Blutgasanalysen ist der metabolische Anteil der Azidität von Interesse.

Einer der Hauptmetaboliten des anaeroben Stoffwechsels ist das Laktat. Unter dem Gesichtspunkt, daß der Hauptmetabolit des anaeroben Glukosestoffwechsels als Indikator für anaerobe, d. h. indirekt für hypoxämische Zustände gewertet werden kann, wurden schon vor über 20 Jahren Laktatbestimmungen unter der Geburt durchgeführt.

Es waren u. a. methodische Probleme, die dazu führten, daß die Laktatbestimmung keinen Eingang in die Routine des Kreißsaals gefunden hat. Die Arbeit von NORDSTRÖM (1) bringt den verlassenen Gedanken der Laktatbestimmung unter der Geburt wieder ins Bewußtsein zurück (siehe auch pädiat. prax. **52**, 747–748, 1997).

Nachdem nun sehr einfache, allerdings nach wie vor invasive Methoden zur Laktatbestimmung zur Verfügung stehen, hat die Arbeitsgruppe in Skandinavien die Methode auf ihre Praktikabilität und auf ihre Korrelation zu den bisherigen Routineüberwachungsmethoden überprüft. Erwartungsgemäß fand man eine Korrelation des Skalpblutlaktatspiegels mit dem pH-Wert und dem Nabelschnurarterienlaktat.

Die Autoren sprechen die Hoffnung aus, daß die lediglich 5 µl Blut benötigende Laktatbestimmung eine Verbesserung der Methoden des fetalen Monitorings unter der Geburt darstellen könnte. Sie sind aber gleichzeitig der Meinung, daß die Wertigkeit für die Klinik nur in prospektiven randomisierten Studien festgestellt werden kann (2).

Derartige Studien liegen nicht vor, weshalb die Antwort auf die gestellte Frage lauten könnte:

Die Laktatbestimmung kann unter diesen Umständen die Mikroblutuntersuchung derzeit nicht ersetzen.

Geht man dem Problem jedoch etwas nach, dann sind zusätzliche Anmerkungen zum Verständnis nötig:

Die Laktatbestimmung ist die derzeit einfachste Methode, den metabolischen Anteil der Azidität beim Feten festzustellen, denn der bei der Blutgasanalyse errechnete Basenüberschuß (BE) ist methodisch sehr empfindlich, besonders bei der über freie Luft erfolgenden Blutentnahme für die Blutgasanalyse. Abgesehen davon bezieht sich die Berechnung auf Erwachsenenwerte, weshalb die Werte zu hoch sind (6). Die bisher vorliegenden Untersuchungen weisen auf eine Korrelation zwischen Laktatwert und Befinden des Feten hin, so daß aus diesen Befunden abgeleitet werden könnte, die Laktatbestimmung könne die pH-Wert-Bestimmung bzw. die Blutgasanalyse aus dem Fetalblut ersetzen (2, 5–7).

Allerdings ergeben sich bei der Laktatmessung Probleme, die durch verschiedene Bestimmungsmethoden, verschiedene Meßgeräte, verschiedene Ausgangsflüssigkeiten und verschiedene Referenzkurven zustandekommen. Methodisch kommen Reflektometer oder elektrochemische Methoden zur Anwendung (3, 4). Ausgangsmaterialien sind Vollblut, Plasma oder hämolysiertes Blut. Die Normwerte sind sehr unterschiedlich, wie dies ja vom Blutzucker auch bekannt ist, und deshalb gibt es weder vergleichbare Norm- noch allgemein akzeptierte Grenzwerte.

Hinzu kommen Probleme durch die Hämatokritabhängigkeit der Laktatbestimmung und offensichtlich auch durch Veränderung der Blutgase, wie bei mütterlicher Hyperventilation. Nicht zu vergessen ist, daß – wie bei den anderen Blutgasanalysewerten – auch hier der mütterliche Stoffwechsel eine nicht unerhebliche Rolle spielt, da die Mutter unter der Geburt nicht selten einen deutlichen Laktatanstieg aufweist, der die Basis für eine Transfusion an den Feten darstellt.

Unabhängig von der kritischen Einstellung zur Laktatbestimmung sind auch wir an ihr interessiert und führen in vielen Fällen Doppelbestimmungen anläßlich der Mikroblutuntersuchungen durch, mit einem besonders bei Sportlern beliebten, sehr handlichen Teststreifengerät.

Damit fällt die Antwort auf die gestellte Frage etwas modifiziert aus:

Die Laktatbestimmung kann die Mikroblutuntersuchung derzeit nicht ersetzen, sie kann sie jedoch ergänzen.

Literatur

1. NORDSTRÖM, L. u. Mitarb.: Scalp blood lactate – a new test strip method for monitoring fetal well-being in labour. Br. J. Obstet. Gynaec. **102**, 894–899 (1995).
2. NORDSTRÖM, L. u. Mitarb.: Scalp blood lactate – a new test strip method for monitoring fetal well-being in labour. 22nd Annual Meeting of the Society for the Study of Fetal Physiology (Abstract) June 11–14, Malmö, Schweden.
3. SHIMOJO, N. u. Mitarb.: Electrochemical assay system with a single-use-electrode strip for measuring lactate in whole blood. Clin. Chem. **39**, 2312–2314 (1993).
4. SHIMOJO, N. u. Mitarb.: Test-strip method for measuring lactate in whole blood. Clin. Chem. **35**, 1992–1994 (1989).
5. SMITH, N. C. u. Mitarb.: Fetal scalp lactate as an indicator of intrapartum hypoxia. Br. J. Obstet. Gynaec. **90**, 821–831 (1983).
6. SUIDAN, J. S. u. B. K. YOUNG: Outcome of fetuses with lactic acidemia. Am. J. Obstet. Gynaec. **150**, 33–37 (1984).
7. SUIDAN, J. S. u. Mitarb.: Human maternal-fetal relationship. J. Perinat. Med. **12**, 211–227 (1984).

K. VETTER und GABRIELA ROSENOW, Berlin

Kann die CRP-Bestimmung die BSG ersetzen?

Die Indikationen für BSG und CRP stimmen nur teilweise überein. Die BSG ist eine globale, unspezifische Suchreaktion und kann pathologisch sein bei bakteriellen, viralen und parasitären Entzündungen, Dys- und Paraproteinämien, Autoimmunkrankheiten, malignen Tumoren und Anämien. Sie ist deshalb generell als breite Suchreaktion geeignet und bei jeder ärztlichen Erstuntersuchung anzuwenden.

Die BSG kann aufgrund ihres breiten Ansprechens nicht mit der CRP-Bestimmung verglichen werden. CRP ist immer erhöht bei bakteriellen Infektionen, bei viralen und parasitären nur bedingt. Bei autoimmunbedingten Entzündungen ist CRP nur teilweise erhöht, beim Plasmozytom nicht und bei malignen Tumoren nur in 25%, also seltener als die BSG.

Spezielle Indikationen gibt es für die BSG nicht, auch für die Verlaufsbeurteilung infektiöser Erkrankungen ist sie zu träge. Hier hat das CRP seine wesentliche Bedeutung. Die Halbwertzeit des Anstiegs beträgt etwa 10 Stunden, die des Abfalls 20 Stunden. CRP eignet sich hervorragend zum Monitoring des Verlaufs und des therapeutischen Ansprechens einer bakteriellen Infektionserkrankung. Das Ansprechen eines Infektionserregers auf ein Antibiotikum führt nach 24 Stunden zum Abfall von mindestens 20% der CRP-Konzentration gegenüber dem Vorwert.

Normales CRP schließt eine bakterielle Infektion aus.

BSG und CRP-Bestimmung sind wichtige sich ergänzende Untersuchungen in der Hand des Arztes. Die BSG ist nicht erforderlich, wenn das CRP erhöht ist.

L. THOMAS, Frankfurt am Main

Myokardszintigraphie als Methode zur Suche nach koronaren Durchblutungsstörungen

Kasuistik: 67jähriger Patient, mehrfach starke retrosternale Schmerzen mit Vernichtungsgefühl in Ruhe (Patient ist als ausdauernder Wanderer bekannt), im Ruhe-Ekg erhöhter ST-Abgang in den BW-Ableitungen. Krankenhauseinweisung, dabei kein Infarktnachweis. Im Belastungs-Ekg unauffälliger Befund. Danach Myokardszintigraphie, hierbei schwere Durchblutungsstörungen im Hinterwandbereich. Koronarangiographie: Kein Nachweis einer Myokardischämie im Hinterwandbereich, jedoch Koronarsklerose.

Frage: Wie ist dieser Befund zu bewerten? Ist die Myokardszintigraphie eine gute Methode, vor einer evtl. Angiographie koronare Durchblutungsstörungen nachzuweisen?

Sind bei einem 67jährigen Patienten mehrfach starke retrosternale Schmerzen aufgetreten und ist eine extrakardiale Ursache nicht offenkundig, setzt man in der Regel eine Koronarangiographie ein, auch bei normalem Belastungs-Ekg und bei normalem nuklearmedizinischen Befund.

Das Myokardszintigramm und das Belastungs-Ekg erfassen nur Durchblutungsstörungen, die unter Belastung provoziert werden können, nicht aber Durchblutungsstörungen, die außerhalb eines spontanen pektanginösen Anfalls nicht vorhanden sind und sich nicht auslösen lassen. Beispiel hierfür sind die spastische PRINZMETAL-Angina oder die instabile Angina bei einer nicht stärker stenosierenden Koronarsklerose.

In der Kasuistik ist szintigraphisch eine Hinterwandischämie beschrieben, angiographisch aber kein pathologischer Befund erhoben. Aus geometrischen Gründen ist die Szintigraphie im Bereich der Hinterwand des Herzens weniger sensitiv und weniger spezifisch als im Bereich der Vorderwand. Daher kann es sich am ehesten um einen falsch-positiven Befund gehandelt haben.

Man wird dann nach extrakardialen Ursachen der Beschwerden zu suchen haben. Dazu gehört in erster Linie die eventuell wiederholt zu erhebende A n a m n e s e. Manchmal erfährt man dann, daß die Beschwerden erstmals auftraten, nachdem ein naher Bekannter oder Verwandter einen Infarkt erlitten hatte oder eine andere seelische Traumatisierung bzw. Sensibilisierung eingetreten war. Retrosternale Beschwerden können vom Ösophagus und zahlreichen anderen Organen bzw. Geweben ausgehen.

Man wird dem Patienten empfehlen, beim Wiederauftreten möglichst noch im Anfall ein Ekg schreiben zu lassen. Auch die versuchsweise Gabe von Nitroglyzerin kann zur Klärung beitragen.

Generell ist die Szintigraphie als Suchmethode für koronare Durchblutungsstörungen wegen der besonders in der Hinterwand eingeschränkten Sensitivität und Spezifität wenig geeignet. Die Streßechokardiographie wird heute in der Regel vorgezogen.

Es gelten aber auch hierfür E i n s c h r ä n k u n g e n : Eine für eine instabile Angina pectoris oder für einen Koronarspasmus verantwortliche Koronarläsion, die u. U. nicht mehr als 50% des Gefäßlumens verlegt, kann nur angiographisch, nicht aber durch Funktionsproben nachgewiesen werden.

Die Indikation zur Koronarangiographie erfolgt also aufgrund der Symptomatik, in der Regel ergänzt durch das Belastungs-Ekg und eventuell durch die Streßechokardiographie.

M. KALTENBACH, Dreieich-Buchschlag

Kinderrückhaltesysteme (Kindersitze)

Frage: Wie ist – im Vergleich zu den üblichen Babyschalensitzen – der Transport junger Säuglinge im stabilen Kinderwagenoberteil mit Prallelementen, fest eingeklemmt (durch Zurückschieben des Vordersitzes) im hinteren Fußraum des Autos zu beurteilen? Ist so die CO-Belastung höher? Wird der Fußraum beim Unfall häufiger zusammengedrückt?

Seit dem 1. 4. 1993 gilt eine generelle S i c h e r u n g s p f l i c h t für Kinder im PKW. § 21 Abs. 1a StVO hat folgenden Wortlaut: »Kinder bis zum vollendeten 12. Lebensjahr, die kleiner als 150 cm sind, dürfen in Kraftfahrzeugen auf Sitzen, für die Sicherheitsgurte vorgeschrieben sind, nur mitgenommen werden, wenn Rückhalteeinrichtungen für Kinder benutzt werden, die amtlich genehmigt und für das Kind geeignet sind …«. Das Prüfzeichen besteht aus einem orangefarbenen Etikett mit der Aufschrift ECE-R 44.

Die Benutzung eines Kinderwagenoberteiles ohne die genannte amtliche Genehmigung mit entsprechendem Prüfzeichen ist somit nicht erlaubt.

Es gibt zahlreiche sehr informative Broschüren zur Thematik »Kindersitze im Auto«, z. B. vom HUK-Verband: »Kinder sichern im Auto – Ratschläge – Hinweise – Tips«.

Werden beim Unfall die Vordersitze nach hinten gedrückt, ist der Fußraum eine weitere Knautschzone und damit verletzungsgefährdeter als die vorgeschriebene Unterbringung der Säuglinge auf dem Rücksitz.

Beim fahrenden Auto wird die Luft und damit der CO-Gehalt bei einer normalen Innenraumluftzirkulation gleichmäßig verteilt. Eine bodennahe Erhöhung der gesamten Abgaskonzentration ist möglich bei defekter Auspuffanlage und Undichtigkeiten im Bereich der Bodenplatte bzw. der Türrahmen. Häufiger kommt es zum Ansaugen von Abgasen bei unvollständig geschlossener Kofferraumklappe, besonders bei Kombifahrzeugen, und gleichzeitig leicht geöffneten Fenstern bzw. Schiebedach.

Zusammenfassend: Die Eigenkonstruktion von Säuglingstransportsystemen ohne amtliche Genehmigung und Prüfzeichen ist nicht erlaubt.

J. Schriever, Mechernich

Vorgehen nach Hundebiß aus rechtlicher Sicht

Frage: Ein Kind wird von einem Hund gebissen. Der bekannte Hundehalter gibt aus irgendeinem Grund (will, kann oder mag nicht) keine Auskunft über den Tollwutimpfstatus seines Hundes.

Wie ist – vor allem rechtlich – vorzugehen?

Mit dem Hundebiß wird ein sog. gesetzliches Schuldverhältnis zwischen dem Geschädigten und dem Hundehalter begründet. § 833 BGB (Tierhalterhaftung) verpflichtet den Tierhalter zu Schadensersatzleistungen, wenn sein Tier einen Menschen am Körper oder an der Gesundheit verletzt. Diese Haftung tritt auch dann ein, wenn den Tierhalter am Schadensereignis kein Verschulden trifft (Gefährdungshaftung).

Ausnahme: Eine Haftung tritt dann nicht ein, wenn der Schaden durch ein Haustier verursacht wurde, das dem Berufe, der Erwerbstätigkeit und dergleichen des Tierhalters zu dienen bestimmt ist (etwa beim Schäfer) und entweder der Tierhalter bei der Tierbeaufsichtigung die im Verkehr erforderliche Sorgfalt hat walten lassen oder der Schaden auch bei Anwendung dieser Sorgfalt eingetreten wäre.

Aufgrund dieses mit dem Schadensereignis begründeten gesetzlichen Schuldverhältnisses ist der Hundehalter m. E. zur Auskunft gegenüber dem Geschädigten oder dessen gesetzlichen Vertretern (= Eltern) verpflichtet.

Gibt der Hundehalter keine, vor allem aber eine falsche Auskunft über den Impfstatus seines Hundes, und im Vertrauen auf die Richtigkeit der gegebenen Auskunft wird das Kind – auch nicht prophylaktisch – gegen Tollwut geimpft, dann treffen den Hundehalter nicht nur erhebliche zivilrechtliche Schadensersatzforderungen (Arztkosten, im Todesfall Beerdigungskosten etc.), sondern auch – wenn man einen sog. bedingten Vorsatz bejahen kann – auch die Straftatbestände der Körperverletzung und im schlimmsten Fall die von Tötungsdelikten.

Die Eltern eines von einem Hund gebissenen Kindes sind aber gut beraten, den Kinderarzt auf eine unverzügliche vorsorgliche Tollwutimpfung ihres Kindes zu drängen (die Wirkung einer solchen Impfung tritt bekanntlich erst nach einer Reihe von Tagen ein [Antikörperbildung]), denn diese ist heutzutage weit weniger schmerzhaft und vor allem nicht mehr so gefährlich wie noch vor einigen Jahren.

Reagieren die Eltern nicht unverzüglich, kann ihnen am Schaden ihres Kindes ein (evtl. erhebliches) Mitverschulden zugerechnet werden.

Wollen die Eltern aber sicher sein und ihr Kind nur dann einer Tollwutimpfung unterziehen, wenn der ihr Kind verletzende Hund auch tatsächlich tollwütig ist, dann können sie – sofern der Hundehalter dies nicht freiwillig machen will und auch keinen Impfpaß vorlegt, aus dem sich die näheren Daten ergeben – m. E. nur im Wege einer einstweiligen Verfügung bei Gericht bewirken, daß der Hund einem Tierarzt (evtl. zwangsweise) vorgeführt wird, der dann die entsprechenden Untersuchungen oder Tests am Hund vornehmen kann.

Nur ist bei diesem Weg nicht sicher, ob nicht »kostbare« Zeit verstreicht, bis den Eltern dieser Rechtsschutz zuteil wird. Daher erscheint mir dieser Weg der letzte Ausweg zu sein; vorher sollte jedes Elternpaar überlegen, ob es nicht sein gebissenes Kind prophylaktisch auf alle Fälle gegen Tollwut impfen läßt, um keinen Schaden eintreten zu lassen.

G. H. Schlund, München

Gefrierverpackungen

Frage: Es wird empfohlen, Lebensmittel luftdicht, unter anderem also in Plastikgefrierbeuteln, im Gefrierschrank aufzubewahren. Vor allem bei Brotscheiben merkt man beim Öffnen des Beutels gelegentlich einen Fremdgeruch. Ist es »nur« verbrauchte Luft? Ist es unbedenklich?

Es ist zutreffend, daß Lebensmittel in luftdichten Behältnissen eingefroren werden sollen. Derart sachgerecht verpackte, sachgerecht eingefrorene und sachgerecht gelagerte (Temperatur –18°C oder tiefer, Lagerzeiten gemäß den allgemeinen Empfehlungen) Lebensmittel zeigen keine geschmacklichen Veränderungen.

Behältnisse zum Einfrieren von Lebensmitteln bestehen heute in aller Regel aus Kunststoff oder Metall. Für Plastikbehälter werden fast ausschließlich Kunststoffe aus Polyethylen verwendet. Dieses Material besitzt – neben weiteren vorteilhaften Eigenschaften – eine sehr geringe Durchlässigkeit für Wasserdampf und kann darin verpackte Lebensmittel wirksam vor Austrocknung schützen.

Gegenüber anderen Gasen, darunter auch flüchtigen Aromastoffen, stellt Polyethylen jedoch keine 100%ige Barriere dar. Es kann also grundsätzlich im Gefriergerät – besonders in Abhängigkeit von der Dicke der Kunststoffbehälter und ähnlich wie vom Kühlschrank bekannt – zu einer Übertragung der Gerüche von stark riechenden Lebensmitteln auf benachbart gelagerte Güter kommen. Das kann sich besonders dann bemerkbar machen, wenn Produkte unterschiedlicher Art zur selben Zeit eingefroren werden und sich der eigentliche Gefriervorgang über einen sehr langen Zeitraum hinzieht (z. B. beim Überziehen des Gefriervermögens, bei zu hoher Gerätetemperatur, bei zu großen Lebensmittelpaketen). Da es sich bei diesen Geruchsstoffen jedoch um natürliche Betandteile der Lebensmittel handelt, ist dieser Vorgang gesundheitlich vollkommen unbedenklich.

Ungeachtet einzelner Beobachtungen, wie der hier geschilderten Art, ist das Einfrieren von Lebensmitteln die vorteilhafteste und sicherste Methode, Nähr- und Geschmackswert von Lebensmitteln über längere Zeiträume zu erhalten. Verpackungen aus Polyethylen tragen maßgeblich dazu bei, die wertgebenden Lebensmittelinhaltsstoffe zu bewahren.

ORTRUN HASLER, Köln

Reisen mit Säuglingen

Frage: Eine Familie möchte im September mit dem dann 2 Monate alten Säugling von Süddeutschland aus in Mittelitalien den Urlaub verbringen. Der Säugling soll bei der Nachtfahrt in der Babyschale liegen. Muß ich von der Reise abraten? Wie kann die Belastung des Säuglings minimiert werden?

Wenn am Urlaubsort in Mittelitalien die regelmäßige und hygienisch einwandfreie Versorgung des Säuglings gewährleistet ist (Hotel, Ferienwohnung, Campingwagen), müssen Sie von der Reise nicht abraten. Für die Fahrt ist die Lagerung in einer Babywanne ECE-Gruppe 0–10 kg wie im Bettchen möglich. Je nach Polsterung des Rücksitzes ist ein Ausgleich bis Horizontalstellung der Wanne notwendig.

Unbequemer und damit belastender ist in der Regel der Transport in Babysitzschalen über längere Zeit. Es sollte durch Kippung möglichst versucht werden, eine mehr liegende als sitzende Stellung zu erreichen, allerdings ohne eine unsachgemäße Befestigung der Sicherheitsgurte in Kauf zu nehmen.

Bei den Reboard- oder Rearward-Systemen ist darauf zu achten, daß bei Fahrzeugen mit Beifahrer-Airbag der Einbau auf dem Beifahrersitz nicht zulässig ist.

Je nach Witterungsverhältnissen, besonders bei Hitze, ist die Nachtfahrt günstig. Besser noch erst ausschlafen und dann in den frühen Morgenstunden starten – besonders an Sonntagen, wenn keine Lastwagen fahren und die übrige Verkehrsdichte gering ist.

Der Rhythmus der normalen häuslichen Fütterungszeiten mit der gewohnten Nahrung sollte streng beibehalten, die Fahrt dafür unterbrochen und, ebenso wie bei Unruhe, als Pause genutzt werden.

Das gleichmäßige Motorengeräusch ist für die meisten Säuglinge eher beruhigend, eine Sedierung ist nicht notwendig. Die Gabe von Antiemetika ist unphysiologisch und in dem Alter kontraindiziert. So sahen wir nach Gabe von Dimenhydrinat Supp. à 40 mg bei Säuglingen im 1. Trimenon eine anticholinerge Symptomatik von Darmatonie bis zu Krampfanfällen und Atemdepression. Auf Intervention wurde deshalb die Dosierungsrichtlinie für *Vomex A 40* geändert und der Einsatz auf Säuglinge ab 6 kg begrenzt. Es sind jedoch noch weitere Präparate mit gleicher Zusammensetzung auf dem Markt, die diese Einschränkung nicht beinhalten. Grundsätzlich sollte die maximale Dosierung von 6 mg/kg/d für Dimenhydrinat nicht überschritten werden.

J. SCHRIEVER, Mechernich

Anforderungen an die ärztliche Dokumentation

Frage: Auf unserer pädiatrischen Intensivstation stellten sich in letzter Zeit häufiger Fragen zur Archivierung der Befundausdrucke von Blutgasanalysen, die auf einem stationseigenen Analysegerät und nicht im Zentrallabor durchgeführt wurden und somit nicht elektronisch gespeichert sind.

Die bisher geübte Praxis bestand darin, die Werte handschriftlich in das Beatmungsprotokoll zu übertragen und die Ausdrucke bei der Patientenakte zu archivieren. Nun sollen die Ausdrucke der gebräuchlichen Thermodrucker nach kurzer Zeit verblassen und somit nicht mehr nachvollziehbar sein.

Bedeutet dies, daß die Ausdrucke (z. B. durch Kopieren) in eine länger lesbare Form gebracht werden müssen und somit z. B. nach 10 Jahren auch mikroverfilmt werden könnten?

Wir gehen davon aus, daß durch bloßen handschriftlichen Übertrag der Dokumentationspflicht nicht in ausreichendem Maße nachgekommen wird, andererseits verfügt unsere Station derzeit nicht über die technische Ausstattung zur elektronischen Archivierung solcher Befunde.

Welche juristischen Anforderungen bestehen, und wie kann ihnen praktikabel Genüge getan werden?

Allgemeines

Die ärztliche Dokumentationsverpflichtung hat in den vergangenen 2 Jahrzehnten seit der Grundsatzentscheidung des BGH vom 27. 6. 1978 immer mehr an Bedeutung gewonnen.

Wer als Arzt dieser seiner vertraglichen und standesrechtlichen Verpflichtung, eine ärztliche Dokumentation über seinen Patienten zu führen, nicht, nicht ausreichend genug oder nicht zeitgerecht zum ärztlichen Geschehen nachkommt, riskiert, daß sein Patient im Haftungsprozeß gegen ihn Beweiserleichterungen bis hin zur prozeßentscheidenden Beweislastumkehr zugesprochen erhält.

Über Art, Inhalt und Umfang der zu führenden Dokumentation in Klinik und niedergelassener Praxis gibt es im juristischen wie im medizinischen Schrifttum zahllose Veröffentlichungen.

Über die Form der Dokumentation hat weder der Gesetzgeber noch die bundesrepublikanische Rechtsprechung spezifische Anforderungen erstellt. Es genügt, im Regelfall die Aufzeichnungen per Hand und in Stichworten zu führen.

Diese Notizen und Aufzeichnungen in den ärztlichen Unterlagen müssen nur für einen Fachmann verständlich und nachvollziehbar sein. So hat die höchstrichterliche Rechtsprechung es für ausreichend erachtet (vgl. BGH, NJW 1984, 1403), für die operative Lagerung des Patienten in »Häschenstellung« lediglich das Symbol zweier Hasenohren zu verwenden.

Eine Dokumentation wird in der Regel nicht dadurch entwertet oder gar unbrauchbar, daß sie von dritter Seite schwer lesbar oder teilweise nicht vom Arzt selbst, sondern von einem ärztlichen oder nichtärztlichen Mitarbeiter geschrieben wurde.

Aber für alle Dokumentations-»bemühungen« gilt: ihr Beweiswert im Haftungsprozeß gegen den Arzt ist um so wertvoller/größer, je sorgfältiger sie abgefaßt wurde.

Art der Dokumentation

Sollte es wirklich so sein, daß in der pädiatrischen Intensivstation der gebräuchliche Thermodrucker mit seinem Spezialpapier dazu führt, daß die handschriftlichen Eintragungen, die aber nach der Rechtsprechung als ausreichend erachtet werden, schon nach »kurzer Zeit« (was man darunter verstehen soll, ist nicht ganz klar!) verblassen und somit nicht mehr nachvollziehbar sind, ist der zur Dokumentation verpflichtete Arzt gut beraten, wenn er entweder versucht, für diesen Thermodrucker »dokumentensicheres« Papier zu besorgen und zu verwenden, oder aber er muß den jeweiligen Ausdruck zusammen mit seinen handschriftlichen Vermerken und Eintragungen extra kopieren und diese Kopie dann in die Krankenunterlagen einfügen, denn eine/die ärztlicherseits ordnungsgemäß zu führende Dokumentation muß dem Patienten, dessen Angehörigen bzw. dem Prozeßbevollmächtigten zur Einsicht zur Verfügung stehen und dann auch noch nachvollziehbar und verständlich sowie gegenwärtig sein.

Was aber verblichen und damit unleserlich ist, gilt nicht mehr als ordnungsgemäß geführte Dokumentation.

In der Regel müssen (so die ärztliche Berufsordnung) diese Aufzeichnungen des Arztes über seinen Patienten mindestens 10 Jahre aufgehoben werden. Ob diese Frist – haftungsrechtlich gesehen – auch für die 30jährige (!) Verjährungsfrist einer Vertragshaftung ausreicht und empfehlenswert ist, steht hier nicht zur Debatte.

Zusammenfassung

Handschriftliche Eintragungen in die Krankenunterlage/Patientenkarteikarte genügen. Sie müssen nur verständlich und von dritter Seite nachvollziehbar sein. Sie müssen aber auch noch nach Jahren ihren »Dienst tun« und dürfen sich nicht »verflüchtigen« und damit unbrauchbar werden.

Eine ordnungsgemäß geführte ärztliche Dokumentation hat im Prozeß gegen den Arzt eine nicht zu vernachlässigende juristische Bedeutung.

G. H. Schlund, München

Interdisziplinäre Bettenbelegung im Krankenhaus

Frage: Der Krankenhausträger fordert bei Überbelegung einer Fachabteilung, daß Patienten auf fachfremden Abteilungen (z. B. chirurgischer Patient auf gynäkologischer Abteilung) aufgenommen und dort auch bis zur Entlassung weiterbehandelt werden.

Ärzte und Pflegepersonal sehen – außer für kurzfristige Betreuung in Notsituationen bei Überfüllung – darin eine schlechtere medizinische Behandlung und ein erhöhtes Risiko für den Patienten, da in jedem Krankenhaus das Pflegepersonal spezialisiert ist und somit fachfremdes Personal zuständig wird. Selbst wenn Fachärzte sich um diese Patienten auf einer anderen Abteilung kümmern sollten, sind Probleme vorprogrammiert.

Ist diese interdisziplinäre Belegung unter den geschilderten Umständen juristisch vertretbar oder abzulehnen?

Hat der Krankenhausträger das Recht, Ärzte zu dieser Behandlungsform zu zwingen?

Normalerweise enthalten die Verträge der Ärzte den Hinweis, daß sie in ihrer medizinischen Behandlung nicht weisungsgebunden sind. Außer kurzfristigen Notsituationen ist grundsätzlich eine Rückübernahme eines Patienten auf eine fachspezifische Abteilung auch möglich. Unabhängig davon fühlen sich Patienten (z. B. ein männlicher Patient mit Blinddarmentzündung auf einer Entbindungsstation) nicht wohl. Trotzdem gibt es offensichtlich derartige Anweisungen von Krankenhausträgern.

1. Die meist kurzfristige Übernahme eines Patienten auf fachfremde Abteilungen in Notsituationen ist nicht zu beanstanden, sondern eine rechtliche Verpflichtung. Anderenfalls käme der Tatbestand der unterlassenen Hilfeleistung in Betracht.

2. Bei Überbelegung der einen und Unterbelegung der anderen Fachabteilung (ohne daß eine Notsituation gegeben ist) entspricht es natürlich den wirtschaftlichen Interessen des Krankenhausträgers, die aufnahmefähige Abteilung zu füllen. Rechtliche Voraussetzung für ein solches Vorgehen ist selbstverständlich, daß dem Patienten auf der fachfremden Abteilung Facharztqualität im Sinne des Standards der fachspezifischen Abteilung geboten wird. Ob das fachfremde Pflegepersonal die nötigen Kenntnisse und Fähigkeiten hat, Patienten einer anderen Abteilung zu versorgen, hängt sicherlich von der Einzelsituation ab. Allerdings sind gewisse Probleme »vorprogrammiert«. Dennoch dürfte gerade im pflegerischen Bereich der notwendige »Standard« gewährleistet sein.

Im ärztlichen Bereich muß der Patient, gleichgültig wo er liegt, von denjenigen Ärzten behandelt werden, die für sein Leiden fachlich zuständig sind, so daß hier allenfalls organisatorische Probleme (zusätzlicher Zeitaufwand, spezielle Weisungen für die Überwachung u. a.) auftreten.

3. Ist die Rückübernahme eines Patienten auf die fachspezifische Abteilung möglich, sollte sie auch stattfinden, es sei denn, daß beispielsweise nach 4 Tagen auf der fachfremden Abteilung der Patient nur noch einen Tag stationär im Krankenhaus bleiben muß. Unter dieser Prämisse wäre es m. E. wenig sinnvoll, den Patienten zurückzuverlegen.

4. Eine Sonderstellung nimmt sicherlich die gynäkologische Abteilung ein. Patientinnen dieser Abteilung werden kaum erwarten, daß sich plötzlich männliche Personen in den Krankenzimmern aufhalten und über die Flure gehen. Geschieht es dennoch, könnte dies zu Beschwerden der Patientinnen führen und der Ruf des Krankenhauses darunter leiden, so daß der

Krankenhausträger schlecht beraten wäre, eine derartige »interdisziplinäre Belegung« anzuordnen.

5. Aus juristischer Sicht bestehen keine Einwendungen gegen das geschilderte Vorgehen des Krankenhausträgers, wenn sichergestellt ist, daß der »verlegte« Patient (d. h. der auf der fachfremden Abteilung liegende Patient) nach dem fachspezifischen Standard behandelt wird. Dies mag einige organisatorische Mühe kosten, erscheint aber möglich.

K. ULSENHEIMER, München

Besuchspflicht im Bereitschaftsdienst

Frage: Im ärztlichen Bereitschaftsdienst kommt es immer wieder vor, daß Patienten ihrem Leidensdruck entsprechend am Telephon Beschwerden drastischer oder auch geringfügiger schildern als es der objektiven Gefährdung der Gesundheit entspricht.

Inwieweit ist der Patient für die Schilderung seines Gesundheitszustandes mitverantwortlich, wenn die Beschreibung der Beschwerden am Telephon auch nach mehrfachen Rückfragen des Arztes wegen weiterer Symptome nicht auf einen akuten Notfall mit sofortigem Handlungsbedarf schließen läßt?

Da ein Großteil der nächtlichen Hausbesuche, die auf eine telephonische Beschwerdeschilderung folgen, auch am folgenden Tag stattfinden könnten, weil kein akuter Notfall vorlag, stellt sich die Frage, ob es nichtmedizinische Kriterien gibt, anhand derer der Bereitschaftsarzt zu einem Hausbesuch verpflichtet ist: z. B. direkte Anforderung eines Hausbesuches, die Angabe, keine Fahrmöglichkeit zu haben, oder die Angabe, gehbehindert zu sein.

Die zunehmende Tendenz vieler Patienten, den einfachsten Weg zu gehen und einfach einen Hausbesuch zu fordern, führt in der Praxis oft zu Interessenskonflikten, da andere u. U. schwerer erkrankte Patienten dann länger warten müssen bzw. sogar in einen gefährlichen Zustand kommen können.

Die Leserfrage wirft eine Reihe nicht einfacher Rechtsprobleme auf. Erfahrungsgemäß kann sich kein Bereitschaftsarzt am Telephon, da es sich beim Anrufer ja in der Regel nicht um »seinen« und damit um einen ihm unbekannten Patienten handelt, im Endeffekt auf dessen Erläuterungen und Schilderungen seines Krankheitszustandes verlassen, denn der Patient ist medizinischer Laie und weiß im allgemeinen auch nicht, Krankheitssymptome zutreffend zu schildern oder den Ernst seiner Erkrankung zu bewerten. Nicht selten werden auch von den Patienten Beschwerden und Schmerzen z. B. falsch lokalisiert.

Als Beispiel soll hier lediglich eine mögliche (falsche) Schmerzlokalisation im Unterbauch einer jungen, gebärfähigen Frau dienen. Diese Schmerzen können ebenso auf eine gynäkologische Unterbaucherkrankung in Form einer Eileiterentzündung oder gar einer Eileiterschwangerschaft hindeuten als auch auf eine »bloße« Blinddarmentzündung.

Selbst bei einer – subjektiv verständlichen – Überbewertung von Schmerzzuständen oder Krankheitssymptomen kann man m. E. dem Patienten in keinem Fall ein »Eigenverschulden« oder dergleichen anlasten. Die nie ausschließbare Möglichkeit einer Falschbewertung (nach »oben« wie nach »unten«) durch den Patienten gehört damit zur »Tagesordnung« eines sich im Einsatz befindlichen Bereitschaftsarztes.

Wer als Arzt zu »blauäugig« ist und vorschnell dem Patienten vertraut, daß das, was dieser ihm schildert, auch zutrifft, oder wer nach dem Motto handelt: »in dubio contra Hausbesuch«, der wird sehr schnell vor juristische Probleme gestellt. Er macht sich u. U. zivilrechtlich schadensersatzpflichtig, außerdem aber auch noch strafbar.

1.

Der Bereitschaftsarzt macht sich, wenn mit dem Telephonat und der dabei erfolgten Beratung bereits ein Arzt-Patienten-Vertrag zustandekommt, wegen schuldhafter Vertragspflichtenverletzung schadensersatzpflichtig, denn der Notfallbereitschaftsdienst verfolgt bekanntlich den Zweck, Notfälle zu versorgen und lebenserhaltende Maßnahmen unverzüglich zu veranlassen.

Ferner begeht ein insoweit vorwerfbar nicht tätig gewordener Bereitschaftsarzt u. U. eine unerlaubte Handlung im Sinne von §§ 823 ff BGB, und zwar durch Unterlassen ärztlichen Tätigwerdens, wozu aber eine Rechtspflicht bestand. Nach der Rechtsprechung und auch der juristischen Lehrmeinung ist es für *jeden Arzt primäre Rechtspflicht, sich vor Ort und mit eigenen Augen ein zutreffendes Bild vom wahren (Gesundheits-)Zustand des Patienten und dem Schweregrad seiner Erkrankung zu machen.*

Nach dieser herrschenden juristischen Meinung sind damit »Fernuntersuchungen« unzulässig und die Stellung einer »Ferndiagnose« im allgemeinen auch unstatthaft, weil unmöglich; letzteres schon deshalb, weil auf die meist laienhaften und damit höchst unzuverlässigen Angaben des (ihm in der Regel unbekannten) Patienten oder dessen Angehörigen keine einigermaßen sichere Diagnose (aus der Ferne) gestützt werden kann, die jedoch die Weichenstellung für weitere ärztliche Maßnahmen sein muß.

Zu erinnern ist in diesem Zusammenhang an die BGH-Entscheidung vom 20. 2. 1979 (NJW 1979, 1248), bei der ein Arzt von der Ehefrau des Patienten telephonisch davon verständigt wurde, daß es ihrem Ehemann schlecht und elend gehe, er Fieber, Schweißausbrüche, Schüttelfrost, Durchfall und Erbrechen habe. Der von der Ehefrau gewünschte Hausbesuch wurde bis 14 Uhr abgelehnt, denn man könne wegen der derzeit herrschenden Grippewelle in der Stadt, die das Wartezimmer übervoll mit Patienten gemacht habe, die Praxis nicht verlassen. Der Arzt rezeptierte wegen einer beim Patienten ebenfalls vermuteten Viruserkrankung Antibiotika, Kohlekompretten, *Paspertin-* und *Ditonal-*Zäpfchen.

Trotz eines (vereinbarten) Anrufs des Patienten um die Mittagszeit, daß es ihm immer noch sehr schlecht gehe, unterließ der Arzt auch in der Folgezeit einen Hausbesuch. Die Ehefrau fand bei ihrer Rückkunft am Spätnachmittag ihren noch relativ jungen Ehemann tot vor. Eine Obduktion ergab als Todesursache eine ausgedehnte, zusammenfließende Lungenentzündung und eine eitrige Rippenfellentzündung. Ferner wurde eine schwere toxische Leber-, Herzmuskel- und Nierenentzündung entdeckt.

Der BGH verurteilte den Arzt zur Zahlung von Unterhaltsleistungen an die Witwe bis zum gedachten Pensionsalter des Patienten und zu Kindesunterhaltszahlungen bis zum Ende der Ausbildung des 5jährigen Kindes, denn das Verhalten des Arztes wurde vom BGH als **grob fehlerhaft** bewertet.

Die Verpflichtung zur persönlichen Inaugenscheinnahme gilt auch und vor allem für den Not- und Bereitschaftsarzt. Dieser ist daher gut beraten, wenn er den Angaben des Patienten oder dessen nahen Angehörigen nicht (leichtfertig) vertraut, sondern vielmehr immer die ungünstigste Möglichkeit unterstellt und lieber 10 überflüssige Fahrten und Besuche macht als eine(n) nötige(n) zu unterlassen, denn nach unbestrittener Ansicht aller Juristen gilt auch für den Bereitschaftsdienst die Verpflichtung zur persönlichen Inaugenscheinnahme und Untersuchung des Patienten und damit die Pflicht (»in dubio pro...«) zum Hausbesuch.

Dieser Besuchspflicht darf sich der Bereitschaftsarzt nur dann entziehen, wenn er **gewichtige Gründe** auf seiner Seite hat, denn auch für ihn gilt der Grundsatz, daß er nicht durch überflüssige Besuche und Fahrten auf längere Zeit und für andere wichtige(re) Patienten unerreichbar sein darf.

2.

Ein Bereitschaftsarzt, der es nicht »der Mühe für wert« fände, dem Patienten einen Hausbesuch abzustatten, kommt aber auch sehr schnell mit dem Strafgesetzbuch in Konflikt. Unter anderem kann er sich (vom Vorwurf der fahrlässigen Tötung einmal abgesehen) strafbar machen:

a) bei tatsächlich schwerer Erkrankung des Patienten und seiner Weigerung (oder Fehleinschätzung, es werde schon nicht so schlimm sein), ihn zu besuchen, eines Körperverletzungsdelikts (§§ 223 ff StGB), und zwar in der Form eines Unterlassungsdelikts. Eine solche Rechtskonstruktion trifft auf diesen Bereitschaftsarzt deshalb zu, weil für ihn eine Rechtspflicht zum Handeln (= Erscheinen) bestand.

b) Er kann u. U. aber auch wegen unterlassener Hilfeleistung (im Sinne von § 323 c StGB) strafrechtlich zur Verantwortung gezogen werden.

Fazit

Auf alle Fragen kann – leider – keine eindeutige rechtsrelevante Antwort gegeben werden, denn jeder Einzelfall ist anders gelagert. Aber eines ist sicher: Bei **offenkundigem Mißbrauch** (wann ein solcher vorliegt, wird auch kein Jurist sicher definieren können!) bei der Anforderung des Bereitschaftsarztes hat dieser selbstverständlich keine Pflicht, den Patienten zu Hause aufzusuchen.

Andere »nichtmedizinische« (?) Kriterien sind mir insoweit nicht ersichtlich.

G. H. Schlund, München

Epidemiologische Ursache bei gleichzeitiger Erkrankung zweier benachbart lebender Kleinkinder an akuter Leukämie?

Frage: 2 Jungen (Vorschulalter), nicht verwandt, im gleichen Haus lebend, erkranken 1996 fast gleichzeitig an akuter Leukämie. Bei der Untersuchung des Hauses werden trotz intensiver Bemühungen keine belastenden Umweltfaktoren nachgewiesen. Bei beiden findet sich anamnestisch eine 1994 durchgeführte β-HCG-Behandlung mit 5× 1000 E Primogonyl i.m.

Gibt es Kenntnis über einen eventuellen Zusammenhang? Gibt es vielleicht ähnliche Beobachtungen?

Die akute Leukämie, wie andere Neoplasien, ist eine klonale Zellvermehrungskrankheit, durch erworbene Mutationen im zellulären Genom ausgelöst. Ein kleiner Prozentsatz der Leukämie kann auf dem Boden von vererbten Syndromen entstehen, deren Genstörungen häufig Chromosombrüchigkeit und DNA-Reparaturhemmung bedingen.

Die Chromosomenbruchrate kann natürlich auch erworben sein, wie z. B. durch ionisierende Bestrahlung oder zytotoxische Chemotherapie. Die Heterogenität der Leukämien beruht darauf, daß innerhalb der komplexen Stammzelldifferenzierung jeweils nur eine bestimmte Zelle »at risk« getroffen wird.

Jedes Agens, welches direkt oder indirekt die Zellproliferation stimuliert, erhöht auch das Risiko, damit die Zahl der Zufallsmutationen zu erhöhen. Deshalb ist es möglich, daß unspezifische Infektionen, die ja sehr häufig im Kleinkindalter sind und auch in Kleinepidemien auftreten können, indirekt akute Leukämien auslösen (2, 4). Die Cluster- (»Nester«)-Entstehung (1, 3) akuter Leukämien bei Kindern könnte so erklärt werden.

Immer muß man jedoch bei der unverändert geringen Erkrankungshäufigkeit der Leukämie im Kindesalter, nämlich pro Jahr 4 auf 100 000 Kinder unter 15 Jahren, den statistischen Zufall bedenken.

Über i.m. *Primogonyl*-Injektionen als mögliche Leukämieauslöser, wie in der Frage verdächtigt, ist mir aus der medizinischen Literatur nichts bekannt.

Literatur

1. COCCO, P. u. Mitarb.: Childhood acute lymphoblastic leukemia: a cluster in southwestern Sardinia (Italy). Int. J. Occ. Environ Health **1**, 232 (1995).
2. GREAVES, M. F.: Aetiology of acute leukaemia. Lancet **349**, 344 (1997).
3. HEATH, jr. C. W. u. R. J. HASTERLIK: Leukemia among children in a suburban community. Am. J. Med. **34**, 796 (1963).
4. KINLEN, L. J.: Epidemiological evidence for an infective basis in childhood leukaemia. Br. J. Cancer **71**, 1 (1995).

F. LAMPERT, Gießen

Verwesungsdauer von Leichen

Frage: Eine 16jährige Gymnasiastin, deren Bruder im Dezember verstorben ist, fragt:

Wie lange dauert die Verwesung einer Leiche im Sarg? Wie lange könnte man den Verstorbenen erkennen? Wie lange dauert die Verrottung des Sarges (Kiefer, Eiche)?

Bei der Verwesung handelt es sich um chemisch unterschiedlich ablaufende Prozesse, wobei es zum zundrigen Zerfall der meist ausgetrockneten Weichteilreste kommt und sich oft eine charakteristische Leichenfauna und Leichenflora (so z. B. Schimmelpilze) entwickelt.

Die Dauer der Verwesung im Sarg ist von vielen unterschiedlichen Einflüssen abhängig, so daß eine exakte Zeitangabe nicht möglich ist. So kommt es z. B. darauf an, in welchem Zustand sich die Leiche bei der Beerdigung befand, ob sie zur kalten oder warmen Jahreszeit bestattet wurde und welche Beschaffenheit der Sarg hatte. Zusätzlich spielen Grabtiefe und Bodenverhältnisse eine Rolle; besonders bei größerer Feuchtigkeit und Wärme schreitet die Verwesung schneller fort.

In der Regel ist nach Ablauf der Liegezeit auf den Friedhöfen (25 Jahre) unter »normalen« Bedingungen eine Leiche soweit verwest, daß nur noch Knochenreste vorhanden sind.

Innerhalb eines Jahres wird man einen Verstorbenen in der Regel noch erkennen (d. h. wohl vom Gesicht her identifizieren können), danach ist eine Zuordnung nur noch durch technische Untersuchungen (Zahnbefund, Röntgen, DNA) möglich.

Die Verrottung eines Sarges ist vom Material und dessen Bearbeitung abhängig. Ein dünner Kiefernsarg wird viel schneller zerfallen als ein schwerer Eichensarg. In der Regel sind nach 1–5 Jahren noch die Konturen des Sarges im großen und ganzen erhalten; nach etwa 10–15 Jahren sind nur noch Reste vorhanden.

Aus der rechtsmedizinischen Praxis läßt sich belegen, daß innerhalb von 3 Jahren meist noch genügend aussagekräftige Befunde an einer Leiche zu erheben sind, die es z. B. erlauben, zur Biomechanik (Verletzungsmuster), zu etwaigen Vergiftungen oder zur Identität Stellung zu nehmen.

Wie sehr die Umwelteinflüsse für den Zustand einer Leiche von Bedeutung sind, kann man schon aus der Leiche aus dem Ötztal (»Ötzi«) ersehen, die 1991 am Similaungipfel gefunden wurde und trotz eines Alters von etwa 4000 Jahren noch erstaunlich gut erhalten war.

H.-J. Bratzke, Frankfurt am Main

Autorenverzeichnis

ADAM, Prof. Dr. Dr. Dr. D.
Universitäts-Kinderklinik
Lindwurmstraße 4
80337 München

BACH, Prof. Dr. D.
Urologische Abteilung
und Kinderurologie
St.-Agnes-Hospital
Barloer Weg 125
46397 Bocholt

BAENKLER, Prof. Dr. H. W.
Medizinische Universitätsklinik III
Krankenhausstraße 12
91054 Erlangen

BEETZ, Dr. R.
Universitäts-Kinderklinik
Langenbeckstraße 1
55131 Mainz

BERDEL, Prof. Dr. D.
Abteilung für Kinderheilkunde
Marien-Hospital
Pastor-Janßen-Straße 8–38
46483 Wesel

BERGMANN, Prof. Dr. K.-CH.
Allergie- und Asthma-Klinik
Wilhelm Gronemeyer
Lindenstraße 26
33175 Bad Lippspringe

BIER, Dr. N.
Fachabteilung für Kinderheilkunde
und Jugendmedizin
Kreiskrankenhaus
Herzbachweg 14
63571 Gelnhausen

BÖHLES, Prof. Dr. H. J.
Zentrum der Kinderheilkunde
der Universität
Theodor-Stern-Kai 7
60590 Frankfurt am Main

BÖNNEMANN, Dipl. oec. troph. ASTRID
Forschungsinstitut für Kinderernährung
Heinstück 11
44225 Dortmund

BRATZKE, Prof. Dr. H.-J.
Zentrum der Rechtsmedizin
der Universität
Kennedyallee 104
60596 Frankfurt am Main

BRINKMANN, Dr. O. A.
Urologische Universitätsklinik
Albert-Schweitzer-Straße 33
48129 Münster

BRUCH, Prof. Dr. H.-P.
Klinik für Chirurgie
Medizinische Universität
Ratzeburger Allee 160
23538 Lübeck

BRUG, Prof. Dr. E.
Klinik und Poliklinik
für Unfall- und Handchirurgie
der Universität
Waldeyerstraße 1
48149 Münster

BRUNS, Dr. ROSWITHA
Klinik für Kinder-
und Jugendmedizin
der Universität
Soldtmannstraße 15
17487 Greifswald

BURGER, Priv.-Doz. Dr. W.
Universitäts-Kinderklinik
Augustenburger Platz 1
13353 Berlin

BUTENANDT, Prof. Dr. O.
Universitäts-Kinderklinik
Lindwurmstraße 4
80337 München

CREMER, Prof. Dr. HJ.
Dittmarstraße 54
74074 Heilbronn

DANNE, Priv.-Doz. Dr. TH.
Universitäts-Kinderklinik
Augustenburger Platz 1
13353 Berlin

DASCHNER, Prof. Dr. F.
Institut für Umweltmedizin
und Krankenhaushygiene
der Universität
Hugstetter Straße 55
79106 Freiburg im Breisgau

DIETER, Prof. Dr. H. H.
Institut für Wasser-,
Boden-und Lufthygiene
Umweltbundesamt
Corrensplatz 1
14195 Berlin

DIPPELL, Prof. Dr. J.
Clementine-Kinderhospital
Theobald-Christ-Straße 16
60316 Frankfurt am Main

DÖRR, Prof. Dr. H. G.
Universitätsklinik
für Kinder und Jugendliche
Loschgestraße 15
91054 Erlangen

ECKERT, Dr. INGEBORG
Zentrum der Kinderheilkunde
der Universität
Theodor-Stern-Kai 7
60590 Frankfurt am Main

ECKMANN, Dr. C.
Klinik für Chirurgie
Medizinische Universität
Ratzeburger Allee 160
23538 Lübeck

FARIDI, Dr. A.
Frauenklinik der RWTH
Pauwelsstraße 30
52074 Aachen

FEIGE, Prof. Dr. A.
Frauenklinik II
Klinikum Nürnberg Süd
Breslauerstraße 201
90471 Nürnberg

FEIST, Prof. Dr. D.
Trajanstraße 21a
68526 Ladenburg

FIEGEL, Dr. G.
Hohenstaufenstraße 10
47005 Duisburg

FINGER, Prof. Dr. H.
Institut für Hygiene
und Laboratoriumsmedizin
Städtische Krankenanstalten
Lutherplatz 40
47805 Krefeld

FORSTER, Prof. Dr. J.
Kinderabteilung St. Hedwig
St. Josefskrankenhaus
Hermann-Herder-Straße 1
79104 Freiburg

FREUNDL, Prof. Dr. G.
Frauenklinik
Städtisches Krankenhaus
Urdenbacher Allee 83
40593 Düsseldorf

GÄDEKE, Prof. Dr. R.
Bötzenstraße 41
79219 Staufen im Breisgau

GERHARD, Prof. Dr. INGRID
Universitäts-Frauenklinik
Voßstraße 9
69115 Heidelberg

GLADTKE, Prof. Dr. E.
Ackerwinde 12
50858 Köln

GNIRS, Dr. J.
Frauenklinik und Poliklinik
der Technischen Universität
Ismaninger Straße 22
81675 München

GOLSER, Dr. A.
Abteilung für Neonatologie
Kinderspital
Landeskrankenanstalten
Müllner Hauptstraße 48
A-5020 Salzburg

GRIESE, Priv.-Doz. Dr. M.
Universitäts-Kinderpoliklinik
Pettenkoferstraße 8a
80336 München

GROSS, Dr. R.
Institut für Medizinische
Mikrobiologie der Unversität
Domagkstraße 10
48149 Münster

GRUNDMANN, Dr. H.
Institut für Umweltmedizin
und Krankenhaushygiene
der Universität
Hugstetter Straße 55
79106 Freiburg im Breisgau

HANEKE, Prof. Dr. E.
Hautklinik
Universitätsklinikum
Arrenberger Straße 20–56
42117 Wuppertal

HASLER, ORTRUN
Deutsches Tiefkühlinstitut
An der Flora 11
50735 Köln

HEILMANN, Prof. Dr. L.
Abteilung für Gynäkologie
und Geburtshilfe
Stadtkrankenhaus
August-Bebel-Straße 59
65428 Rüsselsheim

HEINE, Prof. Dr. W.
Universitäts-Kinderklinik
Rembrandtstraße 16/17
18057 Rostock

HEINEMANN, Prof. Dr. M.
Klinik für Kommunikationsstörungen
der Universität
Langenbeckstraße 1
55101 Mainz

HELLER, Prof. Dr. K.
Funktionsbereich Kinderchirurgie
Universitätsklinikum
Theodor-Stern-Kai 7
60590 Frankfurt am Main

HELWIG, Prof. Dr. H.
Alemannenstraße 20
79117 Freiburg im Breisgau

HERPERTZ-DAHLMANN, Prof. Dr. BEATE
Klinik für Kinder- und Jugendpsychiatrie
der RWTH
Pauwelsstraße 30
52057 Aachen

HOPPE, Priv.-Doz. Dr. J. E.
Universitäts-Kinderklinik
Rümelinstraße 23
72070 Tübingen

HUBER, Prof. Dr. Dr. E. G.
Borromäumstraße 12
A-5020 Salzburg

HUPPERTZ, Priv.-Doz. Dr. H.-I.
Universitäts-Kinderklinik
Josef-Schneider-Straße 2
97080 Würzburg

HUSTERT, Dr. B.
Klinik und Poliklinik
für Hals-, Nasen- und Ohrenheilkunde
Kardinal-von-Galen-Ring 10
48129 Münster

JACOBI, Prof. Dr. G.
Abteilung für Pädiatrische Neurologie
Universitäts-Kinderklinik
Theodor-Stern-Kai 7
60596 Frankfurt am Main

JANI, Prof. Dr. L.
Orthopädische Universitätsklinik
Theodor-Kutzer-Ufer 1–3
68167 Mannheim

JILG, Prof. Dr. W.
Institut für Medizinische Mikrobiologie
und Hygiene der Universität
Franz-Josef-Strauß-Allee 11
93053 Regensburg

JUNGMANN, Prof. Dr. E.
Schwerpunkt Diabetes-Endokrinologie
St. Vinzenz Hospital
St. Vinzenz-Straße 1
33378 Rheda-Wiedenbrück

KALTENBACH, Prof. Dr. M.
Falltorweg 8
63303 Dreieich-Buchschlag

KAPPSTEIN, Priv.-Doz. Dr. INES
Institut für Umweltmedizin
und Krankenhaushygiene
der Universität
Hugstetter Straße 55
79106 Freiburg im Breisgau

KATTNER, Priv.-Doz. Dr. EVELYN
Abteilung Pädiatrie I
Kinderkrankenhaus auf der Bult
Janusz-Korczak-Allee 12
30173 Hannover

KAULHAUSEN, Prof. Dr. H.
Frauenklinik des Klinikums
Hans-Potyka-Straße 28
42897 Remscheid

KEITEL, Prof. Dr. W.
Klinik für Rheumatologie
Krankenhaus Vogelsang
39245 Vogelsang/Gommern

KELLER, Priv.-Doz. K.-M.
Universitäts-Kinderklinik
Adenauerallee 119
53113 Bonn

KENTENICH, Prof. Dr. H.
Frauenklinik
DRK-Schwesternschaft Berlin
Pulsstraße 4
14059 Berlin

KERSTING, Dr. MATHILDE
Forschungsinstitut
für Kinderernährung
Heinstück 11
44225 Dortmund

KOBER, Dr. L.
Institut für
Medizinische Balneologie
und Klimatologie der Universität
Marchioninistraße 17
81337 München

KOCH, Prof. Dr. M. A.
Sportforum Straße 11
14053 Berlin

KOLETZKO, Prof. Dr. B.
Kinderpoliklinik der Universität
Pettenkoferstraße 8a
80336 München

KONERMANN, Priv.-Doz. Dr. W.
Orthopädische Universitätsklinik
Theodor-Kutzer-Ufer 1–3
68167 Mannheim

KORINTHENBERG, Prof. Dr. R.
Abteilung Neuropädiatrie
und Muskelerkrankungen
Universitäts-Kinderklinik
Mathildenstraße 1
79106 Freiburg im Breisgau

KRETH, Prof. Dr. H. W.
Universitäts-Kinderklinik
Josef-Schneider-Straße 2
97080 Würzburg

VON KRIES, Prof. Dr. R.
Institut für Soziale Pädiatrie
und Jugendmedizin der Universität
Heiglhofstraße 63
81377 München

KÜHL, Priv.-Doz. Dr. P. G.
Städtische Kinderklinik
Kanzlerstraße 2–6
75175 Pforzheim

KUHN, Prof. Dr. W.
Universitäts-Frauenklinik
Robert-Koch-Straße 40
37075 Göttingen

VON LAER, Prof. Dr. L.
Abteilung für Traumatologie
Basler Kinderspital
Römergasse 8
CH-4005 Basel

LAMPERT, Prof. Dr. F.
Abteilung Allgemeine Pädiatrie,
Hämatologie und Onkologie
Universitäts-Kinderklinik
Feulgenstraße 12
35395 Gießen

LANG, Prof. Dr. N.
Universitäts-Frauenklinik
Universitätsstraße 21–23
91054 Erlangen

LEONHARDT, Dr. INKA
Universitäts-Kinderklinik
Schwanenweg 20
24105 Kiel

LINDEMANN, Prof. Dr. H.
Abteilung für Pädiatrische
Pneumologie und Allergologie
Universitäts-Kinderklinik
Feulgenstraße 12
35385 Gießen

LOCK, Dr. G.
Klinik und Poliklinik
für Innere Medizin I
Universitätsklinikum
Franz-Josef-Strauß-Allee 11
93053 Regensburg

LODE, Prof. Dr. H.
Pneumologie I
Krankenhaus Zehlendorf
Zum Heckeshorn 33
14109 Berlin

VON LOEWENICH, Prof. Dr. V.
Zentrum der Kinderheilkunde
Universitätsklinikum
Theodor-Stern-Kai 7
60596 Frankfurt am Main

LÜTTICKEN, Prof. Dr. R.
Institut für Medizinische Mikrobiologie
der RWTH
Pauwelsstraße 30
52074 Aachen

MAASS, Prof. Dr. G.
Brucknerstraße 5
48165 Münster

MANZ, Prof. Dr. F.
Forschungsinstitut
für Kinderernährung
Heinstück 11
44225 Dortmund

MARTIUS, Prof. Dr. G.
Bünteweg 1
29308 Winsen-Bannetze

MAUCH, Prof. Dr. H.
Institut für Mikrobiologie, Immunologie
und Laboratoriumsmedizin
Krankenhaus Zehlendorf
Gimpelsteig 3–5
14165 Berlin

MEDEN, Priv.-Doz. Dr. H.
Universitäts-Frauenklinik
Robert-Koch-Straße 40
37075 Göttingen

MOELLER, Prof. Dr. H.
Universitäts-Kinderklinik
Rümelinstraße 23
72070 Tübingen

MURKEN, Prof. Dr. J.
Abteilung für pädiatrische Genetik
Universitäts-Kinderpoliklinik
Goethestraße 29
80336 München

NENTWICH, Priv.-Doz. Dr. H.-J.
Klinik für Kinder- und Jugendmedizin
Städtisches Klinikum
Karl-Keil-Straße 35
08009 Zwickau

NEUHÄUSER, Prof. Dr. G.
Abteilung Neuropädiatrie
und Sozialpädiatrie
Universitäts-Kinderklinik
Feulgenstraße 12
35385 Gießen

NEUNDÖRFER, Prof. Dr. B.
Neurologische Klinik
mit Poliklinik der Universität
Schwabachanlage 6
91054 Erlangen

NIEMANN, Priv.-Doz. Dr. G.
Universitäts-Kinderklinik
Rümelinstraße 23
72070 Tübingen

NIESCHALK, Dr. M.
Klinik und Poliklinik
für Hals-, Nasen- und Ohrenheilkunde
Kardinal-von-Galen-Ring 10
48149 Münster

NIGGEMANN, Priv.-Doz. Dr. B.
Abteilung für Pädiatrische Pneumologie
und Immunologie
Universitäts-Kinderklinik
Augustenburger Platz 1
13353 Berlin

NOLTING, Prof. Dr. S.
Klinik und Poliklinik
für Hauterkrankungen der Universität
Von-Esmarch-Straße 56
48149 Münster

NÜTZENADEL, Prof. Dr. W.
Universitäts-Kinderklinik
Im Neuenheimer Feld 150
69120 Heidelberg

OSTER, Prof. Dr. O.
Universitäts-Kinderklinik
Schwanenweg 20
24105 Kiel

PALITZSCH, Prof. Dr. D.
Fachabteilung für Kinderheilkunde
und Jugendmedizin
Kreiskrankenhaus
Herzbachweg 14
63571 Gelnhausen

PETERS, Prof. Dr. F.
Abteilung für Frauenheilkunde
und Geburtshilfe
St. Hildegardis-Krankenhaus
Hildegardstraße 2
55131 Mainz

PETERS, Prof. Dr. G.
Institut für Medizinische Mikrobiologie
der Unversität
Domagkstraße 10
48149 Münster

PIRSIG, Prof. Dr. W.
Universitäts-HNO-Klinik
Prittwitzstraße 43
89075 Ulm

POHLANDT, Prof. Dr. F.
Universitäts-Kinderklinik
Prittwitzstraße 43
89075 Ulm

POSER, Prof. Dr. SIGRID
Neurologische Klinik und Poliklinik
der Universität
Robert-Koch-Straße 40
37075 Göttingen

PRZYREMBEL, Prof. Dr. HILDEGARD
Bundesinstitut
für gesundheitlichen Verbraucherschutz
und Veterinärmedizin
Thielallee 88–92
14195 Berlin

RASCHER, Prof. Dr. W.
Abteilung für Allgemeine Pädiatrie
und Neonatologie
Universitäts-Kinderklinik
Feulgenstraße 12
35385 Gießen

RAUHUT, Dr. F.
Neurologische Klinik und Poliklinik
der Universität
Hufelandstraße 55
45122 Essen

REINEL, Dr. D.
Abteilung III
Dermatologie und Venerologie
Bundeswehrkrankenhaus
Lesserstraße 180
22049 Hamburg

RODECK, Dr. B.
Kinderklinik
der Medizinischen Hochschule
Carl-Neuberg-Straße 1
30625 Hannover

RÖSCH, Prof. Dr. W.
Medizinische Klinik
Krankenhaus Nordwest
Steinbacher Hohl 2–26
60488 Frankfurt am Main

ROSENOW, Dr. GABRIELA
Abteilung für Geburtsmedizin
Krankenhaus Neukölln
Mariendorfer Weg 28
12051 Berlin

RUDIN, Priv.-Doz. Dr. CH.
Universitäts-Kinderspital
Römergasse 8
CH-4005 Basel

SALLER, Prof. Dr. R.
Departement für Innere Medizin
Universitätsspital
Rämistraße 100
CH-8091 Zürich

SCHAEFFEL, Priv.-Doz. Dr. F.
Forschungsstelle
für Experimentelle Ophthalmologie
Universitäts-Augenklinik
Röntgenweg 11
72076 Tübingen

SCHELLING, Dr. M.
Frauenklinik
der Technischen Universität
Ismaninger Straße 22
81675 München

SCHLUND, Prof. Dr. jur. G. H.
Oberlandesgericht München
Josef-Schlicht-Straße 6a
81245 München

SCHMÄL, Dr. F.
Klinik und Poliklinik
für Hals-, Nasen- und Ohrenheilkunde
der Universität
Kardinal-von-Galen-Ring 10
48149 Münster

SCHMITT, Prof. Dr. H.-J.
Pädiatrische Infektiologie
Universitäts-Kinderklinik
Schwanenweg 20
24105 Kiel

SCHNEEWEISS, Prof. Dr. B.
Karolinenhofweg 20
12527 Berlin

SCHNEIDER, Prof. Dr. K. T. M.
Abteilung für Perinatalmedizin
Universitäts-Frauenklinik
Ismaninger Straße 22
81675 München

SCHNUR, Dipl. oec. troph. ESTHER
Deutsche Gesellschaft für Ernährung e. V.
Im Vogelsgesang 40
60488 Frankfurt

SCHÖCH, Prof. Dr. G.
Forschungsinstitut für Kinderernährung
Heinstück 11
44225 Dortmund

SCHÖLMERICH, Prof. Dr. J.
Klinik und Poliklinik für Innere Medizin I
Universitätsklinikum
Franz-Josef-Strauß-Allee 11
93042 Regensburg

SCHOLZ, Priv.-Doz. Dr. H.
Institut für Infektiologie,
Mikrobiologie und Hygiene
Klinikum Buch
Wiltbergstraße 50
13122 Berlin

SCHÖNBERG, Prof. Dr. D. K.
Universitäts-Kinderklinik
Im Neuenheimer Feld 150
69120 Heidelberg

SCHRIEVER, Dr. J.
Abteilung für Kinder- und Jugendmedizin
Kreiskrankenhaus
St. Elisabeth-Straße 2–8
53894 Mechernich

SCHROTT, Prof. Dr. K. M.
Urologische Klinik mit Poliklinik
der Universität
Maximiliansplatz
91054 Erlangen

SCHUBIGER, Priv.-Doz. Dr. G.
Pädiatrische Klinik
Kinderspital
CH-6000 Luzern 16

SCHÜLE, Dr. BETTINA
Orthopädische Universitätsklinik
Theodor-Kutzer-Ufer 1–3
68167 Mannheim

SCHWEMMLE, Prof. Dr. K.
Chirurgische Universitätsklinik
Rudolf-Buchheim-Straße 7
35392 Gießen

SCHWINGER, Prof. Dr. E.
Institut für Humangenetik
Medizinische Universität
Ratzeburger Allee 160
23538 Lübeck

SEELBACH-GÖBEL, Priv.-Doz. Dr. BIRGIT
Universitäts-Frauenklinik
Josef-Schneider-Straße 4
97080 Würzburg

SEIFRIED, Prof. Dr. E.
DRK Blutspendedienst
Sandhofstraße 1
60528 Frankfurt am Main

SITZMANN, Prof. Dr. F. C.
Universitäts-Kinderklinik
Oscar-Orth-Straße
66421 Homburg/Saar

SPERL, Univ.-Doz. Dr. W.
Kinderspital
Landeskrankenanstalten
Müllner Hauptstraße 48
A-5020 Salzburg

STEINHAUSEN, Prof. Dr. Dr. H.-C.
Psychiatrische Universitäts-Poliklinik
für Kinder und Jugendliche
Freiestraße 15
CH-8028 Zürich

VON STOCKHAUSEN, Prof. Dr. H. B.
Abteilung Neonatologie
und Pädiatrische Intensivmedizin
Universitäts-Kinderklinik
Josef-Schneider-Straße 2
97080 Würzburg

STÖGMANN, Prof. Dr. W.
Gottfried von Preyer'sches
Kinderspital
Schrankenberggasse 31
A-1100 Wien

STOLL, Prof. Dr. W.
Klinik und Poliklinik für Hals-, Nasen-
und Ohrenheilkunde
der Universität
Kardinal-von-Galen-Ring 10
48149 Münster

STÜCK, Prof. Dr. B.
Schulenburgring 126
12101 Berlin

TANK, Dr. M.
Abteilung III
Dermatologie und Venerologie
Bundeswehrkrankenhaus
Lesserstraße 180
22049 Hamburg

TELLER, Prof. Dr. W.
Universitäts-Kinderklinik
Prittwitzstraße 43
89075 Ulm an der Donau

THILO, Prof. Dr. WALTRAUD
Bundesinstitut für Infektionskrankheiten
und nicht übertragbare Krankheiten
Robert Koch-Institut
Nordufer 20
13353 Berlin

THOMAS, Prof. Dr. L.
Zentrallabor
Krankenhaus Nordwest
Steinbacher Hohl 2–26
60488 Frankfurt am Main

TOELLER, Dr. MONIKA
Klinische Abteilung
Diabetes-Forschungsinstitut
Auf'm Hennekamp 65
40225 Düsseldorf

ULMER, Prof. Dr. EVA-MARIA
Fachbereich Pflege und Gesundheit
Fachhochschule Frankfurt
Limescorso 3
60439 Frankfurt am Main

ULSENHEIMER, Prof. Dr. Dr. K.
Rechtsanwalt
Maximiliansplatz 12/IV
80333 München

VETTER, Prof. Dr. K.
Abteilung für Geburtsmedizin
Krankenhaus Neukölln
Mariendorfer Weg 28
12051 Berlin

VIELUF, Dr. INES
Universitäts-Hautklinik
Martinistraße 52
20246 Hamburg

WAAG, Prof. Dr. K.-L.
Kinderchirurgische Universitätsklinik
Theodor-Kutzer-Ufer 1–3
68167 Mannheim

WACHTER, Prof. Dr. ISOLDE
Frauenklinik der Technischen Universität
Fetscherstraße 74
01307 Dresden

WAHN, Prof. Dr. U.
Kliniken und Polikliniken für
Kinderheilkunde und Kinderchirurgie
Charité – Virchow-Klinikum
Augustenburger Platz 1
13353 Berlin

WASSILEW, Prof. Dr. S. W.
Dermatologische Klinik
Städtische Krankenanstalten
Lutherplatz 40
47805 Krefeld

WEBER, Dr. K.
Rosenstraße 6
80331 München

WEITZEL, Prof. Dr. D.
Kinderklinik
Deutsche Klinik für Diagnostik
Aukammallee 33
65191 Wiesbaden

WIELAND, Dr. A.
Jugendwerk Gailingen
Neurologisches
Rehabilitationskrankenhaus
für Kinder und Jugendliche
Kapellenstraße 31
78262 Gailingen

WIERSBITZKY, Prof. Dr. S.
Universitäts-Kinderklinik
Soldtmannstraße 15
17487 Greifswald

WIESE, Prof. Dr. Dr. G.
Soester Straße 258
59071 Hamm

ZACHERL, Prim. Dr. H.
Chirurgische Abteilung
Krankenhaus Hainburg
Hummelstraße 4
A-2410 Hainburg

ZIELEN, Priv.-Doz. Dr. St.
Zentrum der Kinderheilkunde
Universitätsklinikum
Theodor-Stern-Kai 7
60596 Frankfurt am Main

ZIELKE, Dr. A.
Zentrum für Operative Medizin I
Klinik für Allgemeinchirurgie
der Universität
Baldinger Straße
35043 Marburg

ZUMPE, Dr. P.
DRK Blutspendedienst
Sandhofstraße 1
60528 Frankfurt am Main

Sachverzeichnis

Abdominaldrain, Indikationen 231
Abszeß, Impfung 34
Acrodermatitis chronica atrophicans,
 Therapie 158
ACT-Hib plus, Impfschema 7
Adenoide, Beclometason-Nasenspray 215
Adrenalin Medihaler, Medihaler Epi 179
Adstringenzien, Wundbehandlung 170
Albuminsubstitution, Schwangerschaft 42
Allergie, Adrenalin Medihaler 179
–, Hausstaubmilbenallergie 187, 217
–, Hundeallergie 186
–, Impfstoffbestandteile 30
–, Insektengiftallergie 182
–, Pollenallergie 184
–, –, Roggen 176
–, Wasserallergie 183
Allergiediagnostik, Hauttestung 183
–, konjunktivale, Indikationen 173
α_1-Antitrypsinmangel, Leberaffektion,
 Therapie 87
Alternative diagnostische und therapeutische
 Verfahren, Edu-Kinestetik 189f
–, kranio-sakrale Therapie 189
Aminoglykoside, Dosierung 237
Anfall, zerebraler, Heterotopie,
 subependymale noduläre 209
Anhidrosis, Symptome 235
Antibiotika, Harnwegsinfektionen 121
–, Infektprophylaxe, perioperative,
 Traumatologie 232
–, –, –, Urologie 233
–, –, topische 149
–, Salmonelleninfektion 148
–, Serumbakterizidie-Test 247
Antistreptolysinwert, erhöhter,
 Therapie 169
Antitrypsinmangel, α_1-Antitrypsinmangel 87
Aphasie, Verständigungsmöglichkeiten 216
Aphthen, Therapie 160
Armplexuslähmung, angeborene,
 Residualsymptomatik 195
Arthritis, juvenile chronische,
 Methotrexat 238
Artikulationsstörungen, Diagnostik 214
Arzneimittel, homöopathische 236
Asthma bronchiale, Kortikoide 174
Ataxie, Friedreich-Ataxie 210
Atopieerkrankungen, Stillen 185
Augustpocken 164
Autoimmunkrankheiten, Impfung 9
Autokindersitze 253, 256

BCG-Impfung 35
Beckenverwringung 65
Beclometason-Nasenspray, Adenoide 215
Bereitschaftsdienst, ärztlicher,
    Besuchspflicht 260
Blasenkatheter, Harngewinnung,
    Infektionsprophylaxe 163
Blasenmykose 137
Blutsenkungsgeschwindigkeit,
    Bestimmung 252
Bluttransfusion, Erythrozytensubstitution 58
Blutungszeit, Bestimmung 245
Borreliose, Lyme-Borreliose 158, 204
Botulinumtoxin, Zerebralparese 201
BSG 252

Candida, Stuhluntersuchung,
    Krankheitswert 83, 135
Captagon 200
Chlamydieninfektion, Epidemiologie 139
–, Therapie 140
Cimetidin, Mollusca contagiosa 151
Condylomata acuminata, Therapie 160
C-reaktives Protein, Bestimmung 252
CRP 252
Cushing-Syndrom, zentrales, Therapie 82

Dekubitalulkus, Prophylaxe,
    Mirfulan Salbe 223
Dermatomykosen, Diagnostik 138
Diabetes mellitus, Fetopathia
    diabetica 97
–, Ernährung, Isomalt 79
–, Typ I, HbA$_{1c}$-Bestimmung 93
Diphtherie, Impfung 24
–, –, ACT-Hib plus 7
–, Kontagiosität 161
Dokumentationsverpflichtung, ärztliche 257
–, Operationsvorbereitungen 228
Down-Syndrom, Fertilität, männliche 86, 88
Drain, Abdomen 231
Dreimonatskolik 119
Durchblutungsstörungen, koronare,
    Myokardszintigraphie 252

Edu-Kinestetik 189f
Eisensubstitution, Ferritin, erniedrigtes 238
Enuresis, Formen 122
–, Therapie 123
EPH-Gestose, Therapie 44
Erbrechen, rezidivierendes, Einlauf 108
Ernährung, Diabetes mellitus, Isomalt 79
–, Eiweißbedarf 120

Ernährung, Frühgeborene 112
–, Galaktosämie 90
–, Gefrierverpackungen 255
–, Kefirpilz 103
–, milchlose, Kalziumversorgung 180
–, Obstipation, Rhabarbermehl 115
–, Säugling 72, 110, 113, 117
–, Selen 107
–, Trinkwasser 105, 109, 118
–, vegetarische, Vitamin B$_{12}$-Mangel 111
Erysipel, Rivanol 147
Erythema infectiosum, Infektiosität 156f
Erythrozytensubstitution, Frauen 58

Fazialisparese, Lyme-Borreliose, Therapie 204
Fehlbildungen, angeborene, Kontrazeption 53
Fenetyllin, Hyperkinesiesyndrom 200
Ferritin, erniedrigtes, Eisensubstitution 238
Fetopathia diabetica 97
Fibrodysplasia ossificans progressiva,
    Impfempfehlungen 28
Fieber, Trinkverweigerung, Einlauf 108
Fieberkrämpfe, Auslöser, Zäpfchen 208
Forensik, Autokindersitze 253
–, Bereitschaftsdienst 260
–, Dokumentationsverpflichtung 228, 257
–, Hundebiß 254
–, Krankenhaus, Bettenbelegung,
    interdisziplinäre 259
–, Therapiefreiheit, ärztliche 241
Fototherapie, Neugeborenenikterus 47
Friedreich-Ataxie, Therapie 210
Frühgeborenennahrung 112
Frühsommermeningoenzephalitis, Impfung,
    Kleinkind 36

Galaktosämie, Ernährung 90
Geburt, Geschwisterpräsenz 54
Geburtshäuser, Haftungspflicht 61
–, Zulassung 60
Geburtshilfe, Laktatbestimmung 250
–, Mikroblutuntersuchung 250
–, Rumpfentwicklung 51
–, Saugglocke, Vakuumaufbau 49
Gelenke, knackende, Krankheitswert 221
Gen HB Vax II, Impfschema 21
Gestose, EPH-Gestose 44
Glukose-6-Phosphat-Dehydrogenasemangel,
    Neugeborenenscreening 63
Haarausfall, vermehrter, Diagnostik 245
Haemophilus influenzae, Impfung 26
–, –, ACT-Hib plus 7

Hämoglobin, glykyliertes, HbA$_{1c}$ 93
Harngewinnung, Blasenkatheter 163
Harnleiter, verkürzter, Therapie 123
Harnstau, intermittierender 127
Harnwegsinfektionen, Antibiotika,
    Resistenztestung 121
–, Mykosen 137
Hausstaubmilbenallergie,
    Nasenmuschelhyperplasie 217
–, Therapie 187
Hauttestung 183
HbA$_{1c}$, Diagnostik 93
Helicobacter pylori, Therapie 143, 145
–, Übertragung 145
HELLP-Syndrom, postpartales 45
Helmintheninfektionen, Oxyuriasis 165
Hepatitis A, Schwangerschaft,
    Neugeborenes 76
Hepatitis B, Diagnostik 150
–, HBsAg-Trägerstatus, Interferontherapie 166
–, –, Schwangerschaft, Neugeborenes 70
–, Impfung, Gen HB Vax II 21
Hepatitis C, Schwangerschaft,
    Neugeborenes 76f
Herbstmilben, Trombikulose 164
Herpesinfektion, rezidivierende,
    Therapie 153
Herpes labialis, rezidivierender,
    Poliomyelitisimpfung 154
Hitzeexposition, Schwangerschaft 46
Hodenhochstand, HCG-Therapie,
    Nebenwirkungen 130
–, Kind, schwerbehindertes 130
Hodenprothese, Implantation 132
Homöopathika, Nebenwirkungen 236
Hörstörungen, zentrale, Wahrnehmungsstörungen, auditive 194
Hundeallergie, Expositionsprophylaxe 186
Hundebiß, Forensik 254
Hydrocele testis, Therapie, Säugling 129
Hygiene, Haustierhaltung, Neugeborenes 59
–, Krankenhaus, Besucherschutzkittel 168
–, –, Blumenerde 227
–, Spirometer, Meßrohrdesinfektion 181
–, Trompetenmundstück, Desinfektion 162
Hyperamylasämie, Valproat 205
Hyperbilirubinämie, Neugeborenes 47f, 52
Hypercholesterinämie, familiäre, Therapie,
    medikamentöse 116
Hyperkinesiesyndrom, Fenetyllin 200
–, Methylphenidat, hochdosiertes 206
Hyperphosphatasie, Differentialdiagnose 91

Hypohidrosis, Symptome 235
Hypospadie, Syndrom, adrenogenitales 125
Hypothyreose, latente, Therapie 84
–, Therapie 99

Ikterus, Neugeborenenikterus 47f, 52
Immunsystem, Defizit, Therapie 240
–, Sportausübung 249
Impfung, DDR 10
–, Eltern, Säuglinge 1
–, Impfschäden, Staatshaftung 8
–, Impfstoffmischung 32
–, Impftermine 4
–, Injektionstechnik, Säuglinge 3
–, Lebendimpfstoffe, Hautdesinfektion 7
–, Nebenwirkungen, allergische 30
–, Operationen 5
–, –, Narkose 11
–, Spritzenabszeß 34
–, Streßproteine 9
–, Sweet-Syndrom 27
–, UdSSR 10
Infektionskrankheiten, Anfälligkeit,
    Kindesalter 167
–, –, psychogen bedingte 193
Insektengiftallergie, Therapie 182
Intensivstation, Besucherschutzkittel 168
Interferontherapie, HBsAg-Trägerstatus 166
Isomalt, Diabetes mellitus 79
Ito-Syndrom, Impfempfehlungen 28

Jacutin, Skabies 167
Jodprophylaxe, Dosierung 96, 98
–, Schilddrüsenvolumetrie 99

Kalzium, Ernährung, milchlose 180
–, Frühgeborenennahrung 112
Kefirpilz, Ernährungsphysiologie 103
Klavikulafraktur, geburtstraumatische,
    Therapie 208
–, Neugeborenes, Diagnostik 60
Kolik, Dreimonatskolik 119
Konakion MM 2 mg, Wirksamkeit 73
Kontrazeption, Fehlbildungen,
    angeborene 53
–, hormonelle, Kopfschmerzen,
    migräneartige 92
Kortikoide, Asthma bronchiale 174
Kranio-sakrale Therapie 189
Krankenhaus, Bettenbelegung,
    interdisziplinäre 259
–, Hygiene, Besucherschutzkittel 168

Krankenhaus, Hygiene, Blumenerde 227
Kreislauf, enterohepatischer,
    Entwicklungsphysiologie 66
Krupp, Pseudokrupp 177f
Kryptorchismus, Syndrom,
    adrenogenitales 125
Kuhmilchunverträglichkeit,
    Kalziumversorgung 180
Kurzsichtigkeit, Lesen 218

Laktatbestimmung, intrapartale 250
Laktoseintoleranz, Diagnostik 101
–, Epidemiologie 101
Lebendimpfstoffe, Hautdesinfektion 7
Legionellen, Trinkwasser 111
Leiche, Verwesungsdauer 264
Leukämie, akute, Nachbarskinder 263
Lumbalpunktion, Technik 207
Lungenreifeförderung, pränatale 40
Lyme-Borreliose, Acrodermatitis chronica
    atrophicans 158
–, Fazialisparese 204

Masern, Impfung, Bundesländer, neue 12
–, –, Impftermine 14f
Medihaler Epi, Verordnungsangaben 179
Mekonium, Physiologie 68
Methotrexat, Arthritis, juvenile chronische 238
Methylphenidat, Hyperkinesiesyndrom 206
Mikroblutuntersuchung, intrapartale 250
Mirfulan Salbe, Dekubitusprophylaxe 223
Mollusca contagiosa, Cimetidin 151
Morbus haemolyticus neonatorum,
    Bluttransfusion 58
Multiple Sklerose, Schwangerschaft 191
Mumps, Impfung, Bundesländer, neue 12
–, –, Impftermine 15
–, –, Inkubationsimpfung 13
Mundschleimhaut, Aphthen 160
Muttermilch, Atopieerkrankungen 185
–, Mutter, HBsAg-positive 70
–, Schmerzmittel 62
Mykobakterien, Pathogenität 140
Mykosen, Dermatomykose 138
–, gastrointestinale, Diagnostik 83, 135
–, Harnwege 137

Narkolepsie, Symptome 192
–, Therapie 192
Narkose, Impfung 5, 11
Nasenmuschelhyperplasie,
    Hausstaubmilbenallergie 217

Neugeborenenikterus, Fototherapie 47
–, Phenobarbital 48
–, Zinn-Mesoporphyrin 52
Neugeborenenscreening,
    Glukose-6-Phosphat-Dehydrogenase-
    mangel 63
Nitrate, Trinkwasser 105

Oberschenkelfraktur, Plattenosteosynthese,
    Metallentfernung 230
Obstipation, Rhabarbermehl, Säuglinge 115
Operation, Impfung 5, 11
–, Standardvorbereitung, Dokumentation 228
Oxyuriasis, Therapie 165

Pertussis, Impfung, ACT-Hib plus 7
–, –, Ganzkeimvakzine 31, 33
Phenobarbital, Neugeborenenikterus 48
Phosphat, Frühgeborenennahrung 112
Phosphatase, alkalische, Erhöhung 91
Physiotherapie, Schultergelenkserkrankungen,
    entzündliche 229
Plattenosteosynthese, Metallentfernung 230
Plazenta, Versorgung, postpartale 50
Poliomyelitis, Impfung, Herpes labialis 154
–, –, Impfabstände 18
–, –, Kontraindikationen 19
Pollenallergie, Roggen 176
–, Therapie 184
Polyposis, familiäre adenomatöse,
    Diagnostik 222
Pseudokrupp, akuter, Therapie 178
–, Gebirgshöhe 177
Purpura Schoenlein-Henoch, Therapie 131

Rachitis, Prophylaxe, Vitamin D 65
Retentio testis 130
Ringelröteln 156f
Rivanol, Erysipel 147
Röteln, Impfung, Bundesländer, neue 12
–, –, Impftermine 15
Rumpfentwicklung, Geburtshilfe 51

Salmonelleninfektion, Antibiotika 148
Sauerstofftherapie, Wachstumsretardierung,
    intrauterine 37
Saugglocke, Vakuumaufbau 49
Säuglingsnahrung, Formelmilch,
    Vitamin K-Prophylaxe 72
–, Mineralwasser 110
–, Schmelzflocken 113
–, Trinkwasser 117

Säuglingspflege, Urlaubsreise 256
Schädelhirntrauma, Diagnostik 208
–, Röntgendiagnostik, Indikationen 196
Schadstoffe, Nitrate, Trinkwasser 105
Scharlach, Patientenalter 155
Schiefhals, angeborener, Therapie 198
–, –, Ursachen 197
Schilddrüsenerkrankungen, Diagnostik, präoperative 80
–, Therapie 99
–, Volumetrie, Jodprophylaxe 99
Schlafverhalten, Säuglingstraining 199
Schluckauf, Säuglinge 69
Schmerzmittel, Stillzeit 62
Schultergelenkserkrankungen, entzündliche, Physiotherapie 229
Schwangerschaft, Albuminsubstitution 42
–, Hepatitis A 76
–, Hepatitis C 76f
–, Hitzeexposition 46
–, Multiple Sklerose 191
–, Toxoplasmose 142
–, Tuberkulose 71
Selen, Ernährung 107
Serumbakterizidie-Test, Indikationen 247
Skabies, Jacutin 167
Spirometer, Meßrohrdesinfektion 181
Spitzfußgang, Kleinkinder 202
Sportausübung, Eiweißbedarf 120
–, Immunsystem 249
Sprachentwicklung, Familien, ausländische 212
Sprachstörungen, Aphasie 216
–, Artikulationsstörungen 214
Spritzenabszeß, Impfung 34
Stillen, Atopieerkrankungen 185
–, Mutter, HBsAg-positive 70
–, Schmerzmittel 62
Streptokokken, Antistreptolysine 169
–, Gruppe A, Antibiotikatherapie, Nachuntersuchung 169
–, –, Impfung 17
–, Gruppe B, Zervixabstrich, sub partu 75
–, Mundhöhle 163
Streßproteine, Impfung 9
Stuhluntersuchung, Indikationen 164
Sweet-Syndrom, Impfungen 27
Syndrom, adrenogenitales, Diagnostik 125
–, hämolytisch urämisches, familiäres 124

Tetanus, Impfung, ACT-Hib plus 7
–, –, DDR 10
–, –, Impfabstände 23

Tetanus, Impfung, UdSSR 10
Therapiefreiheit, ärztliche 241
Thromboseprophylaxe, ambulante, Indikationen 243
–, Methoden 244
Tierhaltung, Zwergkaninchen, Neugeborenes 59
Tierverletzungen, Hundebiß 254
Tinnitus, Therapie 211
Toxoplasmose, Schwangerschaft 142
–, Therapie 142
Traumatologie, Antibiotikatherapie, perioperative 232
Trinkwasser, kupferhaltiges, Risiken 118
–, Nitratgehalt 105
–, Qualitätsvorschriften 109
Trombikulose, Therapie 164
Trommelfell, Schreiröte 217
–, Tympanometrie 213
Tuberkulose, durchgemachte, Infektiosität 157
–, Impfung, Impfpustel 35
–, Schwangerschaft, Neugeborenes 71
–, Übertragung 140
Turner-Syndrom, Wachstumsförderung, STH 95
Tympanometrie, Indikationen 213
Typhim Vi, Wirksamkeit 21
Typhoral L, Wirksamkeit 21
Typhus, Impfung 21

Ulkus, peptisches, Helicobacter pylori 143
Ullrich-Turner-Syndrom 95
Ultraschalltherapie, Wirksamkeit 242
Unterarmfraktur, Plattenosteosynthese, Metallentfernung 230
Ureterozele, orthotope, Therapie 126
Urologie, Antibiotikatherapie, perioperative 233
Urtikaria, Wasser 183

Vaginitis, Therapie 162
Valproat, Hyperamylasämie 205
Varilrix, Impfschutzdauer 20
Varizellen, Impfung, Varilrix 20
–, Neugeborenes, Immunglobulinprophylaxe 77
–, perinatale 57
Vitamin B_{12}, Ernährung, ovovegetarische 111
Vitamin D, Rachitisprophylaxe, Frühgeborene 65

Vitamin K-Prophylaxe, Konakion MM 2 mg   73
–, Säugling, Formelmilch   72

Wachstumsstörungen, Diagnostik   100
–, intrauterine, Sauerstofftherapie   37
Wahrnehmungsstörungen, auditive,
  Hörstörungen, zentrale   194
Wasserallergie   183

Wundbehandlung, Adstringenzien   170
–, Antibiotikaprophylaxe, topische   149

Zähneputzen, Bakteriämie   163
Zäpfchen, Fieberkrämpfe   208
Zehengang, Kleinkinder   202
Zerebralparese, Botulinumtoxin A   201
Zinn-Mesoporphyrin, Neugeborenenikterus   52

Notizen

Notizen

Notizen

Notizen